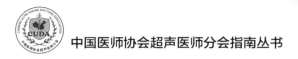

中国医师协会超声医师分会指南丛书

中国儿科超声检查指南

中国医师协会超声医师分会　编著

人民卫生出版社

图书在版编目（CIP）数据

中国儿科超声检查指南/中国医师协会超声医师分会编著.—北京：人民卫生出版社,2018

ISBN 978-7-117-26256-9

Ⅰ.①中… Ⅱ.①中… Ⅲ.①小儿疾病-超声波诊断-指南 Ⅳ.①R720.4-62

中国版本图书馆 CIP 数据核字（2018）第 055008 号

人卫智网	www.ipmph.com	医学教育、学术、考试、健康，购书智慧智能综合服务平台
人卫官网	www.pmph.com	人卫官方资讯发布平台

中国儿科超声检查指南

编　　著：中国医师协会超声医师分会

出版发行：人民卫生出版社（中继线 010-59780011）

地　　址：北京市朝阳区潘家园南里 19 号

邮　　编：100021

E - mail：pmph @ pmph.com

购书热线：010-59787592　010-59787584　010-65264830

印　　刷：北京盛通印刷股份有限公司

经　　销：新华书店

开　　本：889×1194　1/32　印张：13.5

字　　数：348 千字

版　　次：2018 年 4 月第 1 版　2024 年 7 月第 1 版第 5 次印刷

标准书号：ISBN 978-7-117-26256-9/R・26257

定　　价：65.00 元

《中国儿科超声检查指南》编写委员会

组　员（按姓氏笔画排序）

王　丹（郑州大学附属儿童医院）

王　岚（吉林大学白求恩第一医院）

王　荞（重庆医科大学附属儿童医院）

王峥嵘（首都儿科研究所）

巨学明（四川省人民医院）

朱　强（首都医科大学附属北京同仁医院）

刘百灵（西安市儿童医院）

许云峰（上海交通大学附属儿童医院-上海市儿童医院）

杨　娅（首都医科大学附属北京安贞医院）

张　尧（中国医科大学附属盛京医院）

陈　涛（北京积水潭医院）

陈　琴（四川省人民医院）

陈亚青（上海交通大学医学院附属新华医院）

罗　红（四川大学华西第二医院）

金兰中（首都医科大学附属北京儿童医院）

赵雅萍（温州医科大学附属第二医院）

姚大陆（长春市儿童医院）

聂　芳（兰州大学第二医院）

贾立群（首都医科大学附属北京儿童医院）

蒋国平（浙江大学医学院附属儿童医院）

秘　书　蔡璐莹　赵　阳

内容提要

中国医师协会超声医师分会组织编写的《中国儿科超声检查指南》是其为超声医学工作者献上的一本国内目前最为全面、最为详尽的儿科超声检查指南。本指南涵盖总论、新生儿颅脑、头颈部、心脏、胸部、肝胆脾胰及门静脉、胃肠道、泌尿系统、腹膜后、系膜及腹壁、生殖系统、关节、浅表及血管、淋巴瘤、介入性超声等章节；除总论外，具体章节涉及适应证、检查技术、正常超声表现、常见疾病、诊断注意事项等内容。根据目前国内医疗水平地区差异性仍较大和基层单位读者群相对庞大的特点，书写内容较为详尽，尤其是常见疾病均有提到，故也是一本实用的"口袋书"。

前　言

中国医师协会超声医师分会自 2007 年成立以来，认真贯彻"监督、管理、自律、维权、服务、协调"的宗旨，积极推进超声规范化工作，先后出版了《血管和浅表器官超声检查指南》（2011 年 6 月）、《产前超声和超声造影检查指南》（2013 年 3 月）、《腹部超声检查指南》（2013 年 8 月）、《介入性超声检查指南》（2014 年 4 月）及《超声心动图检查指南》（2016 年 1 月）。2017 年 4 月更是为超声界奉献了修订再版或新版的《中国浅表器官超声检查指南》《中国妇科超声检查指南》《中国肌骨超声检查指南》《中国超声造影临床应用指南》及《中国介入超声临床应用指南》，为规范临床超声医师的诊疗行为起到了积极的作用。

随着超声仪器及工程研发的不断进步，超声临床诊疗领域也出现了显著的进展。儿科超声作为超声医学的一个亚专业，近年越来越受到重视，超声检查几乎应用到了儿童所有系统和脏器，已成为临床儿科学的重要检查手段，也是未来超声学科发展的方向之一。然而，基于我国儿科超声相对起步较晚，且各地区发展不平衡，因此加强其规范化就显得更加重要，尽快编写出《中国儿科超声检查指南》是广大超声医师的共同的心声。

鉴于此，中国医师协会超声医师分会于 2017 年 9 月成立《中国儿科超声检查指南》编写委员会，编者均为来自全国各地的儿科超声专家，在各自领域均积累了丰富的经验。在编写过程中，编委会做了大量细致的工作，结合国内外相关指南及文献,通过电子邮件、微信及视频会议多次交流沟通,并广泛征求同道的意见,对指南进行反复讨论、修改及互审,形成了指南初稿。2018年1月举行了《中国儿科超声检查指南》定稿会,分会领导及编写委员会对初稿进行了详尽的讨论,提出了修改意见。2018年2月,编写委员会成员就具体章节内容再次组织进行修改、审定。

《中国儿科超声检查指南》是我国第一部儿科超声检查指南,相信本指南的推出一定会为广大超声医师规范儿科超声检查,提高儿科超声诊疗水平做出贡献。在此,谨代表中国医师协会超声医师分会向编写委员会及秘书们的付出表示感激,同时也向积极支持指南编写的超声专家、前辈及各位同仁表示感谢。

由于时间仓促,以及儿科超声发展相对较快,书中难免存在问题,欢迎广大超声医师提出宝贵意见,以便于今后修订与再版。

中国医师协会超声医师分会

何　文　唐　杰

2018年2月

目　　录

第一章　总　　论

一、概述

超声检查具备无创、无辐射性、可重复操作、可床旁检查、一般无需镇静剂等优点,在儿科影像学检查中有不可替代的优势。现代超声在实时成像的基础上,具备了多模式、多参数的特点,已从结构诊断向功能诊断迈进。儿童组织结构处于发育生长期,体格较小,钙化骨化较少,特别适合超声检查,在以先天性结构异常为主要病变的儿科领域,超声已成为疾病诊断、鉴别诊断、分级/期、预后预测和疗效评估的首选影像学方法。

二、医师资质

从事儿童超声诊断检查及签发报告的医师必须符合以下条件:

1. 持有"医学影像和放射治疗专业"执业范围的医师执业证书。

2. 经过超声医学科住院医师规范化培训。

三、检查目的

1. 发现病变　确定解剖位置、局限(占位)或弥漫性病变等。

2. 脏器检查　观察位置、大小、形态等是否正常。

3. 推断病变性质　判断肿瘤或炎性病变、鉴别良恶性、推

1

测疾病分类等。

4. 发育性监测　超声测量评价指标,根据相应标准判断所监测参数是否正常。

5. 功能评估　根据所测量的评价指标,判断受检脏器的功能状态(心功能指标、肺动脉压力等)。

6. 随访及疗效评估。

7. 引导穿刺活检[细胞学和(或)组织病理学、基因诊断、化疗药物药敏试验等]及诊疗(置管引流、造影,肿瘤消融治疗及放置放疗施源针等)。

8. 术中超声监测(心脏手术等)。

四、检查流程

1. 由临床医师开具超声检查申请单,其内容包括患儿症状和体征、相关化验结果、临床初步诊断、检查部位和检查要求。

2. 超声预检人员根据检查部位、患儿一般情况,告知陪同人员检查前的准备,如空腹、膀胱充盈、携带奶瓶等。

3. 患儿哭闹不配合且安抚无效者,一般给予 10% 水合氯醛 0.5ml/kg 口服或经肛门灌肠镇静。

4. 超声医生认真核对患儿信息后,按超声申请单要求行相应检查,出具超声检查报告。

五、仪器设备

1. 基本要求

(1)仪器:推荐使用中高档彩色多普勒超声诊断仪。

(2)探头:推荐使用宽带、面阵及单晶体探头。腹部超声检查一般采用凸阵、微凸阵和线阵探头,频率范围一般为 2~12MHz;浅表器官超声检查一般采用线阵探头,频率范围一般为 7~18MHz;心脏超声检查一般采用相控阵探头,频率范围一般为 2~8MHz;颅脑超声检查一般采用微凸阵或相控阵探头,频率范围一般为 5~8MHz;关节超声检查一般采用线阵探头,频率范围一般为 5~12MHz。

2. 特殊要求

(1)仪器:具有三维超声、弹性成像和超声造影功能的彩色多普勒超声诊断仪。

(2)探头:经食道超声探头,直径 9mm,频率 2~7MHz;经直肠探头,直径 12mm,频率 5~12MHz;术中探头,包括 T 型探头、笔式探头、手指型探头等,频率 3~15MHz;频率大于 20MHz 的超高频探头。

3. 仪器调节

(1)选用合适的预设置,如儿童腹部、心脏、颅脑等,也可自行设置。

(2)根据被检查者的体型及被检测部位的深浅调节探头频率和检查深度。

(3)检查时根据需要调节分辨率预设、聚焦点、总增益、时间增益补偿、谐波、帧频、局部放大、复合成像、斑点噪声等常用的图像处理功能,务必使声像图达到最清晰状态。

(4)彩色多普勒检查应注意调节彩色壁滤波、彩色血流速度和彩色增益,达到最丰富的血流信号,但不出现彩色溢出和彩色混叠伪像。

(5)脉冲多普勒检查同样应注意调节血流速度范围、基线位置等,避免出现频谱混叠伪像,高速血流应选择连续多普勒模式进行测量,测量时尽可能使取样线与血流方向平行,矫正角度应<60°。

4. 检查体位 根据检查需求,通常采用仰卧位、侧卧位、俯卧位、直立位、截石位等。

(1)经腹壁:适用于腹腔脏器、腹腔内及腹膜后病变。

(2)经会阴:适用于后尿道、阴道及前列腺区的检查,如尿道瓣膜、阴道异物及前列腺肿瘤等(禁用阴道探头)。

(3)经肛门(探头置于肛门表面):适用于肛门及直肠远端检查,如肛门闭锁、短段型巨结肠及直肠息肉等。

(4)经囟门(探头置于前囟、后囟):新生儿颅脑超声。

（5）经胸壁：新生儿、儿童肺，胸膜及胸壁超声检查。

（6）经胸骨上窝、心前区、剑突下、脊柱旁区：心脏、胸部大血管及纵隔超声检查。

（7）经浅表软组织：甲状腺、涎腺，颈部、腋下、腹股沟淋巴结及四肢软组织超声检查，髋关节超声检查等。

六、检查模式

常规超声检查是儿科疾病诊断的主要超声检查模式，包括灰阶超声、彩色/能量多普勒和频谱多普勒超声检查。这些成像模式可显示组织器官形态、结构及血流，而三维超声、超声造影和弹性成像等超声新技术则可以提供脏器多维形态、血流灌注特点及受检组织硬度等参数。

1. 灰阶超声　应注意儿童特殊生理特点，具备不同于成人正常声像图的改变，如新生儿正常肾脏皮质回声强于肝脏；新生儿期母体激素代谢不完全，可表现生理性子宫、卵巢一过性发育增速等。

2. 彩色多普勒血流显像　彩色多普勒血流显像可应用于对输尿管末端瓣膜功能进行评估；不但可判断输尿管远端开口位置是否正常，还可协助诊断双输尿管。

七、超声检查注意事项

1. 注意检查室内温度，保持空气流通，室内定期消毒。

2. 耦合剂最好加热至 30～35℃，温度过高或过低均会刺激患儿哭闹，影响检查结果。

3. 探头定期清洁、消毒，检查新生儿前应清洁探头。

4. 新生儿超声检查，操作者必须先行手部消毒以避免交叉感染。

5. 腹部超声检查前需禁食水，根据相应检查需求，新生儿4～6小时，婴幼儿6～8小时，3岁以上儿童当日晨禁食水。

6. 泌尿系统、子宫卵巢或盆腔检查，必要时需饮水充盈膀胱。

7. 介入超声和术中超声检查,应详细了解既往超声及其他影像学检查结果,评估手术的价值及可行性,并与麻醉医生和临床医生共同参与术前讨论,综合评价患儿对手术的承受力。详细告知监护人手术风险,必须签署介入、术中超声和麻醉的知情同意书。

8. 较大女童检查胸部或盆腔,应避免过分暴露。

八、超声报告规范化书写

超声检查规范报告包括基本信息、典型的超声图像、超声所见描述、超声诊断和超声检查医生署名及时间。

1. **基本信息**　受检者姓名、性别、年龄、申请科室、临床诊断、检查部位、超声检查号、门诊号或住院号,以及超声仪器型号等。

2. **超声图像**　要求给出典型或阳性征象的图像,图像清晰,体位标识清楚,应在超声工作站或医学影像数据信息管理系统留取病变在不同切面上的声像图。

3. **超声描述**　超声描述应全面、客观、简练、规范,突出临床专业性的同时兼顾文句的可读性。描述内容应包括脏器组织结构大小、厚度、管径及层次,病变解剖定位、数目、大小、形态、边界、内部回声及结构、后方回声、移动度、质地、与周围脏器组织的毗邻关系、血流情况(血流分布与血流速度参数)等。

4. **超声诊断**　超声诊断是在相应超声检查的基础上,提出疾病的倾向性诊断意见,可回答有无病变及病变的性质。通常包括描写性诊断、疾病诊断和建议。

(1)描写性诊断:如实性占位性病变、囊性占位性病变、钙化病灶等。

(2)疾病诊断:根据某些病变在声像图上具有较典型的公认的征象,可给出疾病的诊断,如神经母细胞瘤、贲门失迟缓症、血管瘤等;拟诊程度可试用半定量的方式,例如拟诊肿瘤患者,可给出性质待定(阳性预测值约 5%~50%)、倾向于恶性肿瘤(阳性预测值约 60%)、恶性肿瘤可能(阳性预测值约70%)、恶性肿瘤可能性大(阳性预测值约 80%)、考虑为恶性肿瘤(阳性预测值约 90% 及以上);当考虑有多种病变的可能时,可按可能性大小依次罗列诊断。进行疾病诊断时,结合患者的临床资料,尤其是病史尤为重要。

(3)建议:提出随访复查的建议,进一步行相应实验室检查、其他影像学检查、穿刺活检等建议;抗炎治疗后复查一般宜间隔 1 周左右进行,密切复查一般宜间隔 2~3 个月进行,良性病变复查一般宜间隔 6~12 个月进行,恶性肿瘤或者其他特殊情况应根据治疗的要求设置复查间隔。

5. 署名和日期　签名处分别签超声诊断医生和记录报告者的姓名,并记录检查日期及时间。

九、儿科超声展望

常规超声检查可提供脏器组织的形态、结构、回声和血流情况等信息,已广泛应用于临床儿科疾病诊断和鉴别诊断。随着超声医学的发展,新型超声诊断模式正在儿科疾病诊疗领域逐步开展,以满足儿科临床医学发展的需要。超声造影、弹性成像、三维超声可分别提供组织的血流灌注、组织硬度、多平面立体结构等丰富的诊断信息,进一步提高了鉴别诊断、分级诊断的效率。超声引导下穿刺活检可微创获取组织病理学诊断;超声引导下置管引流术及肿瘤消融术可达到或接近手术治疗效果,且操作简单、费用低廉,并发症明显低于传统手术。

第二章 新生儿颅脑

第一节 适 应 证

1. 可能发生颅脑病变或结构改变的新生儿(如早产儿、低出生体重儿、多胎儿、巨大儿等)的筛查。

2. 有异常分娩史及相应病史的新生儿(如缺氧、窒息、酸中毒等)。

3. 母体孕期有合并症的新生儿(如妊高症、糖尿病、宫内感染等)。

4. 产前超声发现胎儿颅内异常的随访。

5. 出现中枢神经系统症状的患儿。

第二节 检 查 技 术

一、检查前准备

患儿处于安静或睡眠状态,一般可不服用镇静剂。床旁操作时穿隔离衣,戴帽子、口罩,接触患儿前洗手。注意清洁探头,避免交叉感染。

二、仪器探头

宜选用彩色多普勒超声诊断仪,一般选择高频宽带、凸阵小型探头,扇形扫描。使用高频线阵探头显示近场颅脑边缘及脑外间隙结构更佳。

三、体位

患儿取仰卧头正位。作后囟检查时,可将患儿头转向一侧,或轻抬头部暴露后囟。

四、检查时间

1. 颅内出血　大部分发生于生后 3 天内,生后 1 周内的检出率为 90%~95%。严重且不稳定的颅内出血应酌情及时复查,1~2 个月后观察出血吸收情况。

2. 缺氧缺血性脑病　生后 3 天内观察有无脑水肿,1 周后复查有无完全恢复,1 个月后了解是否存在遗留病变。

3. 脑室周围脑白质软化　生后 3 天内观察有无脑白质损伤,1 周后复查有无恢复,3~4 周后观察有无脑白质软化,3~4 个月后了解软化灶有无消失及有无脑室扩张。

五、检查方法

前囟是最常用的检查声窗,后囟、颞囟及乳突囟可作为补充声窗。

1. 经前囟检查　①矢状切面:将探头置于前囟表面,与头部长轴平行,扇形扫查。首先从正中开始逐渐偏向右侧观察右侧脑室及脑实质,再偏向左侧观察左侧脑室及脑实质。②冠状切面:将探头旋转 90°,扫描平面与头部横轴平行,先将扫描方向偏向前侧,再通过颅脑中部逐渐移向后侧作扇形扫查。

2. 经后囟检查　将探头置于后囟处对颅脑作冠状及矢状扫描,因后囟较小且闭合早,故不常应用。

3. 经颞囟及乳突囟检查　将探头置于颞囟或乳突囟处,对颅脑进行横切面的扫描。

第三节　正常超声表现

以大脑实质回声为参照,脑室内的脑脊液超声显示无回声,丘脑、基底核为等回声,脑桥、小脑部分区域及脑沟为高回声,脑室内的脉络丛回声最高。脑室周围脑实质未见异常回声。

一、经前囟冠状切面

1. 额叶层面　最靠前的一个标准冠状切面,扫描声束最大限度向前额方向探查(约 20°角)。此切面显示大脑前正中裂(纵裂),双侧脑半球对称分布的额叶白质(图 2-1A)。

2. 侧脑室前角层面　扫描声束向前成 10°探查。此切面上可观察到:双侧对称的侧脑室前角,呈裂隙状或羊角状的无回声暗区;位于侧脑室前角中间的透明隔腔,呈无回声;胼胝体为位于透明隔腔上方的条带状高回声间的等或低回声;胼胝体上方脑纵裂两旁呈弧形高回声的扣带回;侧脑室前角下方等回声或低回声的尾状核头(图 2-1B)。

3. 第三脑室层面　此切面上第三脑室为双侧背侧丘脑间的狭长缝隙,宽度 3mm 以内。还可观察到透明隔腔、侧脑室体及丘脑下方呈低回声的脑干(图 2-1C)。

4. 侧脑室中央部-后角层面　此切面上,脉络丛表现为正"八"字形结构,对称分布于脑中线两侧,边界清晰光滑。脉络丛位于充满脑脊液的侧脑室腔内。侧脑室下方,与脑中线垂直的上缘为呈弧形高回声的小脑,中央部为小脑蚓部(图 2-1D)。

5. 枕叶层面　此切面已越过侧脑室。可见中线两侧对称、椭圆形、高回声的枕叶白质,并可见多条弯曲的脑沟回声像(图 2-1E)。

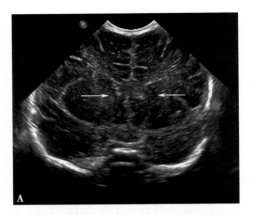

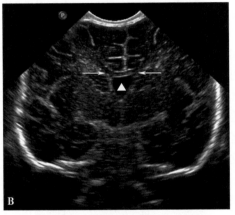

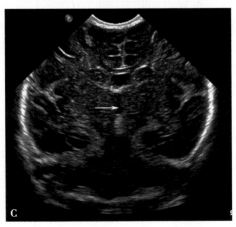

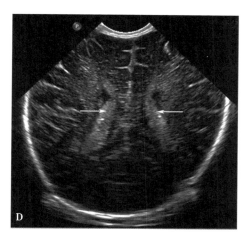

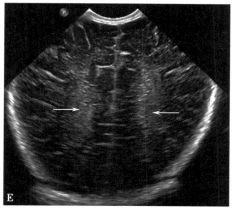

图 2-1　经前囟冠状切面

A. 额叶层面,箭示双侧对称的额叶;B. 脑室前角层面,箭示裂隙状的侧脑室前角,三角示透明隔腔;C. 第三脑室层面,箭示狭长的第三脑室;D. 侧脑室中央部-后角层面,箭示正"八"字形、对称分布于脑中线两侧的脉络丛;E. 枕叶层面,箭示两侧对称的枕叶

二、经前囟矢状切面

1. 正中矢状切面　此切面自前向后依次可观察到：①扣带回：胼胝体上方弯曲的弧形线状高回声（低或等回声）；②胼胝体：前后走行的等回声结构；③透明隔腔：与胼胝体几乎平行的无回声结构；④第三脑室：透明隔腔后方，上缘可见弧形高回声的脉络丛；⑤中脑水管、中脑、脑桥及延髓；⑥第四脑室；⑦小脑（图 2-2A）。

2. 侧脑室旁矢状切面　此切面可显示一侧侧脑室全貌及脉络丛。侧脑室中央部下缘是背侧丘脑，为椭圆形均匀的等回声结构，其前上方为尾状核头区域，两者的凹陷带为丘脑尾状核沟（图 2-2B）。

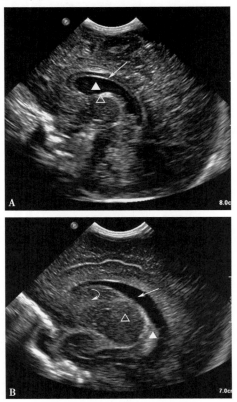

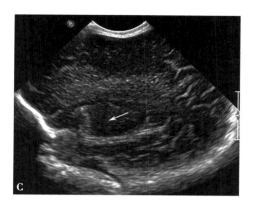

图 2-2　经前囟矢状切面

A. 正中矢状切面,箭示胼胝体,实心三角示
透明隔腔,空心三角示第三脑室;B. 经侧脑
室旁矢状切面,箭示侧脑室,实心三角示脉
络丛,空心三角示背侧丘脑,实心弧形箭示
尾状核头;C. 岛叶层面,箭示脑岛叶

3. 岛叶层面　探头继续向颞叶方向扫查,可见位于颞叶
内侧面的脑岛叶(图 2-2C)。

三、经后囟扫查

经后囟检查可显示脑后部的幕上及幕下结构,弥补经前
囟扫查的不足。

四、经颞囟或乳突囟扫查

经颞囟横切面可观察 Willis 环及其主要分支,测量大脑
中动脉血流指标(图 2-3A)。经乳突囟横切面主要用于观察
小脑(图 2-3B),此外还可显示大脑脚、第四脑室、小脑幕、小
脑延髓池等结构。

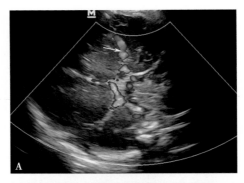

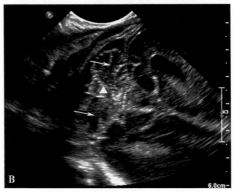

图2-3 经颞囟及乳突囟扫查

A. 经颞囟横切面显示 Willis 环,箭示大脑
中动脉;B. 经乳突囟横切面观察小脑,箭
示双侧小脑半球,实心三角示小脑蚓部

第四节 常见病变

一、颅内出血

(一)灰阶超声

1. 脑室周围-脑室内出血 目前应用最广泛的是按
Papile 分级法,将脑室周围-脑室内出血分为四级(图2-4)。

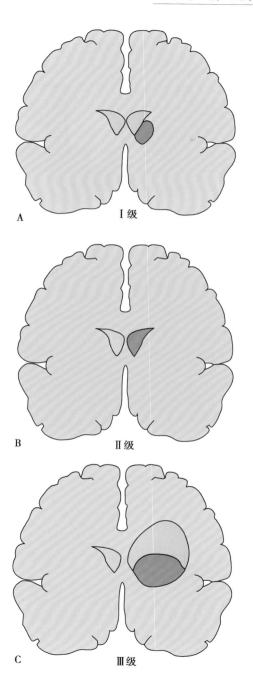

A   Ⅰ级

B   Ⅱ级

C   Ⅲ级

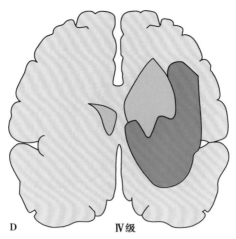

D   Ⅳ级

图2-4 脑室周围-脑室内出血Papile分级法

A.Ⅰ级:单纯室管膜下生发基质出血;B.Ⅱ级:
室管膜下出血进入脑室,引起脑室内出血;
C.Ⅲ级:脑室内出血伴脑室扩张;D.Ⅳ级:脑
室内出血伴脑室周围出血性梗死

（1）Ⅰ级:冠状切面显示出血灶位于侧脑室前角下方,旁
矢状切面显示丘脑尾状核沟上方团块状高回声,可出现在单
侧或双侧(图2-5A)。随着出血的吸收,高回声中心区可出现
液化,表现为无回声区。

（2）Ⅱ级:一侧或双侧脑室内出现高回声团(图2-5B)。
也可见于脉络丛出血,表现为脉络丛增宽,范围扩大,向上延
伸至侧脑室前角内,回声增强,边缘不规整。此时不伴脑室
扩张。

（3）Ⅲ级:在扩张的脑室内部分或完全由高回声的积血充
填(图2-5C)。

（4）Ⅳ级:侧脑室外上方呈球形或扇形的不规则高回声
区,常发生在同侧额顶叶,也可位于颞叶、枕叶、基底神经节及
脑干区域(图2-5D)。

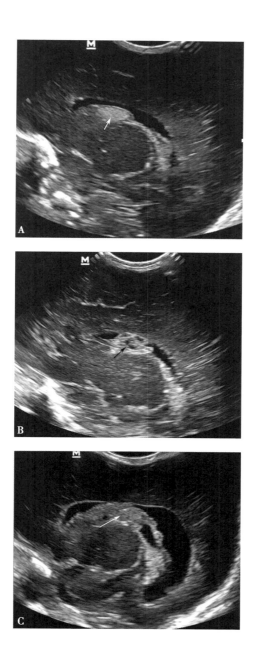

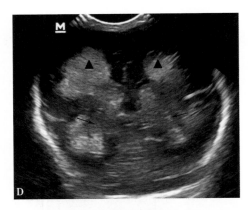

图2-5　脑室周围-脑室内出血

A. Ⅰ级出血,丘脑尾状核沟上方见椭圆形或梭形高回声(箭);
B. Ⅱ级出血,无回声的侧脑室内出现高回声团(箭);C. Ⅲ级出血,侧脑室内高回声团(箭)伴侧脑室扩张;D. Ⅳ级出血,除脑室内出血(箭)外,脑实质内见球形高回声团(实心三角)

2. 硬膜下出血　超声对硬膜下出血检出率较低,伴有邻近额顶叶表面出血时则可能容易发现。超声表现为脑组织与颅骨之间的新月形液性暗区或高回声,其出血灶并不延伸至脑沟回之间(图2-6)。

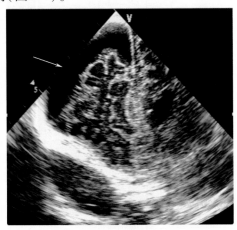

图2-6　硬膜下出血

额顶叶颅骨与脑组织间新月形液性暗区(箭)

3. 蛛网膜下腔出血　超声易漏诊此病。超声表现为脑沟、脑裂局限性或广泛性增宽,回声增强,时间延长则可表现为无回声(图 2-7)。

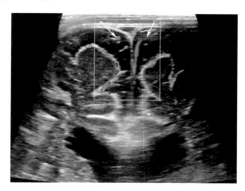

图 2-7　蛛网膜下腔出血
高频探头冠状切面示蛛网膜下腔无回声暗区(箭)

4. 小脑出血　超声诊断小脑出血不敏感,经颞囟或乳突囟有助于显示。主要根据小脑半球和小脑蚓部的异常强回声改变,双侧对照检查(图 2-8)。

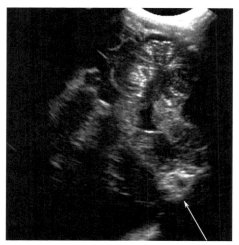

图 2-8　小脑出血
左侧小脑半球团块状高回声团(箭)

（二）彩色多普勒超声

颅内出血无论急性期或是吸收期,病灶均无血流信号显示。但彩色多普勒超声有助于某些颅内出血的定位（如蛛网膜下腔出血可见血流穿行出血区域）。

二、新生儿缺血缺氧性脑病

（一）灰阶超声

1. 脑水肿

（1）脑实质弥漫性或局限性回声增强。

（2）侧脑室明显变窄、呈裂隙状或消失。

（3）脑结构模糊、沟回界线不清、半球裂隙或脑沟消失（图2-9）。

2. 脑室周围白质损伤

（1）脑室周围病变部位白质回声增强,回声应不低于脉络丛回声。常见部位是脑室前角和体部外上方,也可见于侧脑室的颞侧及后方。

（2）随病程进展,原回声增强区可转为相对正常或形成大小不等的囊腔。甚至脑穿通畸形（图2-10）。

（二）彩色多普勒超声

1. 常见脑动脉血流速度减慢是轻中重度新生儿缺氧缺血性脑病的常见表现,以舒张期血流速度减慢更为明显。

2. 舒张期无血流灌注,常见中重度新生儿缺氧缺血性脑病。

3. 脑血流过度灌注,常见于中度以上新生儿缺氧缺血性脑病,脑血流过度灌注出现越早、越重、持续时间越长,预后越差。

4. 阻力指数增大（RI>0.80）,阻力指数减小（RI<0.55）。

注:通常以大脑中动脉或大脑前动脉为观测对象。

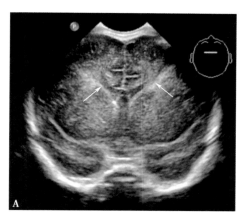

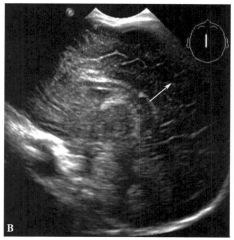

图 2-9 脑水肿

A. 经前囟门冠状切面,脑实质回声弥漫性增强,脑室变窄(箭);B. 经前囟门矢状切面,脑实质沟回变浅(箭)

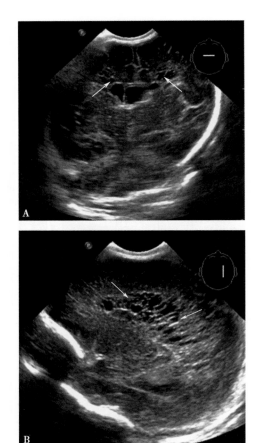

图2-10 脑室周围白质损伤

A. 经前囟门冠状切面,双侧脑室前角旁网格样回声(箭);

B. 经前囟门矢状切面,右侧脑室体部旁网格样回声(箭)

三、脑积水

(一)灰阶超声

1. 冠状切面 侧脑室前角内径>4mm,第三脑室宽度>3mm,侧脑室比值(中线至侧脑室外缘长度与同一水平线至同侧颅骨内板的长度之比)>0.33。

2. 矢状切面 侧脑室体部最宽纵径>5mm 为增大,侧脑室后角比(斜径长度与其延长线加斜径的总长度之比)≥0.5。

3. 若蛛网膜下腔积液等导致的脑组织挤压变薄和(或)大脑半球间裂增宽,称为外部性脑积水,主要表现为:额顶部蛛网膜下腔的深度(脑回最突出处至蛛网膜的距离)>2.5mm,或半球间裂(大脑镰两侧大脑半球间的距离)≥3mm。

（二）彩色多普勒超声

无特异性,一般较少使用。当中枢神经系统感染所致脑积水,动脉收缩期频谱上升支陡直,提示血管处于痉挛状态；颅内出血所致脑积水,可见舒张期反向血流(图2-11)。

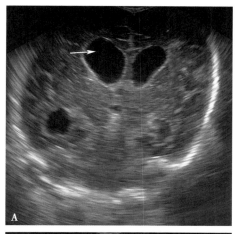

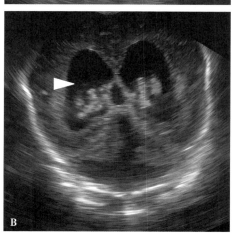

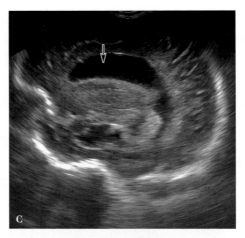

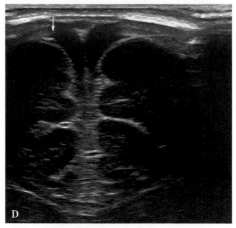

图 2-11 新生儿脑积水

A. 侧脑室前角冠状切面(箭示侧脑室前角);B. 侧脑室冠状切面(三角示侧脑室);C. 侧脑室矢状切面(空心箭示侧脑室);D. 额顶部蛛网膜下腔深度(箭示额顶部蛛网膜下腔)

注:脑积水是脑脊液生成或循环吸收过程发生障碍而致脑脊液量过多,从而导致脑室系统内径增大的总称。

四、颅脑先天性畸形

（一）灰阶超声

1. Dandy-Walker 畸形

（1）正中矢状切面：后颅窝池明显增宽，与扩大的第四脑室相通，形成巨大囊性无回声占位，占据后颅窝，向上与中脑导水管及第三脑室相通，小脑幕被向上推移，小脑半球位于无回声占位的前外方。

（2）冠状切面：可见后颅窝巨大囊性无回声区，左右对称，小脑半球左右分开，小脑蚓部完全或部分缺如。侧脑室、第三脑室可扩张或不扩张（图 2-12）。

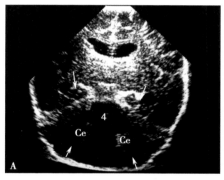

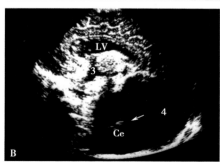

图 2-12　Dandy-Walker 畸形

A. 前囟冠状切面，侧脑室前角形态饱满、圆钝，后颅窝大片无回声区为扩大的第四脑室，小脑幕位置上移（箭）；B. 前囟正中矢状切面，第四脑室呈囊状扩张，占据后颅窝，侧脑室、第三脑室轻度扩张，小脑半球明显被向前上推移；LV：侧脑室；Ce：小脑；3：第三脑室；4：第四脑室

　　注:该病主要是小脑蚓部发育不良或缺如,第四脑室正中孔及外侧孔阻塞,80%患儿合并脑积水或继发性脑积水,合并胼胝体发育不良最常见,25%合并腭裂、多趾等。

　　2. 胼胝体发育不良及胼胝体缺如

　　(1)冠状切面:半球间裂加深,几乎贴近第三脑室,两侧脑室前角、体部变窄并向二侧分开,间距增宽,前角分离呈"八"字形,体部呈平行状,侧脑室后角扩张,形成前角窄、后角宽,在前角处形成一个尖角峰,形如"泪滴"状,第三脑室常扩大、上移至两侧脑室体部间(图 2-13A)。

　　(2)矢状面:眉弓状低回声胼胝体结构消失,侧脑室不同程度扩大,第三脑室抬高,大脑半球脑沟回呈放射状向第三脑室会聚,称"太阳爆发"征(图 2-13B、C)。

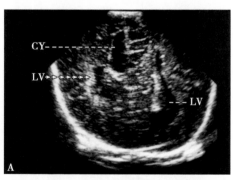

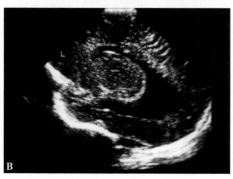

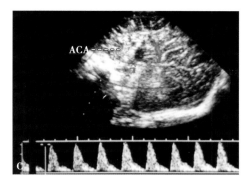

图 2-13　胼胝体发育不良

A. 前囟冠状切面,半球间裂加深,与第三脑室相贴,双侧脑室间距明显增宽,第三脑室位于侧脑室体部间。侧脑室前角窄、后角宽构成"泪滴"状(LV:侧脑室,CY 所指半球间裂右侧无回声区为合并的囊肿);B. 前囟偏左矢状切面,未见眉弓状的胼胝体回声,侧脑室后角扩张;C. 第三脑室矢状切面,第三脑室位置上移,脑沟回向三脑室会聚。大脑前动脉(ACA)血流频谱提示为高阻力血流,RI=0.96

(3)胼胝体部分缺如表现为透明隔腔小,似有似无,第三脑室上移不如完全性的 ACC 明显,正中矢状切面无法显示整个胼胝体,若仅仅有胼胝体膝或压部缺失,超声观察很困难,若无脑室扩张超声很容易漏诊,因此超声诊断敏感性低于 CT 及 MRI。

3. 全前脑畸形——叶状全前脑

(1)冠状切面:透明隔腔消失,前角中央部可见融合,左右能分辨,侧脑室体部呈一体、后角分开,由于室间交通存在,第三脑室可见,半球间裂、大脑镰部分或全部可显示。

(2)矢状切面:胼胝体、透明隔回声缺失,室间孔、导水管均可显示。侧脑室三角区矢状切面:侧脑室颞角(下角)、枕角(后角)能分辨(图 2-14)。

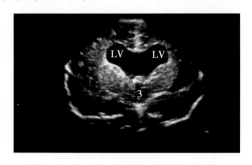

图 2-14　叶状全前脑

前囟冠状切面,左右侧脑室扩大,前角圆钝,
脑室间无中线结构分隔,透明隔腔消失,但
半球间裂可见;LV:侧脑室;3:第三脑室

注:又称前脑无裂畸形,发生率占活产新生儿 1/16000~1/5200,其中叶状全前脑程度较轻,可在新生儿中发现,大脑半球的前后裂发育尚好,丘脑虽分为左右各一,但仍有不同程度的融合,如透明隔消失等。

4. 透明隔发育畸形

(1)冠状面扫查:可见位于两侧脑室体部间的一腔隙,其宽度新生儿应小于 3mm,为透明隔腔。如果形态呈圆形或椭圆形,宽度大于 3mm,称透明隔囊肿。正中矢状面扫查,于胼胝体下方,第三脑室前上方的无回声区即是透明隔腔。在它的后方,穹隆与胼胝体之间的三角形无回声区为 Verga 腔(图 2-15)。

(2)透明隔缺如:左右侧脑室中间无透明隔回声,两侧脑室完全相通,形成共同脑室,脑室常扩大。若不合并其他畸形,脑室系统能分辨,但常合并胼胝体缺如、前脑无裂畸形等,声像图的表现因合并畸形的不同而异。

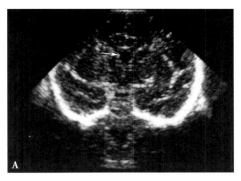

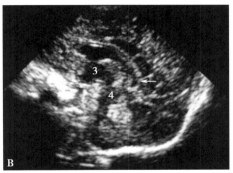

图 2-15 小儿透明隔腔持续存在

A. 前囟冠状切面,透明隔腔(左右径7mm,箭)位于左右侧脑室间;B. 前囟矢状切面,第三脑室上方为透明隔腔,其后下方靠近胼胝体压部处一小囊腔为 Verga腔(箭);3:第三脑室;4:第四脑室

注:透明隔囊肿,单纯小的直径<5mm,无临床症状,囊肿>10mm 时,因压迫脑室及脑组织可出现头痛、头晕等不适。早产儿透明隔腔一般都存在,出生后二月大多关闭。当发育障碍时,透明隔可完全缺如,两侧脑室前角相通,常合并脑积水,胼胝体缺如等其他颅内畸形。

5. 蛛网膜囊肿

(1)颅内圆形、类圆形或不定形无回声区,大小不一,边界清晰,壁薄、光滑,似占位病变,可使周围正常脑实质受压。幕上以大脑外侧裂、大脑纵裂、颞叶等处多见,幕下以后颅窝中线部位好发,若脑室系统受压,可引起继发性脑积水。

（2）大脑外侧裂囊肿可压迫同侧脑室及脑实质,严重时中线可偏移。后颅窝囊肿使小脑幕上抬,小脑移位,第四脑室受压,侧脑室、第三脑室扩张(图2-16)。

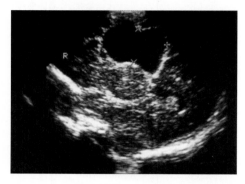

图2-16　蛛网膜囊肿

前囟矢状切面,位于大脑纵裂右侧类圆形
无回声区,边界清、透声好

注:该病分先天性和继发性两种类型,前者分为交通性与非交通性,先天性多为蛛网膜内或蛛网膜下囊肿。继发性多因炎症、外伤、脑血管病变等引起,继发性囊肿多与蛛网膜下腔相交通。小囊肿无临床表现,大囊肿引起相应神经功能障碍,慢性颅内压增高,癫痫发作。

（二）彩色多普勒超声

无特异性,大脑前动脉血流频谱可表现为高阻力血流。

五、颅内感染性病变

（一）灰阶超声

1. 脑膜炎、脑膜脑炎早期可能会显示脑膜回声增强、脑沟回声欠清晰等非特异性脑水肿的声像图改变,如炎症继续发展,可出现硬脑膜下、蛛网膜下积液(脓肿)、脑脓肿等声像图特征(图 2-17)。

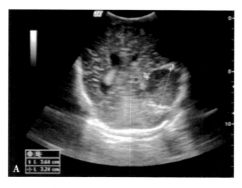

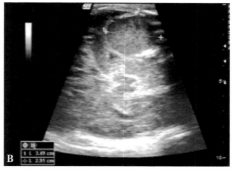

图 2-17　脑脓肿

A. 左侧脑内见一类椭圆形液暗区,大小为 36×32mm,边界清,内见光点回声;B. 与图 A 为同一患者,横切面示左侧额顶部脑内椭圆形液暗区,边界清。

2. 硬脑膜对化脓性炎症的扩散有阻挡作用,硬脑膜外积液(脓肿)常较局限,积液位于硬脑膜与骨内板之间,呈梭形或半月形,单发,可并发硬膜下及脑脓肿;硬膜下积液(脓肿)范围较广泛,积液位于蛛网膜和硬脑膜之间,可跨越颅缝,出现在大脑纵裂处,单侧性或双侧性,单侧常伴脑室及中线结构移位,病程较长,呈慢性者,多为双侧性。

（二）彩色多普勒超声

未液化的病灶内可显示血流信号，液化部位无血流信号显示。

六、颅内肿瘤

（一）灰阶超声

1. 大脑半球肿瘤

（1）脑实质肿瘤表现为脑中线向健侧移位，多呈稍高回声或囊实混合回声，边界清楚或不清楚，具有明显占位效应，周围脑组织水肿。大脑神经母细胞瘤表现为肿块内囊性回声及块状强回声钙化。

（2）脑室内肿瘤多位于双侧侧脑室内，呈分叶状稍高或等回声肿块，边界清楚，通常伴有侧脑室扩张或积水。室管膜瘤表现为实性包块内的无回声区，伴有侧脑室扩张（图2-18）。

（3）畸胎瘤：多表现为不均匀回声、伴有囊腔和钙化（图2-19）。

2. 颅后窝肿瘤

（1）表现为向小脑半球内生长穿过幕切迹的低回声或等回声，边界清楚的小脑蚓部肿块，周围有脑水肿和第四脑室积水的表现，肿瘤内可有囊性变及钙化。

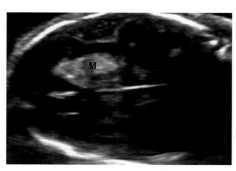

图2-18　室管膜肿瘤
右侧脑室内高回声肿物（M）

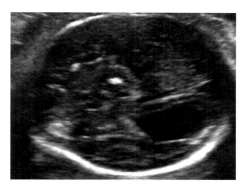

图 2-19 颅内未成熟畸胎瘤

前颅窝偏右较大占位,回声不均,似见小
囊肿及强回声钙化;左侧脑室后角扩大

（2）经前囟侧脑室中央部-后角层面对颅后窝及小脑显示
常不满意,需要补充经后囟及乳突囟扫查。

（二）彩色多普勒超声

经前囟观察后颅窝的肿块很难清晰显示内部血流信号,
经乳突囟可观测内部血流灌注。

注:儿童常见小脑肿瘤为髓母细胞瘤和毛细胞型星形细
胞瘤,起源于脑室系统的室管膜瘤和脉络丛乳头状瘤。

第五节 诊断注意事项

1. 超声诊断颅内出血应强调早筛查,并做好定期观察随
访,尤其对于早产儿。

2. 超声对显示脑室周围-脑室内出血有优势,除能按照
Papile 分级法分级外,还能提供出血是否稳定、出血处在急性
期或是恢复期等信息。

3. 超声对硬膜下出血及蛛网膜下腔出血的显示有局限
性,高频探头会有所帮助。

4. 超声诊断小脑出血不敏感,经颞囟或乳突囟有助于显
示,注意双侧对照检查。

5. 超声可以对颅内肿瘤进行识别和大致解剖定位：例如大脑外侧沟移位提示大脑半球占位病变；第三脑室受压变形或移位提示中线部位幕上型占位；第四脑室受压移位伴有脑积水则提示脑室内或后颅窝病变。

6. 根据肿瘤周围回声情况可判定肿瘤生长情况。

7. 根据肿瘤内部回声及结构进行大致定性评估。

第三章 头 颈 部

第一节 眼

一、适应证

1. 明确儿童白瞳症、眼球突出及眶前区肿块的病因。

2. 判断眼眶及眼球内肿块的良恶性。

3. 眼眶及眼球肿块治疗后的疗效判断与随访。

二、检查技术

（一）检查前准备

一般不需特殊准备,不能配合检查的小儿需熟睡后或用镇静剂后再检查。

（二）检查方法

1. 患者体位　患者平卧位。

2. 扫查方法

（1）直接法:探头上涂无菌耦合剂或眼药膏(尤其是患有眼炎及外伤时),直接轻置于眼睑上,首先做眼球的轴位扫查,然后依据时钟方向作 8 点位探查。

（2）间接法:眼睑上放水囊,探头放在水囊上。

（3）切面:检查时纵、横及斜切面相结合,必要时重复 1~2 次,发现病变时再集中多切面观察。

（4）内容:①晶状体是否正常(位置、回声);②玻璃体内有无异常回声;③眼球内及眼眶内有无肿块。

三、正常超声表现

1. 晶状体　晶状体前后囊膜表现为弧形高回声,纤细,晶状体内为无回声,彩色多普勒检测晶状体内无血流信号。

2. 玻璃体　玻璃体为无回声区,透声性极佳,彩色多普勒检测晶状体内无血流信号。

3. 眼部球后血管　眼动脉、睫状后短动脉、视网膜中央动脉均呈三峰两谷型动脉血流频谱,视网膜中央静脉为连续性频谱。

四、常见病变

(一)眼睑血管瘤

1. 灰阶超声　儿童海绵状血管瘤常发生于眶前区,二维超声检查肿块多呈圆形或椭圆形,边界清,光滑,肿瘤内回声丰富,中等强度,分布均匀,可轻度压缩。

静脉性血管瘤常见于眼睑及眶前区,二维超声检查肿块呈管网状或囊实混合回声,边界不清,形态不规则,可见静脉石。

2. 彩色多普勒超声　海绵状血管瘤多普勒检测:肿块内常缺乏彩色血流信号,探头加压后可见散在点状血流信号,常为静脉频谱(图3-1)。

静脉性血管瘤内可见Ⅱ~Ⅲ级血流信号,可探及动脉频谱(图3-2)。

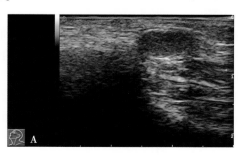

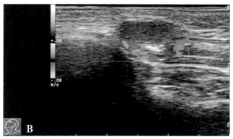

图 3-1　女,5 岁,眶前区海绵状血管瘤

A. 左眼眶外侧皮下软组织内实性低回声结节,呈椭圆形,边界较清,回声较均匀,可压缩;B. 结节内未见血流信号

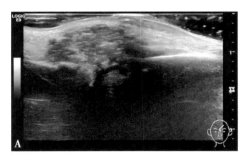

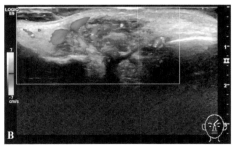

图 3-2　男,3 岁,眶前区静脉性血管瘤

A. 左睑内眦部皮下软组织内实性低回声结节,边界不清,形态不规则;B. 结节内及边缘血流信号Ⅱ级

（二）皮样囊肿及表皮样囊肿

1. 灰阶超声　儿童皮样囊肿及表皮样囊肿好发于眼眶外上方,超声显示肿块呈半圆形或圆形肿物,边界清楚,无压痛,可压缩,根据囊腔内容物的性质,内回声呈多样性,由于囊肿常压迫骨壁,形成凹陷,肿物在骨窝与骨膜间增长,可突入颅腔或颞窝形成哑铃状囊肿。

2. 彩色多普勒超声　肿块边缘见点状血流信号,肿块内未见血流信号(图 3-3)。

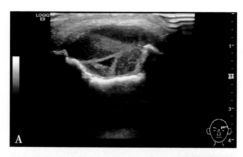

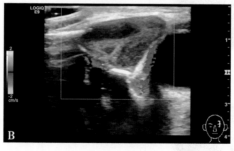

图 3-3　女,4 岁,左眼眉弓外下方皮样囊肿

A. 左眼眉弓外下方皮下软组织内探及低回声结节,边界较清,形态较规则,后方骨壁增厚呈不光滑;B. 结节内无血流信号

（三）视网膜母细胞瘤

1. 灰阶超声　超声分为肿块型、不规则型、弥漫浸润型

三种类型。常在玻璃体内探及实性肿块,圆形、半圆形或形态不规则,可以是单发病灶,也可以是多个病灶,肿瘤边界尚清楚,边缘不光整,内部回声不均匀,常见钙化灶(70%~80%),后方常伴声影,肿瘤坏死时,内部见不规则的液性暗区。

常继发视网膜脱离。肿瘤蔓延至眶内,可在眶内发现与球内病变相延续且内回声强度一致的病变。肿瘤生长过程中破坏了视网膜上的血管,可以并发玻璃体积血。

2. 彩色多普勒超声 肿瘤内血流信号丰富,可探及与视网膜中央动、静脉相连续的血流,动脉血流为高速、高阻型。眶内的病变内也可探及较丰富的血流信号(图3-4)。

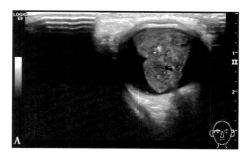

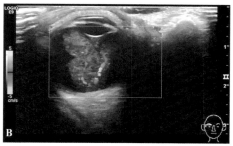

图3-4 女,2岁,右眼视网膜母细胞瘤

A. 右眼玻璃体内不规则实性团块,内部可见钙化灶;B. 团块内条状血流信号

（四）原始永存玻璃体增生症及永存玻璃体动脉

1. 灰阶超声　玻璃体内带状或条索状回声位于晶体后方，或覆盖在晶体后囊表面，带状回声沿 Cloquet 管向后极部延伸至视盘前方，与视盘紧密相连。带状回声表面欠光滑，周边有弱回声附着，可合并视网膜脱离及玻璃体积血。另外小眼球、浅前房、晶体混浊是原始永存玻璃体增生症的特点。

2. 彩色多普勒超声　带状回声上可测及与视网膜中央动脉相连续的血流信号（图 3-5）。

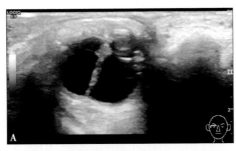

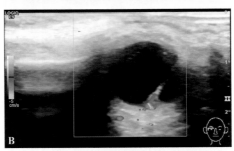

图 3-5　男，1 岁，右眼原始玻璃体动脉残留

A. 右眼玻璃体内条状高回声，与晶体后囊及视盘相连；B. 条状高回声可见条状血流信号

（五）白内障（先天性或外伤性）

1. 灰阶超声　晶体增厚或不增厚，晶体前后囊膜增厚，晶体内可见点状及条状高回声。

2. 彩色多普勒超声　晶体未见血流信号（图 3-6）。

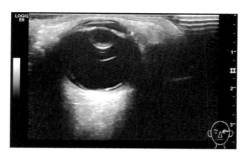

图3-6 男,8岁,左眼外伤性白内障

左眼晶体前后径增大,后囊膜增厚,晶体
后方见片状高回声

五、诊断注意事项

1. 对胎儿眼部超声检查时间应尽量短,且 MI 尽量低(MI
0.4 左右)。

2. 确定病变的部位,是在眶前区还是球后肌锥内,还是眼
球内。

第二节 唾 液 腺

一、适应证

(一)唾液腺相关症状和体征

1. 耳前腮腺区、颌下区、颏下区、口底舌下腺区域出现肿
大、局部外凸、疼痛不适或触及局灶性肿块等症状。

2. 出现唾液腺肿痛等临床表现。

3. 由于其他疾病检查发现唾液腺形态、大小、质地异常。

4. 触及腮腺区、颌下腺区淋巴结肿大。

(二)辅助检查发现唾液腺异常

1. 其他影像学检查提示唾液腺异常,如 CT 或 MRI 发现
唾液腺内异常信号区。

2. 实验室检查提示免疫球蛋白 IgG4 测定出现阳性,或唾

液腺活检提示有异常病变。

3. 唾液腺病变治疗后随访。

二、检查技术

（一）检查前准备

1. 一般不需要特殊准备。

2. 患者取仰卧位，头转向健侧使颈部伸展，以便检查部位充分暴露。

（二）检查方法

1. 嘱患者平静呼吸，对病变部位作纵横切面的十字交叉法予以定位。

2. 腮腺检查区域为上从咬肌前缘到胸锁乳突肌后缘，下至颌下腺区作纵横扫查，当探查下颌角周围的深部腮腺时，应作斜切扫查。检查时应与健侧对比扫查。

3. 颌下腺和舌下腺在颏下部作相应的纵横斜切面的扫查。

4. 常规对颈部淋巴结进行扫查。

5. 彩色多普勒检查时探头应轻施压，以免静脉或实质内小血管受压，致血流信号消失。

6. 血流信号稳定后，再用脉冲多普勒检测血流。检查时应不断调整扫查方向，尽可能减小声束与血管夹角。

三、正常超声表现

（一）腮腺

1. 灰阶超声

（1）形态和大小：腮腺位于两侧耳垂前下方和颌后窝内，外形似倒立的锥体形。腮腺以下颌骨后缘为界分为浅叶、峡叶和深叶，或以下颌后静脉浅外侧管壁为界分浅、深叶，这种分界贴近外科分界-面神经平面。

（2）包膜：超声显示正常腮腺无明显包膜。

（3）血管：腮腺纵切图于浅叶内可见下颌后静脉，深部为颈外动脉及其分支。

（4）腺体回声：呈均匀、细密的实质性低回声，回声水平高于周围的肌肉或脂肪组织回声。

（5）腮腺导管：儿童腮腺导管在声像图上呈平行带状回声。

（6）毗邻关系：腮腺前方为咬肌，腮腺主导管沿咬肌表面走行。

2. 彩色多普勒超声　除了能见到下颌后静脉、颈外动脉及其分支外，正常腮腺实质内一般无明显血流信号（图3-7）。

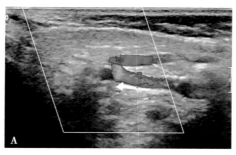

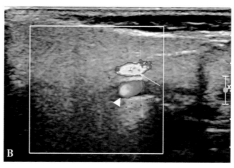

图3-7　正常腮腺

A. 横切图；B. 纵切图。箭指示为下颌后静脉，三角指示为颈外动脉

（二）颌下腺

1. 灰阶超声

（1）形态和大小：颌下腺呈三角形或类圆形。颌下腺以下

颌舌骨肌为界分为浅、深两部分。

（2）腺体回声：呈分布均匀、细密的实质性低回声,回声比腮腺回声略低。

（3）颌下腺导管：儿童颌下腺导管不扩张时不易显示。

（4）毗邻关系：颌下腺深面紧邻下颌舌骨肌,后方紧邻腮腺深叶,前方为颏下区软组织。

2. 彩色多普勒超声　纵切图在腺体深部可见面动脉,腺体内可见面动脉细小分支,腺体内一般无血流信号（图3-8）。

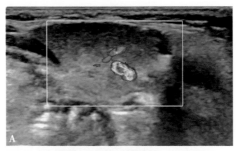

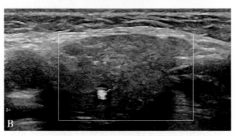

图3-8　正常颌下腺

A、B. 显示颌下腺内面动脉分支,腺体内
无明显血流信号

（三）舌下腺

1. 形态和大小　舌下腺呈枣核状,位于口底黏膜、颌下腺和下颌舌骨肌的深面上方,与颌下腺的后极相连,境界不甚清晰。

2. 腺体回声 呈分布均匀、细密的实质性低回声,回声比腮腺回声略低。

3. 毗邻关系 舌下腺位于舌下三角区,内侧为颏舌肌、颏舌骨肌,外侧为下颌舌骨肌,颌下腺导管紧邻其深面走行。

四、常见疾病

(一)急性化脓性腮腺炎

1. 灰阶超声 腺体增大,实性回声减低,内部回声分布不均匀。液化后超声显示为腮腺实质内局限性不规则形片状液性暗区,可显示分隔。亦可显示为内部回声强弱不等,形成厚壁囊性包块。

2. 彩色多普勒超声 显示腮腺实质内血流信号稍增加,形成脓肿的暗区内无血流信号,暗区周围血流信号增加。

(二)腮腺内急性非特异性淋巴结炎

1. 灰阶超声 腮腺实性回声正常或稍增强,腮腺内淋巴结增大,呈椭圆形低回声,可多个、部分融合,边界清晰,可见淋巴门结构。如局部淋巴结化脓,可累及腮腺形成脓腔(图 3-9A)。

2. 彩色多普勒超声 显示腮腺实质内血流信号正常或稍增加,淋巴结内血流信号增加,呈杆状或树枝状(图 3-9B)。

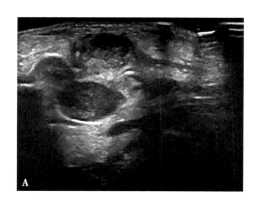

A

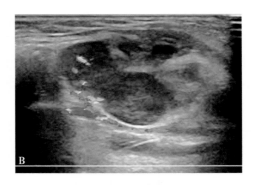

图 3-9 腮腺内急性非特异性淋巴结炎

A、B. 腮腺内淋巴结增大,呈椭圆形低回声,边界清晰,可见淋巴门结构

(三)急性病毒性腮腺炎

1. 灰阶超声 腮腺弥漫性增大,实性回声增强或减弱,回声欠均匀,内可显示散在条状网格样低回声,腮腺内可见多个大小不等的淋巴结回声(图 3-10A)。

2. 彩色多普勒超声 显示腮腺实质内血流信号丰富,淋巴结内血流信号增加,呈杆状或分支状(图 3-10B)。

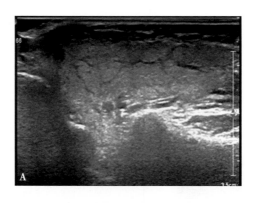

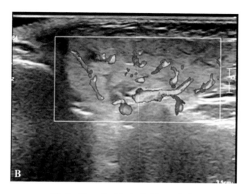

图 3-10 急性病毒性腮腺炎

A. 显示腮腺弥漫性增大，回声欠均匀，内
可显示散在条状网格样低回声；B. 显示
腮腺实质内血流信号丰富，呈杆状或分支状

（四）慢性复发性腮腺炎

1. 灰阶超声 腮腺大小正常或弥漫性增大，实性回声增
强，内部回声不均匀，实质内显示散在大小不等结节状低回声
区，直径 2~4mm（图 3-11A、B）。

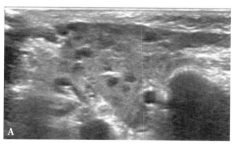

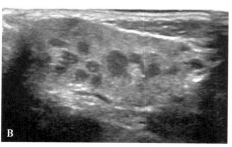

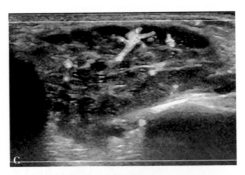

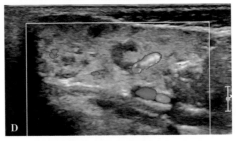

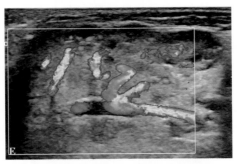

图 3-11　慢性复发性腮腺炎

A、B. 腮腺内部回声不均匀,实质内显示散在大小不等结节状低回声区;C、D. 腮腺实质内血流信号略增加;E. 腮腺实质内血流信号增加

2. 彩色多普勒超声　显示腮腺实质内血流信号正常或略增加(图 3-11C~E)。

（五）舍格伦综合征、肉芽肿病等自身免疫性疾病引起腮腺炎

1. 灰阶超声　腮腺大小正常或增大,实性回声不均匀,实质内显示多发大小不等结节状低回声区。

2. 彩色多普勒超声　显示腮腺实质内血流信号略增加（图 3-12）。

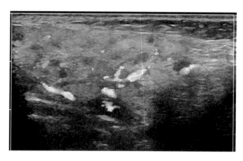

图 3-12　舍格伦综合征

腮腺增大,回声不均匀,多发大小不等结节
状低回声区;腺体内血流信号略增加

（六）腮腺血管瘤及淋巴管瘤

1. 血管瘤

（1）灰阶超声:腮腺形态失常,其内显示低回声团块,无明显包膜,内部回声不均匀,形状不规则或呈分叶状,因含大小不等血窦呈网格状,如伴有静脉石,显示为强回声,后方伴声影（图 3-13A）。

（2）彩色多普勒超声:显示低回声团块内充满血流信号（图 3-13B）。

2. 淋巴管瘤

（1）灰阶超声:大囊型淋巴管瘤表现为多分隔的囊状无回声,合并出血时可显示一大囊腔,其内可见密集细小点状回声,微囊型淋巴管瘤表现为类实性高回声（图 3-14A～C）。

（2）彩色多普勒超声:其内无血流信号（图 3-14D）。

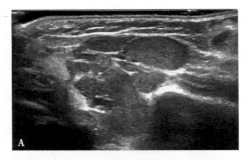

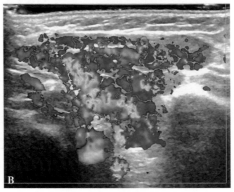

图 3-13 腮腺血管瘤

A. 腮腺形态失常,呈分叶状,其内显示低回声团块,内部回声不均匀;B. 肿块内充满血流信号

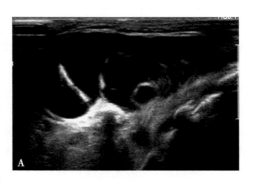

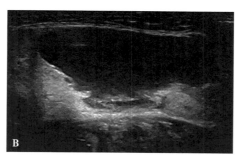

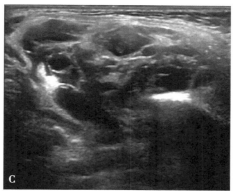

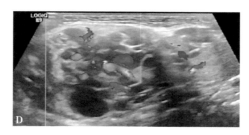

图 3-14　腮腺淋巴管瘤

A～C. 显示大囊型淋巴管瘤表现为多分隔的囊状无回声；D. 显示囊状无回声，内未见血流信号

注：超声是治疗前评价病变大小、范围及其与周围血管关系的首选方法。

（七）急性颌下腺炎

1. 灰阶超声　颌下腺弥漫性增大,实性回声增强,内部回声欠均匀。

2. 彩色多普勒超声　显示颌下腺实质内血流信号明显增加(图 3-15)。

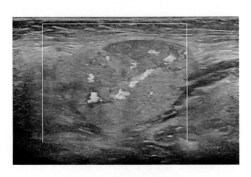

图 3-15　急性颌下腺炎

颌下腺弥漫性增大,回声增强,腺体内血流信号明显增加

（八）慢性颌下腺炎

1. 灰阶超声　颌下腺腺体回声明显增强,内部回声不均匀,其内显示粗细不均的条索状分隔回声。

2. 彩色多普勒超声　显示颌下腺实质内血流信号正常或减少。

（九）舌下腺囊肿

1. 灰阶超声　单纯舌下腺囊肿位于口底深部中线旁,潜突型舌下腺囊肿经口底肌间筋膜薄弱处延伸到颌下或颏下,显示为囊状液性暗区,边界清,壁薄并光滑,如合并感染囊内回声不均匀,透声差。

2. 彩色多普勒超声　显示囊内无血流信号。

第三节 甲 状 腺

一、适应证

1. 甲状腺区域肿大或触及结节。

2. 颈前不适。

3. 出现甲状腺功能异常的临床表现。

4. 体检发现甲状腺形态、大小、质地异常及结节。

5. 出现声音嘶哑、吞咽困难、呼吸困难、颈部压迫感等症状。

6. 实验室检查发现甲状腺功能及甲状腺相关抗体异常等。

7. 甲状腺外科手术术前、术后评估。

8. 甲状腺病变的随访。

二、检查技术

（一）检查方法

1. 患儿尽可能平静呼吸，取仰卧位，颈部可垫枕/肩垫，头部后仰充分暴露颈前区。如患儿颈部较短或较胖时可采取头后仰同时向对侧偏转。

2. 横切扫查 将探头置于颈前正中、甲状腺软骨下方，从上至下滑行扫查，直至甲状腺下极消失为止。分别对甲状腺左侧叶、右侧叶、峡部进行扫查。如左、右叶不能完全显示，则需要分别进行横切扫查。

3. 纵切扫查 可沿甲状腺左、右侧叶的长径扫查，由外向内或由内向外作一系列的滑行纵切扫查。

4. 可使用梯形成像、宽景成像技术以全面显示甲状腺全貌。胸骨后甲状腺常因胸骨遮挡显示受限，可使用凸阵探头进行扫查。

5. 在灰阶检查的基础上可进行彩色/能量多普勒检查，探查甲状腺实质及病变的血流动力学状况。

（二）测量

甲状腺测量一般是在灰阶超声条件下进行。首先进行侧叶横切扫查,当确定最大横切面时冻结图像,测量侧叶前后径及左右径;颈前正中横切,确定峡部最大厚度切面时冻结图像,测量峡部厚度;侧叶纵切时,采用滑行的方法确定最大纵切面,测量上下径。甲状腺测值过程中需注意以下三点:①扫查时探头保持与皮肤垂直,否则会高估甲状腺的前后径;②探头一定要轻放于皮肤上,否则会导致高估左右径,低估前后径;③横切时探头尽可能处于水平状态。

三、正常超声表现

1. 灰阶超声　甲状腺由左右两叶及峡部组成。颈前正中横切面甲状腺呈马蹄形或蝶形(图 3-16),颈侧区纵切面探查呈上窄下宽的锥形。甲状腺被膜显示为光滑整齐的高回声带。正常甲状腺实质回声呈均匀偏高回声(高于颈部带状肌回声水平),内部可见血管呈管状无回声。

2. 彩色多普勒超声　腺体内可显示为散在的棒状或条状血流信号(低灵敏度超声仪器可能只显示稀疏分布的点状或短棒状血流信号)。

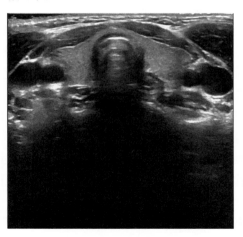

图 3-16　正常甲状腺

四、常见疾病

（一）先天性甲状腺畸形

包括先天性甲状腺完全缺如或部分缺如、甲状腺发育不全及异位甲状腺。

1. 灰阶超声　甲状腺完全缺如时超声在颈部探查不到甲状腺组织;部分缺如时患儿显示甲状腺形态失常,常伴有不同程度的囊状发育不全(图 3-17、图 3-18)。异位甲状腺表现为正常甲状腺部位探查不到甲状腺组织回声,于甲状腺区以外探查到中等回声团块,大小不一,形态各异,可随吞咽而上下移动,部分异位甲状腺也可伴有囊状发育异常(图 3-19A)。

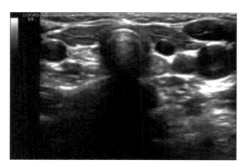

图 3-17　先天性甲状腺缺如

甲状腺区未探及正常甲状腺组织回声

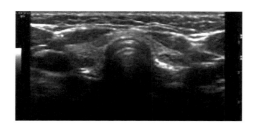

图 3-18　先天性甲状腺发育不全

甲状腺体积小,内部回声不均匀,可见细小囊性无回声

　　2. 彩色多普勒超声　异位甲状腺彩色多普勒显示腺体内稀疏分布的血流信号(图 3-19B)。

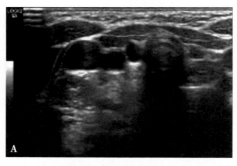

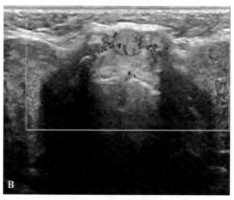

图 3-19　异位甲状腺

A. 甲状腺区未见甲状腺回声;B. 舌骨前方可
见异位甲状腺回声,CDFI:腺体内可见血流信号

　　注:检查时若发现颏下区实质性回声团块时,应考虑异位甲状腺的可能性,并注意与其他颈部团块相鉴别,以避免手术切除后导致甲状腺功能减退。应用超声对新生儿或甲状腺功能减低患儿进行筛查,可检出甲状腺先天性畸形及发育异常等病变,有助于指导临床。

（二）甲状腺弥漫性病变

1. 单纯性甲状腺肿

（1）灰阶超声：甲状腺弥漫性增大，早期回声可正常，随着病情发展甲状腺实质回声粗糙、不均匀，腺体表面尚光滑，内部一般无结节形成。

（2）彩色多普勒超声：血流信号正常或稍增多。

2. 甲状腺功能亢进

（1）灰阶超声：甲状腺弥漫性对称性增大，实质回声粗糙，不均匀，可显示点状、片状低回声及小囊状无回声。

（2）彩色多普勒超声：甲状腺弥漫性血流信号增多，呈"火海"征。甲状腺上动脉血流速度增快（图 3-20）。

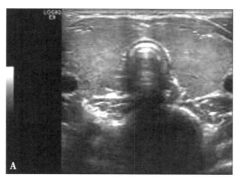

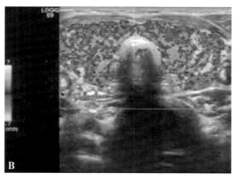

图 3-20 甲状腺功能亢进

A. 甲状腺对称增大，实质回声不均匀；B. CDFI：
腺体实质血流信号丰富，呈"火海"征

3. 甲状腺功能减退(包括先天性甲状腺发育不全、克汀病)

(1)灰阶超声:甲状腺大小形态可正常或体积缩小,回声增强或伴有不同程度的囊性变。

(2)彩色多普勒超声:一般甲状腺实质血流信号减少。少数患儿甲状腺肿大,回声减低且不均匀,彩色多普勒局部血流信号丰富(图3-21)。

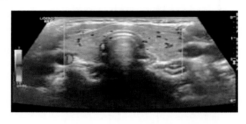

图 3-21　甲状腺功能减低

甲状腺大小正常,血流信号减少

4. 慢性淋巴细胞性甲状腺炎(又名桥本甲状腺炎)

(1)灰阶超声:甲状腺弥漫性非均匀性增大,多为前后径增大,有时呈分叶状,峡部亦明显增厚。腺体内回声减低、增粗、不均匀,可见条状分隔样高回声。早期甲状腺肿大者可伴发结节,后期腺体可萎缩。桥本甲状腺炎的内部回声特征可分为3种类型:弥漫型、局限型、结节形成型。

1)弥漫型:是最常见的类型,以腺体弥漫性肿大伴淋巴细胞浸润的低回声图像为主。病程中可出现广泛分布的纤维组织增生,超声显示实质内出现线状高回声,并可呈网格样改变,是本病的特征性表现。

2)局限型:表现为甲状腺局限性不均匀低回声区,形态不规则,呈"地图样"。

3)结节形成型:结节可呈单结节,但更多表现为多结节,明显者表现为双侧甲状腺布满多个大小不等的结节样回声区,以低回声多见。根据结节是否出现囊性变、是否出现钙化,其超声表现可为单纯型、钙化型和囊变型。

（2）彩色多普勒超声:甲状腺血流表现各异,可正常、增加或减少。伴甲亢时血流信号异常丰富。频谱多普勒显示甲状腺动脉收缩期峰值流速高于正常(图3-22、图3-23)。

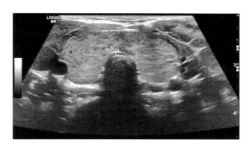

图 3-22　慢性淋巴性甲状腺炎

甲状腺弥漫性肿大,腺体实质呈网格状

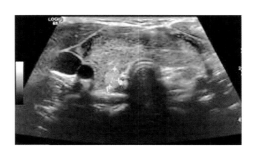

图 3-23　慢性淋巴性甲状腺炎

甲状腺弥漫性肿大,实质回声呈网格状,

右叶内可见一结节

5. 亚急性甲状腺炎

（1）灰阶超声:甲状腺体积正常或增大,伴随甲状腺实质回声减低、回声不均匀。病变区大部分形态不规则,呈"地图样"改变,早期边界模糊不清,随病变发展,低回声区边界可较清晰。

（2）彩色多普勒超声:病灶周边血流丰富,而病灶内呈低血供或无血供(图 3-24)。

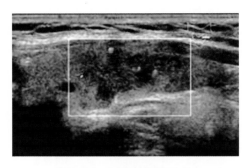

图 3-24　亚急性甲状腺炎

甲状腺体积正常,实质内局部回声减低,
边界模糊,病灶内见点状血流信号

注:发病前常有链球菌感染、腮腺炎等病史。

6. 急性化脓性甲状腺炎

(1)灰阶超声:甲状腺单侧叶增大,切面形态失常,其内回声不均匀,可见脓肿形成,为混合回声团块,边界不清,脓肿内部可见密集点状回声。

(2)彩色多普勒超声:一般病灶周围血流信号丰富(图 3-25、图 3-26)。

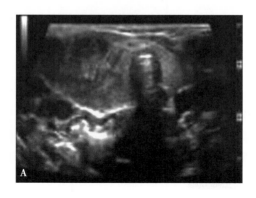

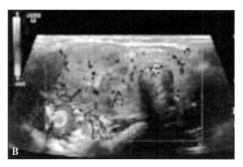

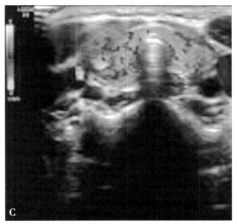

图 3-25 急性甲状腺炎

A. 甲状腺右叶增大,形态失常,其内回声不均匀,边界不清;B. CDFI:病灶周围血流信号增强;C. 治疗一个月后,病灶明显缩小

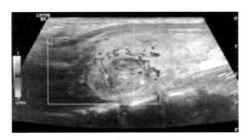

图 3-26 急性甲状腺炎

甲状腺左叶脓肿形成,CDFI:边缘血流信号丰富

注:化脓性甲状腺炎可能与梨状窝瘘或甲状舌管残留相关。

（三）甲状腺良性结节

1. 甲状腺腺瘤

（1）灰阶超声:多为单个结节,呈等回声、高回声或低回声,边界清晰,有包膜,内部回声均匀或欠均匀,内部液化时显示为无回声。

（2）彩色多普勒超声:瘤体内血流信号丰富,其周边呈环抱状包绕血流信号(图 3-27)。

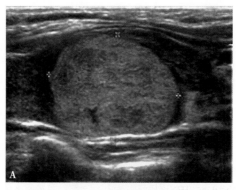

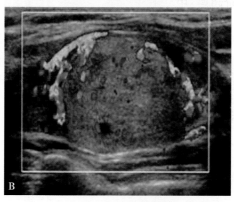

图 3-27　甲状腺腺瘤

A. 甲状腺内高回声结节,边界清晰,可见包膜,内部回声欠均匀;B. CDFI:瘤体内血流信号丰富,周边呈环抱状

2. 结节性甲状腺肿

(1)灰阶超声:一般腺体不对称性增大,腺体内可见多个结节,可为囊性、实性或囊实混合回声,内部可见点状或弧形强回声,周围无包膜。

(2)彩色多普勒超声:结节内可见丰富血流信号,有时绕结节而行或呈球形(图 3-28)。

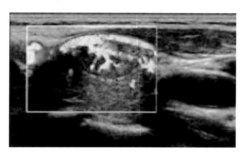

图 3-28 结节性甲状腺肿

甲状腺内可见中等回声结节,无包膜。结节内可见丰富血流信号

3. 甲状腺囊肿

(1)灰阶超声:甲状腺内见圆形无回声,边界完整、光滑,后壁回声增强(图 3-29)。

(2)彩色多普勒超声:内部无血流信号显示。

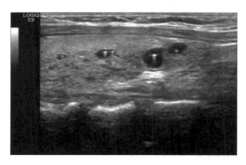

图 3-29 甲状腺囊肿

腺体内散在分布的囊性无回声,边界清,

内部可见点状强回声,后方伴彗星尾征

注:部分甲状腺滤泡内胶质浓缩,可见囊肿内点状强回声后方伴彗星尾征,常认为是退行性改变。临床上青春期儿童相对较常见。

(四)甲状腺癌

1. 灰阶超声 儿童以甲状腺乳头状癌多见,患侧甲状腺增大,病灶边界不整,界限清/不清,边缘不光滑,可呈锯齿状,内部呈低回声且不均匀,可见散在砂粒体样强回声(图 3-30)。

2. 彩色多普勒超声 肿块内显示少量或丰富的血流信号,以血流信号丰富多见(图 3-31)。脉冲多普勒可测及高速高阻动脉血流信号。

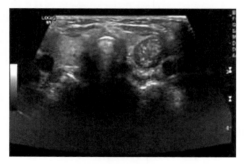

图 3-30 甲状腺乳头状癌

甲状腺左叶见圆形低回声团块,边界清,内部回声不均,其内可见密集点状强回声

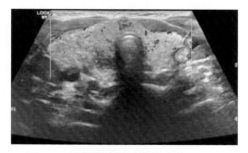

图 3-31 弥漫硬化型甲状腺乳头状癌

甲状腺内弥漫的点状强回声,右叶可见片状低回声,边界不清,散在血流信号

注:部分患儿以颈部淋巴结肿大为首发症状。较早发生颈淋巴结转移,显示颈淋巴结增大,正常结构消失,内部亦可见砂粒体样钙化。

第四节　颈　部　肿　块

一、适应证

1. 发现颈部肿大,并出现相关临床症状及体征。

2. 对以往发现的肿块或手术治疗后进行随访,观察肿块形态与结构变化,以了解有无复发。

3. 超声引导下穿刺活检及介入治疗。

二、检查技术

(一)检查前准备

1. 仔细了解病史、临床表现及检查目的。

2. 检查时充分暴露肿块部位。

3. 检查尽量在患儿放松状态下完成,较大儿童应先向其说明消除恐惧心理;对不配合患儿可酌情使用镇静剂。

4. 若患者需要接受介入性操作,应签署知情同意书,检查凝血功能。

(二)检查方法

1. 充分暴露肿块部位;皮肤若有破损时,应使用消毒耦合剂。

2. 扫查时要多切面、多角度对肿块部位进行重点检查,同时能够显示周围比邻关系。

3. 扫查时探头轻置于皮肤之上,要保持适中的压力。

4. 肿块测量　测量肿块长轴所在切面的长径、与长轴垂直切面的长径及与皮肤垂直切面的深度,取三个切面上各自的最长径记录,并以其中的最长径作为衡量肿块大小的标准。

5. 在清晰的灰阶图像基础上,进行彩色血流检测及脉冲多普勒血流检测。

三、常见疾病

(一)先天性疾病

1. 颈部淋巴管瘤

(1)灰阶超声:颈部囊状淋巴管瘤多位于深部疏松组织间隙,其典型特征为沿着疏松组织间隙呈"爬行样生长",分单房和多房两类,主要表现为多房性,囊中可见纤细分隔,分隔腔隙较大,囊液为无回声或云雾状极低回声,压之易变形。

(2)彩色多普勒超声:一般囊内无血流信号,或仅于囊内分隔上显示点、条状血流信号(图 3-32)。

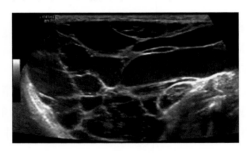

图 3-32　颈部淋巴管瘤

右颈部皮下可见巨大多房囊性无回声包块,边界不清,囊间不通

注:颈部淋巴管瘤好发于颈后外三角区,具有向锁骨上下、口底、气管食管旁及纵隔蔓延生长的特点,界限常不清楚。

2. 甲状舌管囊肿

(1)灰阶超声:①多表现为颈前正中圆形或椭圆形囊状无回声暗区,边界清晰,多为单个囊肿,包膜完整、囊壁薄而光滑、后方回声增强。②囊肿内容物多为黏液样或胶冻样物

质,故内部回声常为低弱回声。③伴有感染时则囊壁厚、不
规则,囊内可见较密集的细小点状回声。④瘘管的检出率很
低,只有合并感染时才有可能检出连于舌骨的条索状低
回声。

(2)彩色多普勒超声:囊肿内部无血流信号。当合并感染
时,囊肿边缘可显示较丰富血流信号(图 3-33、图 3-34)。

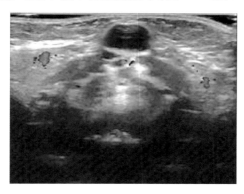

图 3-33 甲状舌管囊肿

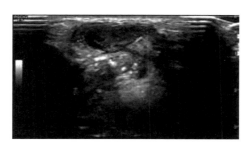

图 3-34 甲状舌管囊肿合并感染

颈前囊性包块后方见一细条样低回声向
舌根部延伸

注:此病是一种与甲状腺发育有关的先天性畸形。在胚
胎发育过程中,如甲状舌管退化不全,在舌盲孔与甲状腺峡部
之间,可形成甲状舌管囊肿。其中大部分囊肿位于颈部正中
线,部分可稍偏离中线。

3. 鳃裂囊肿

（1）灰阶超声：①以第 2 鳃裂囊肿多见，发生于胸锁乳突肌上 1/3 前缘附近。②一般形态规则，呈椭圆形，囊壁光滑。合并感染时囊壁增厚，内部回声不均匀。③鳃裂瘘管表现为自深部向皮肤延伸的条状低回声，可与深部囊肿相通。

（2）彩色多普勒超声：囊肿内部无血流信号显示（图 3-35）。

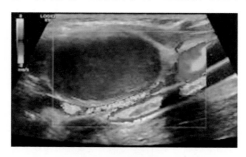

图 3-35　鳃裂囊肿

右侧胸锁乳突肌内侧与颈内动脉之间见囊性包块

注：鳃裂囊肿也属于先天性囊肿，系胚胎发育过程中鳃弓和鳃裂未能正常融合或闭锁不全所致。临床上最常发生的是第 2 鳃裂囊肿，其次为第 1 鳃裂来源，第 3、4 鳃裂来源比较少见。

4. 先天性肌性斜颈

（1）灰阶超声：肌性斜颈的声像图呈现多样性的特点，因病程不同声像图有明显变化。根据病变处胸锁乳突肌形态及内部回声，将患侧胸锁乳突肌声像图表现分为 3 型：①肿块型（肌性假瘤）：可见患侧胸锁乳突肌中下段出现实质性、非均匀性低回声，呈梭形或椭圆形。②肥厚型：可见患侧胸锁乳突肌较健侧增粗，其内肌纹理模糊，线样强回声增多。③挛缩型：可见患侧整条胸锁乳突肌明显变细，回声增强，肌纹理回声显示不清，与颈前组织界限不清。

（2）彩色多普勒超声：肿块内部血流信号减少（图 3-36 ~ 图 3-38）。

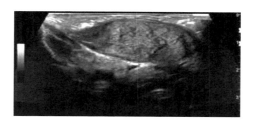

图 3-36 先天性肌性斜颈(肿块型)

患侧胸锁乳突肌中下段呈梭形增厚,肌纹理紊乱

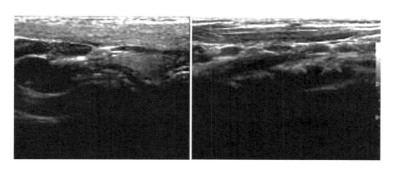

图 3-37 先天性肌性斜颈(肥厚型)

右侧胸锁乳突肌弥漫性增厚,回声增强

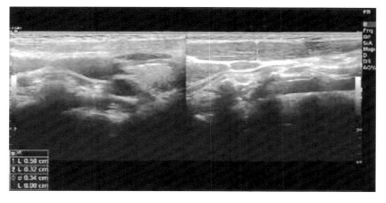

图 3-38 先天性肌性斜颈(挛缩型)

右侧胸锁乳突肌弥漫性变薄,回声增强

注:先天性肌性斜颈是由于患侧胸锁乳突肌挛缩所形成的畸形。本病患儿出生时并无异常,一般于生后2周左右患侧颈部出现肿块,右侧多见。出生后3~4个月后肿块逐渐缩小,6个月后消失逐步转变成胸锁乳突肌挛缩而出现颈部歪斜,头偏向患侧。

5. 颈静脉扩张症

（1）灰阶超声:颈部横切显示颈内静脉局部内径增大,纵切呈梭形,部分可显示腔内膜样回声,后方回声增强。屏气状态下颈内静脉的横截面积比安静状态下增大,其比值>2:1。小儿常在哭喊或Valsalva动作时显示明显的局部扩张。

（2）彩色多普勒超声:扩张的血管内显示静脉血流频谱（图3-39）。

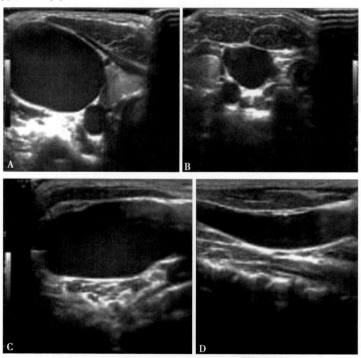

图3-39　颈内静脉Valsalva动作前后的变化

A、B. 颈内静脉横切:患儿做Valsalva动作时颈内静脉（A）与安静状态下的颈内静脉（B）对比,比值>2:1;B. 颈内静脉纵切:屏气时的颈内静脉（C）呈囊袋样扩张,安静时静脉回缩（D）

注:颈静脉扩张症是一种先天性发育缺陷,好发部位为颈内静脉,亦有发生于颈外静脉及各静脉的交通支。

6. 颈部皮样囊肿及表皮样囊肿

(1)灰阶超声:①皮样囊肿:为圆形或椭圆形,边界清,包膜完整,内部为混合回声。②表皮样囊肿:呈圆形或椭圆形,边界清,包膜完整,内部回声依据囊肿内组织成熟度不同及囊内角化物含量而表现多样化,可分为均质回声型、不均质回声型及混合型。

(2)彩色多普勒超声:皮样囊肿或表皮样囊肿内部均无血流信号(图 3-40、图 3-41)。

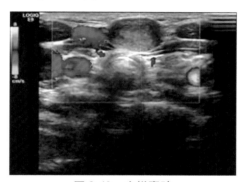

图 3-40 皮样囊肿

胸骨上窝囊性包块,后方可见增强效应,内部透声差,CDFI:未见血流信号

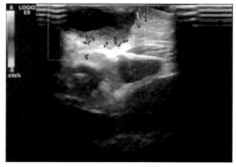

图 3-41 表皮样囊肿

颈前不规则囊性包块,其内透声差;CDFI:边缘可见血流信号;病理:表皮样囊肿,伴肉芽肿性炎

注:颈部皮样囊肿及表皮样囊肿均为胚胎发育时期残留于组织中的上皮细胞发展而成,后者也可能由于外伤等使上皮细胞植入而成。

(二)炎症性疾病

1. 颈部软组织脓肿

(1)灰阶超声:病灶周围软组织增厚、回声增强,其内可见边界不清、形态不规则的混合回声团块,透声差,可见混杂的点絮状回声,加压探头后可见有液体缓慢流动。

(2)彩色多普勒超声:病变周围血流信号往往增多,病灶内部无血流信号(图 3-42)。

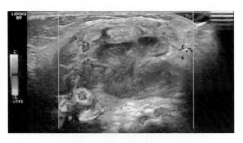

图 3-42　颈部软组织脓肿

颈部可见混合回声包块,形态不规则,边界不清,无包膜,内部可见细密点状回声,周围软组织增厚、回声增强;CDFI:病灶周围血流信号增强

注:颈部软组织脓肿可由皮肤或软组织损伤后感染引起,亦可由局部化脓性感染灶直接扩散或经淋巴、血液传播而发生。致病菌主要是溶血性链球菌,其次为金黄色葡萄球菌,亦可为厌氧菌。

2. 颈部淋巴结病变

(1)非特异性淋巴结炎

1)灰阶超声:非特异性淋巴结炎表现为淋巴结增大,单侧、双侧均见,呈椭圆形或卵圆形,多个大小不等,可部分融合,淋巴结门髓质扩大、回声增强。化脓性淋巴结炎时,淋巴结内呈低回声或无回声,可见散在点絮状强回声。

2)彩色多普勒超声:淋巴结内血流信号增多,可见沿淋巴门规则走行的较丰富血流信号(图 3-43)。

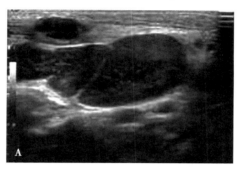

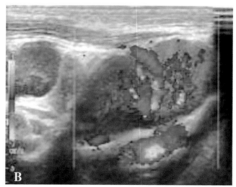

图 3-43 非特异性淋巴结炎

A. 颈部淋巴结增大,淋巴结门髓质扩大,回声增强;B. 淋巴结内血流信号增多,沿淋巴门髓质规则走行

(2)组织细胞坏死性淋巴结炎(又称 Kikuchi-Fujimoto 病)

1)灰阶超声:多位于胸锁乳突肌后缘,常单侧累及,呈椭圆形或类圆形,单个或多个,少见融合,内部低或极低回声。

2)彩色多普勒超声:多显示丰富淋巴结门型血供,内部血管分支边缘不规则。极低回声区血液充盈缺损,为坏死区域(图 3-44)。

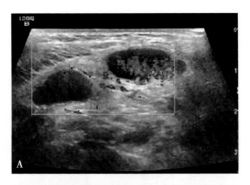

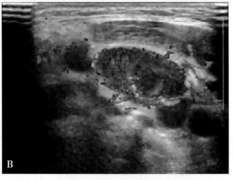

图 3-44 组织细胞坏死性淋巴结炎

A. 颈部淋巴结肿大,形态饱满,皮髓结构
不清,回声减低,CDFI:可见丰富门型血流
信号。周围软组织回声增强、增厚;B. 淋
巴结内血流充盈缺损区为坏死区域

注:一般抗生素治疗无效。本病确诊依赖于病理学检查。

(3)传染性单核细胞增多症

1)灰阶超声:颈部淋巴结肿大,双侧累及,多为类圆形,可
相互融合性生长,淋巴门结构消失,皮质回声不均质,皮髓分
界不清。

2)彩色多普勒超声:彩色或能量多普勒超声颈部淋巴结
可见中央门样血流(图 3-45)。

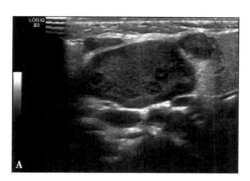

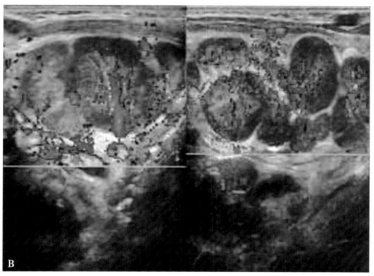

图 3-45 传染性单核细胞增多症

A. 颌下淋巴结肿大,边界清,髓质区内可见小灶状低回声,未见液化;B. 双侧颈部淋巴结肿大,部分为类圆形,皮髓质分界不清;CDFI:淋巴结可见中央门样血流信号

（4）卡介苗接种后淋巴结反应

1）灰阶超声：淋巴结增大，表现为圆形、椭圆形或不规则形，边界清晰，部分可相互融合，内部回声减低，液化时可见囊变区，亦可见针尖样、点状或斑点状强回声。

2）彩色多普勒超声：血流信号呈多样性，部分较大的淋巴结内部血流减少或消失，较小的内部可见门状血流信号（图3-46）。

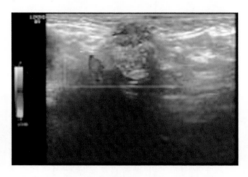

图3-46　卡介苗接种后淋巴结反应

淋巴结增大，内部回声不均，可见点状及斑片状强回声，后方伴声影，CDFI：未见明显血流信号

注：多数6个月内发病，病变淋巴结多位于疫苗接种同侧腋下、锁骨上及锁骨下，颈部偶见。有时因变态反应剧烈，可导致淋巴结化脓积液而形成脓肿。

（三）肿瘤性疾病

1. 转移性淋巴结

（1）灰阶超声：淋巴结增大，呈圆形，边界清晰，内部回声低，淋巴门结构消失，可伴有液化坏死。神经母细胞瘤、甲状腺乳头状癌转移性淋巴结内常伴有钙化。

（2）彩色多普勒超声：淋巴结门型血供消失，其外周显示环状包绕性血流信号，走行扭曲、分布紊乱（图3-47～图3-49）。

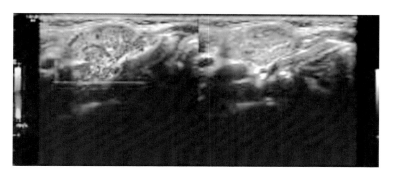

图 3-47 横纹肌肉瘤颈部淋巴结转移

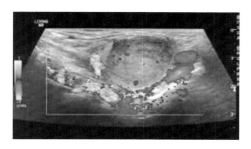

图 3-48 神经母细胞瘤颈部淋巴结转移

淋巴门结构消失

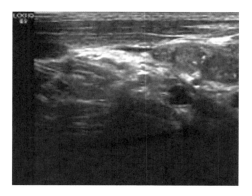

图 3-49 甲状腺乳头状癌颈部淋巴结转移

淋巴结内部可见点状钙化

2. 软组织肉瘤(横纹肌肉瘤)

(1)灰阶超声:呈低回声团块,无包膜,与周围组织界限清楚,团块内部回声均匀或不均匀。可有周围骨质的破坏。

(2)彩色多普勒超声:肿块内部血流信号丰富(图3-50、图3-51)。

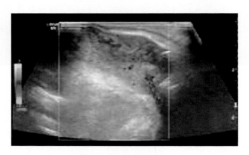

图3-50 梭形细胞横纹肌肉瘤

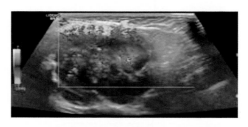

图3-51 梭形细胞横纹肌肉瘤

巨大实质性肿物,边界尚清,内部回声不均匀。CDFI:内部可见血流信号

注:横纹肌肉瘤是小儿最常见的头颈部软组织肉瘤。肿块生长迅速,多表现为无痛性肿块。横纹肌肉瘤为中高度恶性肿瘤,早期即有局部扩散倾向,亦可经淋巴系统或血行播散到肺部和肝。

3. 颈部淋巴瘤详见第十二章淋巴瘤。

第四章　心　脏

第一节　适应证及禁忌证

一、适应证

（一）先天性心脏病

1. 分流性先天性心脏病。

2. 流出系统梗阻性病变。

3. 瓣膜狭窄、闭锁和反流性病变。

4. 大动脉转位性病变（完全型大动脉转位和矫正型大动脉转位）。

5. 腔静脉或者肺静脉连接异常。

6. 圆锥动脉干畸形（法洛四联症、右心室双出口及永存动脉干等）。

7. 冠状动脉异常（冠状动脉起源异常、冠状动脉起始闭锁、冠状动脉瘘等）。

8. 单心室及心室发育不良。

9. 其他复杂畸形（心脏-内脏联合畸形等）。

10. 基因遗传综合征，或有先天性心脏病家族史，以及已知与先天性心脏病相关的心脏以外的畸形。

11. 经其他检查，如胎儿超声心动图、心电图、其他影像学检查及染色体分析等提示或拟诊先天性心脏病患儿。

（二）获得性心脏病

1. 川崎病所致冠脉病变。

2. 感染性心内膜炎。

3. 心肌病。

4. 风湿热及大血管炎。

5. 心肌炎和心包炎。

6. 服用过具有心脏毒性的药物。

7. 心、肺移植患儿。

（三）非心源性疾病患儿

1. 肺动脉高压。

2. 血栓栓塞疾患。

3. 心脏留置的导管。

4. 腔静脉综合征。

（四）心律失常

二、禁忌证

无特殊禁忌证。外科手术延迟关胸的患儿,避免用力按压胸骨。

第二节　检查技术

一、检查前准备

年龄较小不能配合检查的儿童,超声检查前应用水合氯醛 0.5ml/kg 体重口服或者灌肠镇静。

二、探头选择

选用心脏彩色多普勒超声诊断仪,具有 M 型、二维、彩色和频谱多普勒等功能。采用相控阵探头,频率 2~12MHz。新生儿、胸壁薄者选用频率较高的探头,年长的儿童及胸壁厚者选用频率较低的探头。常规采用经胸超声心动图检查,必要时进行超声造影和经食管超声心动图检查。

三、体位

较小的患儿采用平卧位,较大儿童左侧卧位。剑下切面及锁骨上窝切面采取平卧位检查。

四、检查方法

（一）检查顺序

检查部位采取首先从胸骨左缘、心尖至剑突下，最后胸骨上窝的顺序。也有学者建议从剑突下扫查开始。

（二）检查切面

检查常用切面为胸骨旁左心室长轴切面、胸骨旁大动脉短轴切面、心尖四腔切面、心尖五腔切面、剑下四腔切面和胸骨上窝主动脉弓长轴切面。特殊情况时可以采取右心室流出道长轴切面、双房切面等其他切面进行补充。

1. 左心室长轴切面　探头置于胸骨左缘第 3、4 肋间隙，声束与心脏长轴方向一致。图像近场正中为胸壁，随后是右心室前壁和右心室腔。图像右侧由前至后为右心室流出道、主动脉和左心房，正常三者比值约为 1∶1∶1。主动脉根部腔内可见瓣环和主动脉瓣。主动脉瓣上动脉壁稍向外膨出，为主动脉窦，窦部与升主动脉交界处称为窦管交界。主动脉根部后方为左心房。左心室位于右心室后方，两者之间为室间隔，正常情况下室间隔与左心室后壁运动方向相反（图 4-1）。彩色和频谱多普勒可显示和探查间隔有无分流、主动脉瓣及二尖瓣的血流情况。

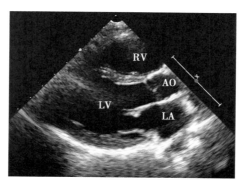

图 4-1　左心室长轴切面

2. 右心室流出道长轴切面　在左心室长轴切面的基础上将声束向左上方倾斜获取右心室流出道长轴切面。该切面主要显示右心室流出道、肺动脉瓣及肺动脉主干长轴。同时可显示左心房、左心室和部分左心室流出道(图4-2)。

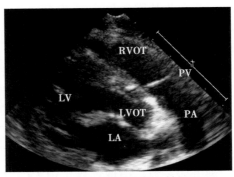

图 4-2　右心室流出道长轴切面

3. 大动脉短轴切面　在左心室长轴切面的基础上顺时针旋转探头约90°,将声束向右上方倾斜获取大动脉短轴切面。主动脉呈圆形位于图像中央,自 12 点位顺时针依次可见右心室流出道、肺动脉瓣、动脉主干。左心房、房间隔、右心房、三尖瓣等结构环绕其周围。正常主动脉瓣呈三叶,舒张期呈"Y"字形关闭(图4-3)。探头向上倾斜可显示肺动脉主干及左、右分支。彩色和频谱多普勒显示房室间隔的分流、主动脉瓣和肺动脉瓣的血流。

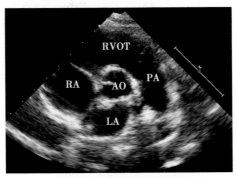

图 4-3　大动脉短轴切面

4. 心尖四腔切面　探头置于心尖,扫查方向指向右肩胛部,扫查平面中线经过心脏十字结构。切面显示心脏的四个心腔、房间隔、室间隔、两组房室瓣和部分肺静脉。心室收缩时两组房室瓣关闭,与心腔的房室间隔形成十字交叉,位于图像上方的为两个心室,图像下方为心房。三尖瓣隔叶附着点较二尖瓣前叶附着点略靠近心尖(图4-4)。彩色和频谱多普勒显示和探查房室间隔的分流和房室瓣的血流。

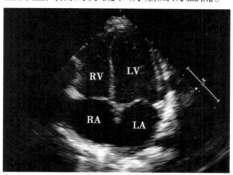

图 4-4　心尖四腔切面

5. 心尖五腔切面　在心尖四腔切面基础上将探头轻度向前上方偏斜,即可见十字交叉结构被左室流出道和主动脉根部管腔所代替。主动脉根部管腔位于左右心房之间,近侧腔内有主动脉瓣回声。该切面主要用于评价主动脉瓣结构及功能、室间隔的连续性和左心室流出道病变(图4-5)。在此切面主要通过彩色多普勒显示、频谱多普勒定量分析左心室流出道的血流。

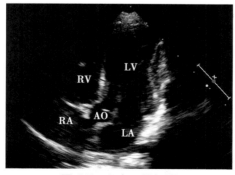

图 4-5　心尖五腔切面

6. 剑下四腔切面　剑突下切面能弥补胸骨旁切面的不足。包括剑突下四腔切面、双房切面等切面。剑下四腔切面主要显示左右心房、左右心室、房室间隔及房室瓣。由于探头声束与房间隔接近垂直,可避免假性回声失落,因此,该切面是观察房间隔缺损的最佳切面,并可以显示缺损与腔静脉的关系(图4-6)。

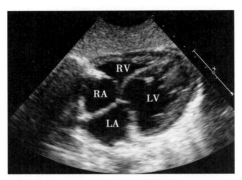

图 4-6　剑下四腔切面

7. 剑下双房切面　剑下双房切面主要显示左右心房、房间隔及腔静脉(图4-7)。

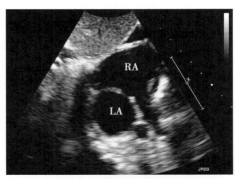

图 4-7　剑下双房切面

8. 胸骨上窝主动脉弓长轴切面　探头位于胸骨上窝,声束方向与主动脉弓长轴平行。该切面重点显示主动脉弓,弓的下方为右肺动脉短轴切面。该切面是观察主动脉弓缩窄、离断,动脉导管未闭,右位主动脉弓的最佳切面(图4-8)。彩色多普勒显示、频谱多普勒定量分析升主动脉、主动脉弓和降主动脉的血流。

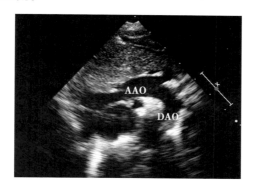

图4-8　胸骨上窝主动脉弓长轴切面

（三）观察内容

根据不同的疾病需要可选择性的观察和测量。

1. 内脏与心房的位置关系,房室连接是否一致。

2. 观察心脏的位置,心尖指向,各心腔大小,M型超声心动图测量左心室收缩功能。

3. 观察房间隔、室间隔的连续性;房、室水平是否有回声中断及大小;彩色多普勒观察房、室水平分流方向、分流宽度、频谱多普勒测量分流速度,分流压差。

4. 观察各房室瓣及半月瓣的形态,结构,运动及启闭;彩色多普勒观察瓣膜前向血流通畅情况及有无反流及程度;频谱多普勒探查异常血流;判断狭窄程度。

5. 观察心室流出道是否狭窄,彩色多普勒探查流出道是否通畅。

6. 观察大动脉的关系,各大动脉与心室连接是否一致。主动脉与肺动脉间是否有异常连接,彩色多普勒观察大动脉水平有无分流、分流的方向;频谱多普勒测量大动脉水平分流速度及压差。

7. 观察主动脉弓降部的位置,连续性。

8. 观察体静脉与心房的连接,肺静脉与心房的连接。

9. 估测肺动脉压力。

(四)测量

儿童心脏与成人心脏大小界值不同,随着儿童年龄及身高体重增长,各心腔大小也在不停地变化。儿童心脏以体表面积作为参考值,标准化各心腔及血管内径值。

(五)图像记录

根据病情需要可选择性存储图像。原则上针对主要病变部位存储二维、M 型、彩色多普勒图像及频谱多普勒图像。

第三节　正常超声表现

一、心脏的解剖与血流动力学

(一)心脏解剖结构与超声探查切面

心脏与动脉、静脉和毛细血管共同组成心血管系统。心脏分为两组静脉、两个心房、两个心室和两个大动脉。

1. **腔静脉** 腔静脉包括上腔静脉和下腔静脉,二者均汇入右心房。上腔静脉由右锁骨上窝切面和剑下切面观察,下腔静脉由剑下切面观察。

2. **肺静脉** 左右各两支肺静脉,连接于左心房。通过左心室长轴切面、四腔切面、胸骨上窝切面和剑突下切面观察。借助彩色多普勒显示更为清楚。

3. **右心房** 呈卵圆形,以界嵴分为腔静脉窦和固有心房两部分。腔静脉窦位于右心房的后部,腔面光滑,有上、下腔静脉口和冠状静脉窦口。下腔静脉瓣附着于下腔静脉口的前缘。冠状静脉窦口位于下腔静脉口与右心房室口之间。固有心房位于右心房的前部,其因有许多平行的梳状肌而凹凸不平。固有心房的前上部呈角状凸起,称为右心耳。房间隔右心房面后内侧壁的下部有一浅凹陷称为卵圆窝。卵圆窝是继发孔型房间隔缺损的好发部位。右心房通过三尖瓣与右心室连接。通过右心室流入道切面、大动脉短轴切面和四腔切面观察。

4. 左心房 左心房位于右心房的左后方，是心腔中最靠后的部分。左心房向左前方凸起的部分为左心耳。左心耳基底部较细，与左心房相通。左心房后部较大，壁光滑，左右两侧各有两条肺静脉入口。肺静脉无瓣膜，但是左心房壁的肌肉延伸到肺静脉根部1~2cm，在一定程度上起到括约肌的作用，能减小心房血流的逆流。左心房的内侧壁为房间隔，前下部为左心房室口。左右心房以房间隔分隔。左心房通过二尖瓣与左室连接。主要通过左心室长轴切面、大动脉短轴切面和四腔切面观察。

5. 右心室 右心室位于右心房的左前下方，为心腔最靠前的部分，呈斜向前下方的锥形体。以室上嵴为界分为流入道和流出道。室上嵴为一弓形肌性隆起，室上嵴的肥厚和畸形可以导致漏斗部狭窄。右心室流入道为右心房室瓣口至右心室心尖，凹凸不平，内有三尖瓣、腱索、乳头肌、肉柱及调节束等结构。三尖瓣附着于右心房室瓣环，为三个三角形的瓣叶，分别为前瓣、隔瓣及后瓣叶。右心室流出道靠近心底部，向上与肺动脉延续，肺动脉瓣环附着三个半月形的瓣膜，为肺动脉瓣。主要通过右心室流入道切面、大动脉短轴切面和四腔切面观察。

6. 左心室 左心室位于右心室的左后下方，近似圆锥形。左心室流入道位于左心房室口和左心室之间，内有二尖瓣、腱索、乳头肌等结构，二尖瓣环。二尖瓣和乳头肌在结构和功能方面有密切联系，称为二尖瓣复合体。流出道是左心室的前内侧部分，呈漏斗状，此处心室内壁光滑。左心室流出道向后上方经主动脉口通向主动脉。主动脉口处附着有三个半月形的瓣膜，称为主动脉瓣。主要通过左室长轴切面、四腔切面等切面观察。

7. 肺动脉 肺动脉起源于右心室，包括动脉主干和左、右肺动脉。主要通过右心室流出道切面、大动脉短轴切面观察。

8. 主动脉 主动脉起源于左心室。主动脉瓣与主动脉之间形成的腔隙称为主动脉窦，其中左、右冠窦分别有左、右冠状动脉的开口。无冠窦没有冠状动脉开口。主动脉向上延续为升主动脉、主动脉弓和降主动脉。主要通过左心室长轴切面、大动脉短轴切面和胸骨上窝切面观察。

（二）血流动力学

上、下腔静脉收集全身静脉系统,冠状静脉收集心内静脉血液,回流入右心房。舒张期右心房血液通过三尖瓣进入右心室。收缩期右心室内血液通过右心室流出道、肺动脉瓣进入肺动脉。肺动脉的血液在肺内进行氧合后,变成含氧量高的动脉血,通过肺静脉回流入左心房。舒张期左心房内的血液通过二尖瓣进入左心室,收缩期左心室内血液通过主动脉瓣进入主动脉。

二、正常超声表现

正常心脏大部分位于左侧胸腔,房室连接一致,心尖指向左前方。上、下腔静脉回流入右心房,四支肺静脉回流入左心房。四个心腔比例恒定,室壁厚度均匀,运动协调。房间隔、室间隔连续完整,房水平、室水平无分流信号。两组房室瓣及两组半月瓣启闭良好,没有狭窄及明显的关闭不全。肺动脉位于左前、主动脉位于右后,主动脉与肺动脉呈包绕关系向上走行。主动脉与动脉主干内径大致相等。大动脉水平无分流信号。主动脉弓通常为左弓左降,主动脉弓发出三支分支向头颈部走行,从右向左分别为右头臂干、左颈总动脉及左锁骨下动脉。主动脉弓降部连续,血流通畅。

第四节　常见病变

一、先天性心脏病

（一）房间隔缺损

1. 病理解剖及分型　依据缺损的解剖特征将房间隔缺损分为:继发孔型（Ⅱ孔型）、原发孔型（Ⅰ孔型）、静脉窦型、冠状静脉窦型、复合型和单心房。

2. 二维超声心动图 直接征象:房间隔或冠状静脉窦壁的回声中断。不同位置的回声中断决定了不同的解剖学分型:位于十字交叉处,为原发孔型房间隔缺损;位于房间隔中段,且缺损距离十字交叉、上下腔静脉尚有残端时,为继发孔型房间隔缺损(图4-9A);位于上腔静脉或下腔静脉入口处,缺损边缘与上下腔静脉间无残端组织时,为静脉窦型房间隔缺损;当房间隔完全缺如,仅残存较小残端小于5mm时,为单心房。胸骨旁大动脉短轴、剑下四腔心、剑下双房、剑下大动脉短轴及剑下上、下腔静脉等切面均可探及房间隔回声中断。当冠状动脉窦壁连续性中断时,为冠状静脉窦型房间隔缺损,此型常伴左上腔静脉残存。

间接征象:右心房、右心室增大,右心室流出道及肺动脉内径亦可增宽。

3. 多普勒超声心动图 可显示房间隔缺损的分流束,提高测量的准确性。当房间隔缺损较大时,肺血流量增多,可出现三尖瓣和肺动脉瓣口的彩色血流束增宽,亮度增加(图4-9B)。

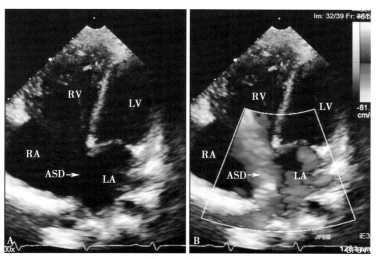

图4-9 房间隔缺损(继发孔型)

A. 四心腔切面显示房间隔中段回声中断;B. 四心腔切面彩色多普勒显示心房水平的左向右分流

4. 超声造影　右心造影在房间隔中断的右心房面出现负性造影区,右心压力高时可见造影剂进入左心房。

注:房间隔缺损是房间隔组织任何部位或冠状静脉窦壁的缺损,导致心房水平分流。

（二）室间隔缺损

1. 病理解剖及分型　根据解剖特征分型:流入道缺损、流出道缺损、肌部缺损和膜部缺损。

2. 二维超声心动图

直接征象:膜部缺损可在胸骨旁大动脉短轴切面 10～11 点处,心尖五腔心切面主动脉右、无冠瓣下方,以及剑下左室流出道位置探及回声中断;漏斗部缺损可在胸骨旁左室长轴切面及胸骨旁大动脉短轴 12 点到 3 点处探及回声中断;流入道缺损可在心尖四腔切面,紧邻房室瓣处的十字交叉处探及回声中断;肌部缺损根据具体部位不同,可通过多切面探查,在胸部旁左心室长轴,左心室短轴,心尖四腔切面室间隔中下段探及回声中断(图 4-10A)。

间接征象:左心房及左心室扩大,动脉主干内径增宽。

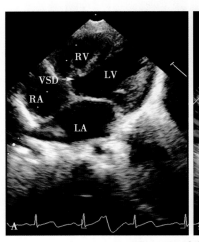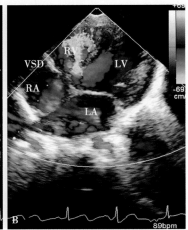

图 4-10　室间隔缺损

A. 胸骨旁四心腔切面显示室间隔膜周部位回声中断;B. 胸骨旁四心腔切面彩色多普勒显示心室水平的左向右分流

3. 多普勒超声心动图　在不伴随明显右心室流出道梗阻及肺动脉高压的情况下,可在缺损处探及自左心室向右心室的收缩期高速分流(图4-10B)。

注:室间隔缺损是室间隔组织的缺损,导致心室水平的分流。

(三)动脉导管未闭

1. 病理解剖及分型　根据导管形态,分为:管型、漏斗型、窗型、动脉瘤型和哑铃型。分流量的大小取决于导管的粗细和动脉主干间压差。

2. 二维超声心动图

直接征象:胸骨旁大动脉短轴及胸骨旁高位切面可显示肺动脉分叉处与降主动脉间的异常通道。胸骨上窝切面,在主动脉纵切向横切过渡时,可显示降主动脉与肺动脉间的异常通道,胸骨上窝切面还可较好的显示导管的长度和内径。

间接征象:左心房及左心室扩大,室间隔与左心室壁活动增强,动脉主干内径增宽。

3. 多普勒超声心动图　可直接显示流经动脉导管的异常分流束(图4-11A)。不合并肺动脉高压时,可探及自主动脉向肺动脉的高速双期连续分流(图4-11B)。合并肺动脉高压时,可仅表现为舒张期分流。合并艾森曼格综合征时,收缩期肺动脉压力高于主动脉,出现右向左分流。

注:动脉导管未闭是胎儿时期连接动脉主干与降主动脉的导管,在出生后未闭合,导致血液由主动脉经导管向肺动脉分流。

(四)房室间隔缺损(心内膜垫缺损)

1. 病理解剖及分型　根据房室间隔发育不良的程度分为完全型、过渡型和部分型。完全型:包括原发孔房间隔缺损、流入道室间隔缺损,二尖瓣前叶与三尖瓣隔叶形成共瓣。Rastelli 根据前共瓣附着的位置不同,又分为 A 型(前共瓣的腱索附着在室间隔顶点上)、B 型(前共瓣的腱索附着在室间隔右室侧乳头肌上)和 C 型(前共瓣呈漂浮状态)。过渡型:

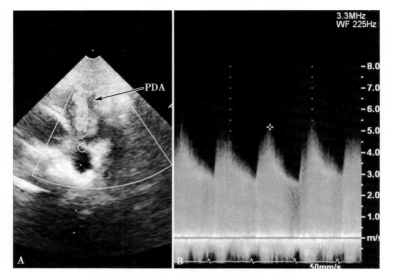

图 4-11　动脉导管未闭

A. 大动脉短轴切面显示肺动脉分叉处与降主动脉间的异常通道及彩色血流信号;B. 大动脉短轴切面探及自主动脉向肺动脉的高速双期连续分流信号

指原发孔房缺合并流入道小室缺,以及二尖瓣或三尖瓣裂。部分型:包括原发孔房间隔缺损和/或合并二尖瓣前叶、三尖瓣隔瓣裂;单纯二尖瓣前叶裂;左心室右心房通道;单心房。此型,二尖瓣瓣环与三尖瓣瓣环位于同一水平,左右房室瓣环完全分开。

2. 二维超声心动图

完全型:心尖及剑下四腔切面心脏"十字交叉"结构消失,左右房室瓣位于同一水平(图 4-12A)。剑下左心室短轴切面观察共同房室瓣结构,观察瓣叶、乳头肌及腱索附着部位。并由此进行分型。

过渡型:类似完全型 ECD,但具有两组房室瓣,并且室间隔缺损为限制性小室缺。

部分型:心尖及剑下四腔切面房间隔下部十字交叉处的

回声中断。二、三尖瓣瓣环位于同一水平,可合并瓣裂。

间接征象:右心房、右心室增大,右心室流出道增宽,肺动脉增宽。

3. 多普勒超声心动图 观察房、室水平的分流(图 4-12B),评价房室瓣反流情况。

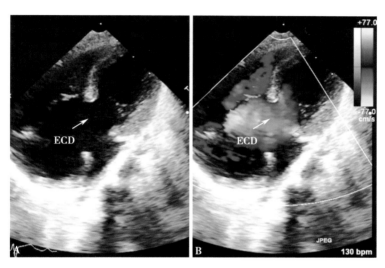

图 4-12 完全型心内膜垫缺损

A. 心尖四心腔切面可见原发孔房间隔缺损和流入道室间隔缺损,十字交叉结构消失;B. 心尖四心腔切面彩色多普勒显示十字交叉处的分流

注:房室间隔缺损(心内膜垫缺损)是由于心内膜垫组织发育不良或缺失导致的先天性心脏病,包括原发孔房间隔缺损,流入道室间隔缺损,和房室瓣的发育不全。

（五）肺动脉狭窄

1. 病理解剖 根据狭窄的部位分为漏斗部狭窄,肺动脉主干狭窄,左、右肺动脉分支狭窄,以及复合型狭窄。

2. 二维超声心动图 胸骨旁及剑突下右心室流出道切面可直接显示右心室流出道、肺动脉的解剖及形态。观察狭窄的部位,并测量其内径。

3. 多普勒超声心动图　通过测定血流速度明确狭窄的部位和程度(图 4-13)。狭窄部位血流加速,可成五彩镶嵌的高速血流。并用多普勒测定确定最大流速及压差。

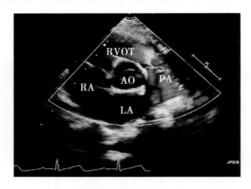

图 4-13　肺动脉狭窄
胸骨旁大动脉短轴切面显示肺动脉瓣口可见花彩高速血流信号

注:肺动脉狭窄是指从右心室流出道至肺动脉及其左右分支的任何部位出现的先天性狭窄。

(六)主动脉狭窄

1. 病理解剖　主动脉瓣狭窄:根据瓣膜形态及发育情况分为主动脉瓣二瓣畸形伴狭窄;主动脉单瓣化畸形;及三瓣交界处粘连。主动脉瓣下狭窄:包括瓣下隔膜及主动脉瓣下纤维肌性狭窄。主动脉瓣上狭窄:常与主动脉瓣二瓣畸形并存,包括隔膜样狭窄及升主动脉发育不良等。

2. 二维超声心动图　直接征象:胸骨旁左心室长轴和剑突下左心室流出道切面显示主动脉狭窄的具体部位及程度(图 4-14A)。胸骨旁主动脉短轴切面是评价主动脉瓣叶数量的最佳切面,同时短轴切面可显示主动脉瓣口的开放情况,测量主动脉瓣口面积评价狭窄程度。间接征象:左心室扩大,左心室室壁增厚。当主动脉狭窄严重,左心室心腔压力增加,可限制舒张期心肌灌注,严重者可出现左心室心肌或心内膜下缺血,导致左心室收缩舒张功能减低。

3. 多普勒超声心动图　应用脉冲多普勒测定，明确狭窄的部位(图 4-14B)。之后采用连续多普勒测量，获得最大的压差，评估狭窄程度。在对狭窄处血流进行测量时，需根据狭窄的部位不同，选择不同的切面，减少声束与血流束之间的夹角，获得最大流速。

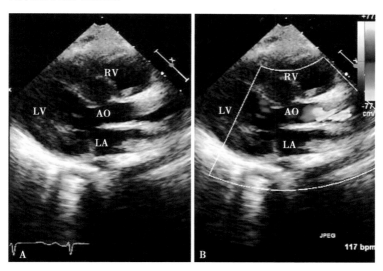

图 4-14　主动脉狭窄

A. 左心室长轴切面显示主动脉根部内径变窄;B. 彩色多普勒显示狭窄处血流速度增快

注:主动脉狭窄是从左心室流出道至升主动脉之间的任何部位的梗阻，包括主动脉瓣、主动脉瓣上及瓣下的狭窄。

(七)腔静脉连接异常

1. 病理解剖及分型　包含腔静脉回流途径和(或)回流终点的异常。①回流路径异常是指体静脉沿异常路径，但最终回流入右心房。这类畸形在病生理上对循环不产生影响，无明显临床意义。②回流终点异常指体静脉直接或通过异常路径引流入左心房，可导致体循环不同程度的缺氧。根据受累部位不同，可分为以下几种类型:①左上腔静脉畸形引流;

②右上腔静脉畸形引流;③无名静脉走行异常;④下腔静脉畸形引流;⑤完全性体静脉异常连接。

2. 二维超声心动图 通过剑下的上、下腔静脉切面观察上下腔静脉是否回流右心房。通过左心室长轴及心尖四腔向下加压探头的切面观察冠状动脉窦的短轴和长轴。通过胸骨上窝纵切面向左平移探头显示右侧上腔静脉。当存在左上腔静脉引流入冠状静脉窦时,可在左心室长轴切面及四腔心观察到扩张的冠状动脉窦开口于右心房(图4-15A、B)。正常在剑突下腹腔大血管切面向左上倾斜探头,可探及肝静脉入下腔静脉。当存在下腔静脉肝段缺如时,剑突下腹腔大血管切面可见下腔静脉在此中断,三支肝静脉在肝门处汇合入右心房或分别入右心房。当腔静脉异常回流入半奇静脉或奇静脉时,常伴有回流静脉内径增宽,通过剑下降主动脉长轴切面,可同时显示腹主动脉与半奇静脉或奇静脉。

3. 多普勒超声心动图 根据脉冲多普勒频谱形态对体静脉进行判定,同时探查血流方向,协助判断回流途径。剑下降主动脉长轴切面观察奇静脉、半奇静脉血流方向与降主动脉血流方向相反(图4-15C)。

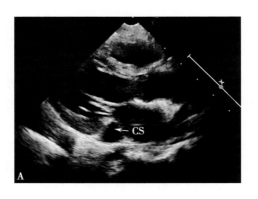

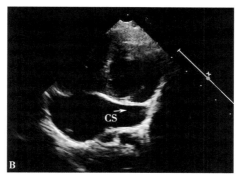

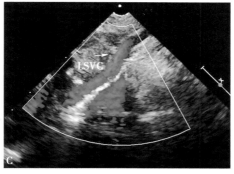

图4-15 左位上腔静脉

A. 胸骨旁左心室长轴切面,于左房室交界处探及扩张的
冠状动脉窦短轴;B. 心尖四心腔切面向后房扫查,探查扩
张冠状动脉窦长轴及入右心房处;C. 胸骨旁左侧彩色多
普勒探及向下方走行的左上腔静脉

注:腔静脉连接异常是包括上、下腔静脉及冠状静脉窦位
置起源及入口异常在内的一组先天性心血管畸形。

(八)肺静脉异位引流

1. 病理解剖分型 根据肺静脉异常回流的支数不同,分
为部分性(4根肺静脉中的1~3未能与左心房连接)和完全性
(4根肺静脉均未与左心房连接)。根据回流途径不同,分为:
心上型(共同静脉腔经垂直静脉与无名静脉相连,入上腔静脉
回流右心房,或经垂直静脉入上腔静脉回流右心房);心内型

（经冠状动脉窦或直接回流入右心房）；心下型（经垂直静脉下行入门静脉或经垂直静脉入下腔静脉回流右心房）和混合型。

　　2. 二维超声心动图

　　直接征象：部分性：多切面探查 4 根肺静脉中的 1~3 未能与左心房相连接。完全性：多切面探查左心房内无肺静脉开口，左心房后上方有肺静脉注入的异常肺静脉共同腔，探查异常回流途径，包括垂直静脉、冠状静脉窦。左心室长轴切面可显示左下肺静脉回流情况。剑下切面较易明确右肺静脉与左心房及上、下腔静脉的关系。也可评价肺静脉经冠状静脉窦回流的情况。剑下降主动脉切面可显示心下垂直静脉的回流情况。胸骨上窝切面是评价心上垂直静脉、无名静脉及上腔静脉的最佳切面（图 4-16）。

　　间接征象：右心房、右心室明显扩大，左心房、左心室偏小。必伴有大小不等的房间隔缺损或卵圆孔未闭。动脉主干内径增宽。常伴有中到重度肺动脉高压。

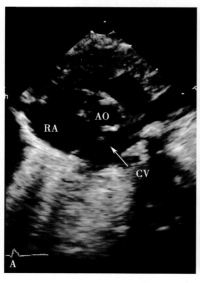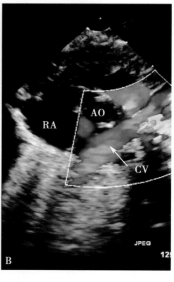

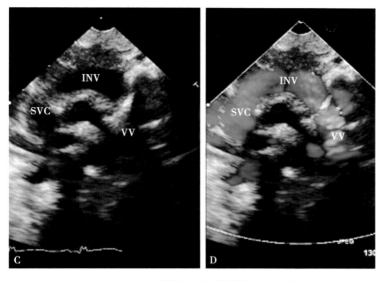

图 4-16 完全型肺静脉异位引流(心上型)

A. 四根肺静脉汇入一窄条共同静脉腔,且不回流入左心房;B. 彩色多普勒显示共同肺静脉腔的血流;C. 四根肺静脉汇入共同静脉腔,经垂直静脉入无名静脉回流至上腔静脉再回流右心房;D. 彩色多普勒显示垂直静脉和无名静脉的血流

3. 多普勒超声心动图 探查共同静脉腔血流回流情况,追踪肺静脉走行途径。同时对肺静脉回流梗阻进行评价。

注:肺静脉异位引流是部分或全部肺静脉未能与左心房连接,通过异常回流途径,直接或间接回流入右心房。

(九)法洛四联症(Fallot 四联症)

1. 病理解剖 本病由于胚胎发育过程中,漏斗部间隔移位和旋转异常所致。由于漏斗间隔移位,导致右室漏斗部和肺动脉狭窄,同时主动脉右前移形成主动脉骑跨,圆锥间隔移位造成室间隔对位不良出现嵴下部位室间隔缺损,肺动脉狭窄继发右心室肥厚。

合并畸形多包括:房间隔缺损,右位主动脉弓,永存左上腔静脉等。

2. 二维及 M 型超声心动图

直接征象:胸骨旁左心室长轴切面可明确主动脉骑跨室间隔的百分比,约 50%(图 4-17A),观察室缺的大小,右心室室壁增厚的情况。胸骨旁大动脉短轴切面以及剑下右心室流出道长轴切面可评价右心室流出道狭窄、肺动脉及其分支狭窄(图 4-17B)。

间接征象:右心房、右心室扩大。

M 型超声心动图由心底波群向主动脉根部扫查时,发现室间隔前连续中断,主动脉增宽。室间隔可由于右心压力负荷过重偏向左心室侧,室间隔运动方向可呈同向或逆向。

3. 多普勒超声心动图　　观察室间隔缺损的血流方向,判定心室压力。测量右心室流出道及肺动脉狭窄的高速射流信号(图 4-17C)。

注:法洛四联症(Fallot 四联症)是以主动脉骑跨、室间隔缺损、肺动脉狭窄和右心室肥厚为主要病例特征的先天性心血管畸形。

(十)大动脉转位

1. 病理解剖及分型　　根据是否合并室间隔缺损及肺动脉狭窄进行分型。分为大动脉转位不合并室间隔缺损;大动脉转位合并室间隔缺损而无肺动脉狭窄;大动脉转位合并室间隔缺损及肺动脉狭窄。

2. 二维超声心动图　　根据内脏位置、下腔静脉与心房连接,下腔静脉与腹主动脉的位置关系判定心房位置。完全型大动脉转位多为心房正位。根据房室瓣类别、腱索、乳头肌、调节束、肌小梁及心室形态判定心室襻,绝大多数患儿为心室右襻。判定房室连接以及心室动脉连接。完全型大动脉转位左心室长轴切面可见两根大动脉呈平行关系排列(图 4-18A)。左心室连接肺动脉(图 4-18B),右心室连接主动脉。通常主动脉瓣位于肺动脉瓣的右前方(图 4-18C)。本病可合并房间隔缺损、室间隔缺损及动脉导管未闭。

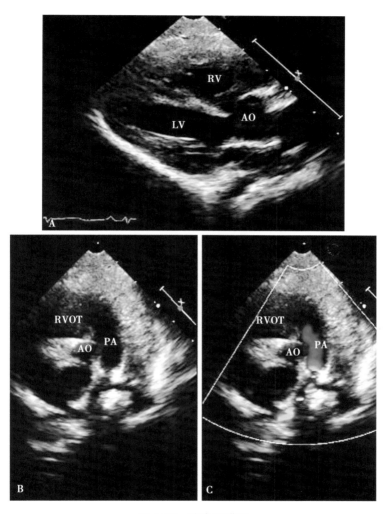

图 4-17　法洛四联症

A. 胸骨旁左心室长轴切面显示主动脉骑跨 50%，室间隔连续中断；
B. 胸骨旁主动脉短轴切面显示主肺动脉及分支内径狭窄；C. 彩色多
普勒显示肺动脉内高速血流

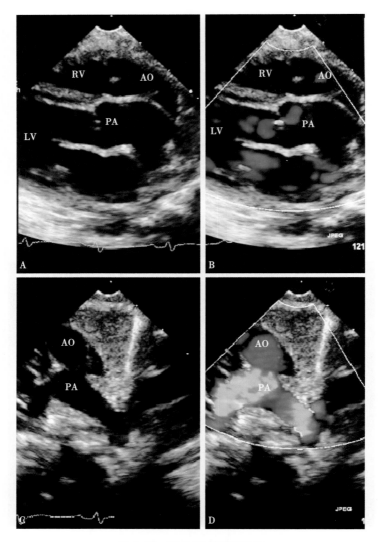

图 4-18　完全型大动脉转位

A. 胸骨旁左心室长轴切面显示两支大动脉平行排列。主动脉在前,起自右心室。肺动脉在后,起自左心室;B. 四心腔切面肺动脉与左心室相连接;C. 胸骨旁大动脉短轴切面显示,主动脉和肺动脉几乎呈前后排列。主动脉在前,肺动脉在后;D. 彩色多普勒显示主动脉和肺动脉的血流信号

3. 多普勒超声心动图　通过彩色血流显像观察大动脉转位患儿合并的心内分流、瓣膜反流,确定是否存在流出道狭窄,判定狭窄程度。

注:大动脉转位心是指房与心室连接一致,而心室与大动脉连接不一致,主动脉与肺动脉位置互换的复杂型先天性心脏病。本病常合并心房、心室以及动脉水平的分流。亦可合并左心室及右心室流出道梗阻,房室瓣发育异常。

(十一)右心室双出口

1. 病理解剖及分型　主动脉和肺动脉皆起源于右心室。主动脉与肺动脉开口并排于同一平面,两者的下方都有圆锥部,主动脉多位于右侧。90%的病例房室关系一致。室间隔缺损是左心室的唯一出口途径,缺损通常比主动脉口内径大。

根据室间隔缺损与大动脉的位置关系分型:主动脉瓣下室间隔缺损;肺动脉瓣下室间隔缺损;两大动脉开口相关的室间隔缺损;与两大动脉开口无关的室间隔缺损。

根据肺动脉狭窄进一步分为伴肺动脉狭窄和不伴肺动脉狭窄的右心室双出口。

其他畸形:主动脉瓣下狭窄、房室瓣畸形、心室发育不良、房间隔缺损、冠状动脉开口异常、肺静脉异位引流,共同房室通道,二尖瓣闭锁等。

2. 二维超声心动图　左心室长轴切面或其他多个切面显示两根大动脉皆由右心室发出,或一个动脉起源于右心室、另一根大动脉的大部分起源于右心室。二根大动脉平行走向(图4-19),主动脉多位于肺动脉前方,可在肺动脉右方或左方。大动脉后壁与二尖瓣前叶间有一很高的圆锥肌组织回声。

左心室长轴切面、四心腔和大动脉短轴切面显示室间隔有较大回声连续中断,左心室流出道呈一盲端,未与大动脉连接。室间隔缺损巨大者几近一单心室。

3. 多普勒超声心动图　彩色多普勒显示心室水平双向分流,收缩期右心室和左心室内血流束共同进入主动脉和肺动

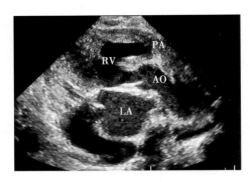

图 4-19　右心室双出口

主动脉和肺动脉均起源于右心室

脉。伴肺动脉狭窄时,在肺动脉内可见五彩相嵌的湍流束,连续多普勒可探及高速的血流频谱。

4. 超声造影　右心房、右心室内出现浓密的造影剂回声,左心室亦可出现少量造影剂;主、肺动脉二者皆有造影剂。

注:右心室双出口为主动脉和肺动脉均起源于右心室,或一根大动脉起源于右心室而另一根大动脉大部分起源于右心室。

(十二)三尖瓣下移畸形

1. 病理解剖及分型　隔瓣和后瓣附着点离开三尖瓣环下移至右心室壁的心内膜上。前瓣附着点多正常,极少数下移。下移的瓣膜将右心室分为位于瓣膜上方的房化右室和瓣膜下方的功能右室。房化右室明显扩大,功能右室变小。常合并卵圆孔未闭或继发孔房间隔缺损,其他可有室间隔缺损、动脉导管未闭、肺动脉瓣狭窄或闭锁等。

根据三尖瓣下移的程度分型:

A 型:三尖瓣隔叶和后叶轻度下移,三尖瓣前叶活动尚好。即房化右室较小,功能右室尚可。

B 型:三尖瓣隔叶和后叶明显下移,右心室的房化部分较大,功能右室较小。

C 型:三尖瓣隔叶和后叶明显下移且前叶不运动,前叶因与右心室壁粘连而活动受限,引起漏斗部的狭窄。

D型:三尖瓣极度下移或者三个瓣叶交界粘连闭锁,整个右心室几乎完全右房化。

2. 二维超声心动图　左心室长轴切面显示右心扩大。四腔切面三尖瓣隔叶与二尖瓣前叶附着点距离增大(成人>15mm,儿童根据年龄具体分析);部分学者认为心尖四腔切面二尖瓣前瓣根部到心尖的距离与三尖瓣隔瓣根部到心尖距离的比值大于1.2;也有学者认为三尖瓣隔瓣下移的毫米数与患儿体表面积比值超过 $8mm/m^2$ 考虑三尖瓣隔瓣下移。然而三尖瓣下移是一组累及整个三尖瓣的畸形,包括下移的隔瓣和(或)后瓣短小、附着点位于三尖瓣瓣环下方,三尖瓣前瓣冗长、房化右室扩大,功能右室变小等。心底短轴切面显示三尖瓣隔叶下移。房化右室扩大,右心室流出道扩张。右心室流入道切面三尖瓣后叶下移,前叶附着点多正常,极少数下移(图 4-20A)。

3. 多普勒超声心动图　四腔切面、心底短轴切面和右心室流入道切面均可见三尖瓣反流信号,反流程度多较重。反流束起始于房化右室处,位置较低(图 4-20B)。连续多普勒探及明显的三尖瓣反流频谱。

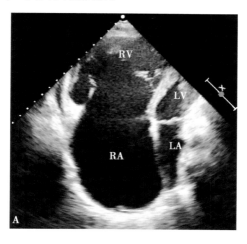

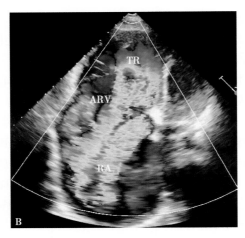

图 4-20　三尖瓣下移畸形

A. 四心腔切面显示三尖瓣隔瓣下移,右
心明显扩大;B. 彩色多普勒显示三尖瓣
重度反流信号

4. 超声造影　造影剂于收缩期和舒张期在三尖瓣口往返穿梭,上、下腔静脉可出现造影剂。如合并房间隔缺损或卵圆孔开放使心房水平出现右向左分流,见造影剂由右心房进入左心房。

注:三尖瓣下移畸形是一种罕见的先天性三尖瓣解剖结构异常疾病。1866 年由 WilhelmEbstein 首次报道,又称为 Ebstein 畸形。

(十三)三尖瓣闭锁

1. 病理解剖及分型　三尖瓣口闭锁主要为纤维肌性闭锁:三尖瓣区无瓣膜组织而为纤维性肌组织分隔右房和右室。其他有膜型和瓣膜型闭锁。绝大多数心房正位,心室右襻。极少数患者心房反位,心室左襻。心室和大动脉关系可以一致或不一致。多合并房间隔缺损或卵圆孔未闭,其他包括室间隔缺损、动脉导管未闭、肺动脉狭窄、心内膜垫缺损、Ebstein畸形、大动脉转位、冠状动脉起源异常等。

主要根据大动脉与心室的关系分为三型,再依据肺动脉和室间隔的情况分亚型。

Ⅰ型:动脉与心室关系正常,主动脉起自左心室,肺动脉起自右心室。

Ⅰa:肺动脉闭锁,室间隔完整。

Ⅰb:肺动脉瓣瓣下狭窄及较小的室间隔缺损。

Ⅰc:肺动脉不狭窄合并巨大室间隔缺损。

Ⅱ型:右位大动脉转位(D-TGA),主动脉起自右心室,肺动脉起自左心室。

Ⅱa:肺动脉闭锁及室间隔缺损。

Ⅱb:肺动脉瓣或瓣下狭窄,巨大室间隔缺损。

Ⅱc:肺动脉不狭窄合并巨大室间隔缺损。

Ⅲ型:左位型大动脉转位(L-TGA),主动脉位于肺动脉左前方,主动脉起自左心室,肺动脉起自右心室。

Ⅲa:肺动脉瓣或瓣下狭窄,室间隔缺损。

Ⅲb:主动脉瓣下狭窄,室间隔缺损,心室转位。

2. 二维超声心动图　四腔切面在三尖瓣位置显示一纤维肌性组织的增厚强光带,或薄膜样结构封闭三尖瓣口(图4-21A)。右心室发育不良:右心室变小,严重时仅为一潜在的腔隙。VSD较大时右心室可接近正常。房间隔缺损或卵圆孔未闭和多数有室间隔缺损。左心扩大。

流出道切面显示大动脉起源及位置关系:大动脉可正常起源也可转位,应仔细辨别大动脉起源及位置关系进行分型。多数有肺动脉狭窄,少数不伴肺动脉狭窄或有主动脉瓣下狭窄。

3. 多普勒超声心动图　彩色和脉冲多普勒在三尖瓣处均探及不到血流信号(图4-21B)。彩色多普勒显示心房水平可见右向左分流。合并室间隔缺损彩色和频谱多普勒可探及心室水平左向右分流。合并肺动脉狭窄在右心室流出系统可探及高速血流信号。

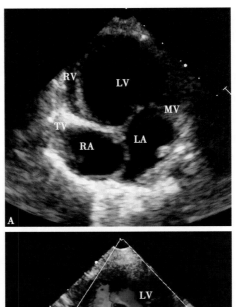

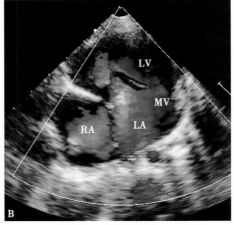

图 4-21 三尖瓣闭锁

A. 四心腔切面显示三尖瓣位置为以隔膜
样回声,左心扩大,右心室变小;B. 彩色
多普勒显示三尖瓣处无血流通过

4. 超声造影 主要从四腔切面观察。注射造影剂后,右心房首先显影,而后造影剂经房间隔缺损进入左心房,心室舒张时,左心房内的造影剂经二尖瓣进入左心室。收缩期造影剂由左心室经室间隔缺损入右心室。

注:三尖瓣闭锁是一种发绀型复杂先心病,病变主要特征是三尖瓣口完全没有发育,右心房与右心室间无直接交通。

(十四)主动脉缩窄

主动脉缩窄表现为主动脉管腔出现局限性束腰样缩窄或较长段的管样缩窄。常伴有其他心脏畸形。

1. 病理解剖 主动脉缩窄大多发生在主动脉弓降部(峡部)。主动脉管腔呈现局限缩窄,缩窄可呈隔膜样或嵴样突入主动脉腔内,缩窄处内径一般为 2~5mm,甚至近闭锁。可伴有缩窄后主动脉扩张。多数伴有左心室壁肥厚。

病理分型:分为导管前型和导管后型。

2. 二维超声心动图 胸骨上窝主动脉长轴切面可显示主动脉弓和降主动脉起始处有无缩窄,缩窄的部位及范围。缩窄常发生于主动脉峡部。高位左心室长轴切面显示升主动脉,沿人体纵轴扫查在心脏后方可显示降主动脉中、下部。

明确缩窄程度及类型,如管型缩窄或膜型缩窄并可测量其内径(图 4-22A)。主动脉缩窄后可有扩张。其他切面显示左心室壁肥厚及合并畸形。

如图像显示不清,经食管超声可弥补经胸超声的不足。

3. 多普勒超声心动图 彩色血流显像显示缩窄部位五彩高速血流信号及狭窄近端的血流汇聚。连续多普勒可探及缩窄处高速血流频谱(图 4-22B)。

(十五)主动脉离断

1. 病理解剖及分型 主动脉弓离断为两个主动脉节段之间无解剖连接。可有不同程度的侧支循环,几乎都合并动脉导管未闭。大多数合并其他心脏畸形,如较大的 VSD,40%合并复杂畸形。

根据离断的部位分型:

A 型:离断位于左锁骨下动脉起始部远端。

B 型:离断位于左颈总动脉与左锁骨下动脉之间。

C 型:离断位于无名动脉与左颈总动脉之间。

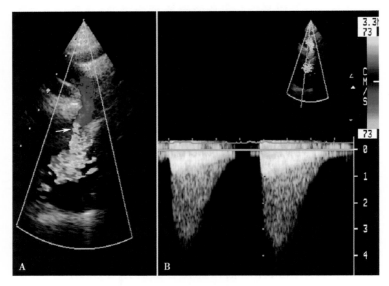

图 4-22　主动脉缩窄

A. 降主动脉距左锁骨下动脉约 10mm 处明显变窄,彩色多普勒显示
降主动脉缩窄处血流明显加快呈五彩镶嵌状(箭);B. 连续多普勒探
及收缩期高速血流频谱,最大峰值速度达 360cm/s

2. 二维超声心动图　胸骨上窝切面见主动脉弓缺如或离
断(图 4-23A、D)。离断部位可位于左锁骨下动脉起始部远
端、左颈总动脉与左锁骨下动脉之间或位于无名动脉与左颈
总动脉之间。可见较粗大的未闭的动脉导管。其他切面显示
室间隔与左心室壁肥厚。可见其他心内畸形如 VSD、ASD 及
二叶式主动脉瓣等(图 4-23C)。

3. 多普勒超声心动图　升主动脉与降主动脉连续性中
断,彩色血流显像无血流通过。动脉导管血流直接进入降主
动脉,彩色血流显像呈蓝色。彩色血流显像和频谱多普勒可
显示其他合并心脏畸形的分流位置(图 4-23B)。

4. 超声造影　经外周静脉注射造影剂后,可见造影剂回
声首先出现在右心系统,之后经动脉导管进入降主动脉,左心

房、室及升主动脉内一般不出现造影剂显影,此种右心及降主动脉出现浓密造影剂的现象为本病特征性造影表现。

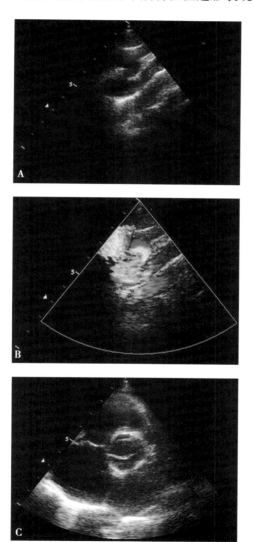

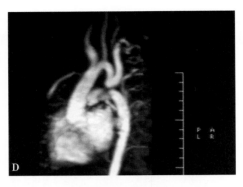

图 4-23 主动脉弓离断

A. 胸骨上窝探查,主动脉弓部内径正常,弓部在左锁骨下动脉开口远端中断;B. 彩色多普勒显示主动脉弓的血流信号较明亮,未与远端血管相交通;C. 主动脉短轴切面见主动脉瓣为两叶,开放受限;D. 磁共振检查显示主动脉弓在发出左锁骨下动脉后中断,肺动脉与降主动脉之间可见粗大的动脉导管。降主动脉与肋间动脉有丰富的侧支循环

注:主动脉离断又称为主动脉弓中断,是指主动脉弓的两个节段之间或主动脉弓与降主动脉之间的管腔完全失去解剖上的连续性,或仅由闭锁的纤维束条相连,而无直接的血液流通。多见合并复杂先天性心脏畸形。

(十六)永存动脉干

1. 病理解剖及分型

共同动脉干:肺动脉与主动脉共管,仅为一组半月瓣。总干的瓣叶数目多呈三叶,亦可有四叶或五叶,二叶较少,极少数可为单叶甚至六叶。总干的开口大多骑跨于左、右心室之上,少数偏向右室或左室。

室间隔缺损:大部分为巨大漏斗部室间隔缺损,也称为漏斗部干下型室间隔缺损。

大多数永存动脉干房室关系一致,二尖瓣与总干瓣叶间有纤维连续。可伴发右位主动脉弓、主动脉弓离断、一侧肺动脉缺如、房间隔缺损、部分型肺静脉异位引流等畸形。

根据肺动脉的起始方式分型：

Ⅰ型：动脉干近端左后壁起始处发出较短的动脉主干，然后再分为左、右肺动脉，占47%。

Ⅱ型：左右肺动脉起始于动脉干中部的后壁，占29%。

Ⅲ型：左右肺动脉分别起始于动脉干的侧壁，占13%。

Ⅳ型：左右肺动脉缺如，肺循环由起自降主动脉的支气管动脉供应。此型属于肺动脉闭锁，不应称为永存动脉干或称为假性共干。

2. 二维超声心动图

左心室长轴切面显示总动脉干明显增粗，骑跨于室间隔上，后壁与二尖瓣前叶仍相连（图 4-24A）。前壁紧贴胸壁无右心室流出道。室间隔连续中断。

心底大动脉短轴切面仅见单一增宽的圆形动脉干。半月瓣可有 1~6 叶畸形。动脉干前方没有右心室流出道、肺动脉瓣和肺动脉干及其分支（图 4-24C、D）。

心尖四腔切面显示室间隔上部连续中断。右心室增大，左心室正常或稍增大。

五心腔及剑下总动脉干长轴切面见总动脉干骑跨于室间隔上。肺动脉发自总动脉干根部（图 4-24B）。

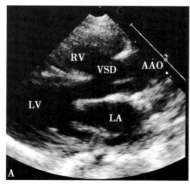
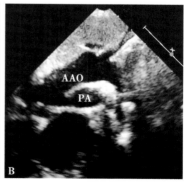

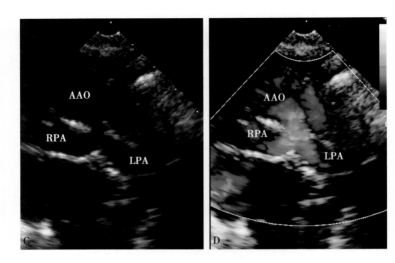

图 4-24　永存动脉干Ⅰ型

A. 左心室长轴切面见总动脉干明显增粗,骑跨于室间隔上;B. 肺动脉发自总动脉干根部;C. 肺动脉分为左右肺动脉;D. 彩色多普勒显示由动脉干流向肺动脉的血流

3. **多普勒超声心动图**　左、右心室血流射入总动脉干内,血流速度较快。瓣膜关闭不全时可见反流信号。

4. **超声造影**　经周围静脉注射造影剂后,左、右心系统均有造影剂充盈。周围静脉注入造影剂后,右心房、右心室内可见造影剂充盈,造影剂可通过室间隔缺损进入左心室及总动脉干。

注:永存动脉干是指左、右心室均向一根共同的动脉干射血,肺动脉和主动脉在根部未分化,仅具有一组半月瓣。

（十七）冠状动脉瘘

1. 病理解剖

冠状动脉瘘的发生部位:右冠状动脉瘘,左冠状动脉瘘,双侧冠状动脉瘘和单支冠状动脉瘘。

冠状动脉瘘的引流部位:右心室,右心房(包括冠状静脉窦、上腔静脉),肺动脉,左心房和左心室。

异常交通的冠状动脉显著扩张、粗大或扭曲,壁薄如静脉,可形成动脉瘤,瘤内可形成血栓。

合并畸形:多为孤立性,可合并肺动脉瓣闭锁、主动脉瓣闭锁、动脉导管未闭、室间隔缺损等。

2. 二维超声心动图

冠状动脉瘘的起源:主要从左心室长轴切面和主动脉根部短轴切面观察。病变的冠状动脉近端多扩张。主动脉根部短轴切面可显示左冠状动脉主干和左前降支、回旋支的起始段及右冠状动脉起始段;心尖五腔切面可显示回旋支近端。

冠状动脉瘘的走行:病变的冠状动脉明显增宽,按显示冠状动脉的各个切面探查冠状动脉。冠状动脉瘘的血管走行复杂多变,依病变类型的不同走行各异,在超声探查时应由起源处的冠状动脉开始观察,并不断改变探头的角度和方位,追踪显示迂曲增宽的冠状动脉直至瘘口。显著扩张而形成冠状动脉瘤,瘤内可形成血栓。

冠状动脉瘘的瘘口:追踪迂曲增宽的冠状动脉可以显示冠状动脉瘘的瘘口,借助彩色多普勒较易发现。

瘘口引流部位的房室腔可扩大。

3. 多普勒超声心动图 冠状动脉瘘起始处血流速度稍快,频谱多普勒主要表现为舒张期血流信号。扩张的瘘管内血流速度多较快,可有多彩镶嵌的表现,频谱多普勒主要表现为连续性血流信号。冠状动脉瘘口处为多彩镶嵌的高速血流信号。频谱多普勒除瘘入左心室为舒张期血流外,瘘入其他部位均为连续性血流信号(图 4-25)。

其他表现可有半月瓣和房室瓣反流。

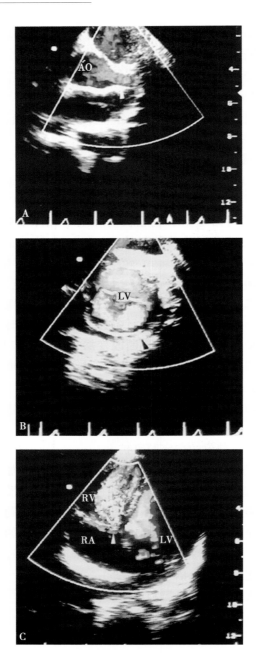

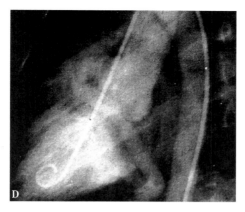

图4-25 右冠状动脉-左心室瘘

A. 心底短轴切面见右冠状动脉起始处内径增宽;B. 左心室短轴切面于左心室后方见增宽的回旋支(三角);C. 四腔切面三尖瓣环内侧见高速血流入口(三角);D. 冠状动脉造影见左冠状动脉回旋支增宽,瘘入右心室

注:冠状动脉瘘是指正常起源的左、右冠状动脉的主支或分支与心脏或大血管之间相交通。

（十八）冠状动脉起源异常

1. 病理解剖 起源于肺动脉的冠状动脉开口多位于肺动脉的左或右窦内紧靠肺动脉瓣之上。左冠状动脉起源于肺动脉的位置多在肺动脉左侧,右冠状动脉起源于肺动脉根部右侧。左、右冠状动脉扩张、迂曲,管壁变薄。左冠状动脉起源异常多独立存在,亦可合并其他畸形,如动脉导管未闭、室间隔缺损、Fallot 四联症、房室通道、大动脉转位及主动脉缩窄等。

2. 二维超声心动图 冠状动脉开口于肺动脉:心底短轴切面肺动脉内见异常血管开口。左冠状动脉多起源于肺动脉的左后侧(图4-26A),右冠状动脉多起源于肺动脉根部的右侧。正常冠状动脉起源处未见冠状动脉开口。

病变冠状动脉和正常起源的冠状动脉均代偿性扩张。

继发征象:心肌缺血使相应心室腔扩大,室壁运动减弱。严重者可出现心内膜增厚、乳头肌缩小、回声增强和心肌梗死的相关表现。

左冠状动脉起源于肺动脉者较右冠状动脉起源异常者严重。

3. 多普勒超声心动图 冠状动脉开口处血流:彩色多普勒显示肺动脉内冠状动脉开口处经异常起源的冠状动脉进入肺动脉内的逆流信号。脉冲多普勒探及血流信号为连续性,以舒张期为主,血流速度多较低(图4-26B)。

异常起源的冠状动脉内血流方向为由远端流向近端。

心肌内广泛血流交通:彩色多普勒在左右冠状动脉交汇区显示明显的血流信号,以室间隔内血流信号最为明显。左冠状动脉起源于肺动脉时,室间隔内血流方向由后向前,即由右冠状动脉的血流分布区流向左冠状动脉的血流分布区(图4-26C)。右冠状动脉起源于肺动脉时,室间隔心肌内血流方向由前向后,即由左冠状动脉的血流分布区流向右冠状动脉的血流分布区。室间隔心肌内血流脉冲多普勒表现为连续性的湍流频谱,左冠状动脉起源于肺动脉时频谱为正向,右冠状动脉起源于肺动脉时频谱为负向(图4-26D)。

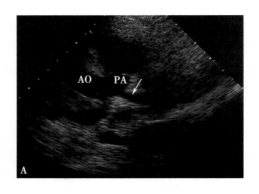

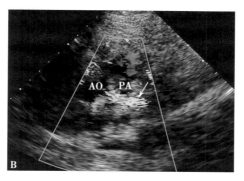

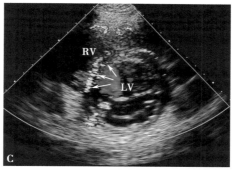

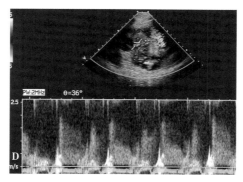

图 4-26 左冠状动脉起源于肺动脉

A. 左冠状动脉开口于肺动脉的左侧（箭）；B. 彩色多普勒显示由左冠状动脉流入肺动脉的血流信号（箭）；C. 心室短轴切面彩色多普勒显示室间隔心肌内由后向前的正向血流信号（箭）；D. 室间隔心肌内血流为正向连续性频谱

注:冠状动脉起源异常是一种较为罕见的冠状动脉先天性畸形,是指一支或多支冠状动脉不从其正常部位发出的一种变异。有明显病理意义的是左、右冠状动脉异常起源于肺动脉。

(十九)单心室

1. 病理解剖及分型　单心室多数有两个"心室腔";极少数不伴残余心腔仅有一个心室腔者称为孤立心室。主心室腔:有流入道,有两个房室瓣口或一个共同房室瓣口与之相连接,为真正意义的心室。残余心腔:无流入道,没有心房和房室瓣口与之相连接。主心室腔与残余心腔间的交通为球室孔。

根据主心室腔的形态学将其分为四型:

A 型(左室型):主心室腔具有左心室的解剖特征,右心室窦部或流入道缺如为残余心腔。常伴右型大动脉转位。

B 型(右室型):主心室腔具有右心室的解剖特征,左心室窦部缺如为残余心腔。可伴左型大动脉转位。

C 型(混合型):单心室由左右心室肌各半组成,室间隔缺如或仅有残迹,类似大型室间隔缺损。

D 型(未分化型):单心室不能确定是左心室或右心室,窦部及室间隔均未发育,为原始心球壁结构。

根据大动脉的连接关系及大动脉空间排列位置分型:

Ⅰ型:大动脉关系正常;

Ⅱ型:右位型大动脉转位;

Ⅲ型:左位型大动脉转位。

合并畸形包括大动脉转位、肺动脉口狭窄、主动脉口狭窄等。

2. 二维超声心动图　多切面观察心腔的解剖结构、大动脉的连接类型和空间关系,确定病理类型。按复杂先天性心脏病的分析诊断逐一心脏、心房和内脏的位置关系,心室的方位和房室的连接关系及心室与大动脉的连接关系。并注意观察合并畸形。

单一心室腔:心内十字交叉结构消失,两组房室瓣或共同房室瓣开向单一心腔(图 4-27A)。多数有较小的残余心腔。左室型单心室:主心室腔内壁肌小梁细小而较光滑,与残余心腔间有球室孔。右室型单心室:主心室腔肌小梁粗大而内壁粗糙,与残余心腔间有球室孔。混合型单心室:单一心室腔内壁具有左心室和右心室的形态特点,无室间隔结构或仅有残迹,无残余心腔。未分化型单心室:单一心室腔内壁结构难于区分其形态特点,无室间隔结构或仅有残迹,无残余心腔。

心室与大动脉连接关系:心室与大动脉连接关系一致或不一致;主心室腔双出口或单出口(永存动脉干或一侧半月瓣闭锁);残余心腔双出口或单出口(永存动脉干或一侧半月瓣闭锁)。

大动脉排列:大动脉关系正常、右转位或左转位。

3. 多普勒超声心动图 彩色多普勒可显示单心室流入、流出道和球室孔的血流信号。观察主动脉及肺动脉口处有无狭窄并利用连续多普勒进行定量分析(图 4-27B)。

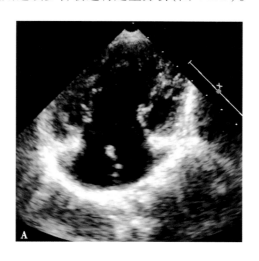

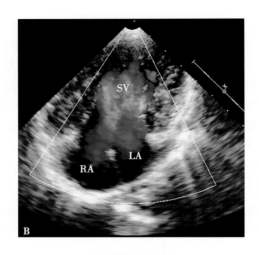

图 4-27　单心室

A. 四心腔切面显示：心室呈单一心室腔，
其内无室间隔结构，共同房室瓣；B. 彩色
多普勒显示心腔内的血流

注：单心室是一种罕见的发绀型先天性心血管复杂畸形，
它是由于肌性室间隔未发育或发育不全、左心室或右心室的
窦部发育不全，导致一个心室腔通过两个房室瓣口或一个共
同房室瓣口接受左右心房的血液。

（二十）主动脉-肺动脉间隔缺损

1. 病理解剖及分型　主要病理表现为升主动脉左侧壁与
肺动脉干右侧壁之间存在的一圆形或椭圆形的交通。

缺损可发生在升主动脉与肺动脉之间的任何部位。

根据缺损部位不同可分为三型：

Ⅰ型：主动脉-肺动脉近端缺损；

Ⅱ型：主动脉-肺动脉远端缺损；

Ⅲ型：主动脉-肺动脉完全缺损。

50%以上病例为独立病变，其余的多合并有其他心内畸
形，如动脉导管未闭、室间隔缺损、A型主动脉弓离断、右位主
动脉弓、肺动脉瓣或主动脉瓣闭锁、三尖瓣闭锁、Fallot 四联症

等,且通常为二种或两种以上的病变时存在。

2. **二维超声心动图** 主动脉短轴切面显示主动脉左侧壁与肺动脉干右侧壁之间的动脉壁回声中断,断端回声稍强(图 4-28A)。根据回声中断的大小与部位不同,可对主-肺动脉间隔缺损作出分型诊断。Ⅰ型患者回声中断位于肺动脉瓣与肺动脉分叉之间,Ⅱ型患者回声中断则靠近肺动脉分叉,Ⅲ型患者则为升主动脉与肺动脉之间的动脉壁回声全部缺如。

其他切面可显示左心房室增大,右心室肥大,主、肺动脉增宽等间接征象。

3. **多普勒超声心动图** 彩色多普勒血流显像显示升主动脉与肺动脉间经缺损口血流相交通。如缺损较小,主动脉压大于肺动脉压,主要存在左向右的分流,则可见明亮的彩色分流信号从主动脉进入肺动脉。如为中等或较大的缺损,二者之间压差不大,分流速度较低,彩色信号暗淡,收缩期为左向右分流,舒张期为右向左分流(图 4-28B)。

4. **超声造影** 主动脉-肺动脉间隔缺损作为单独病变时,如只存在左向右分流时,右心系统充满造影剂回声,同时于充满造影剂回声的肺动脉腔内出现负性造影区。如为双向分流,依据分流量的大小不同,主动脉腔内出现浓度不等的造影剂回声,而左心房、左心室内无造影剂回声出现。如为间隔完全缺如,肺动脉显影后,则于主动脉腔内立即出现与肺动脉腔内相同浓度的造影剂回声,但左心房室腔内无造影剂回声。

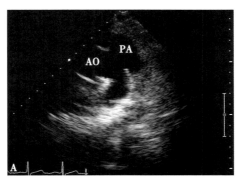

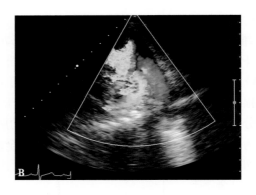

图 4-28　主动脉-肺动脉间隔缺损

A. 主动脉短轴切面显示主动脉左侧壁与肺动脉干
之间回声中断;B. 彩色多普勒显像显示升主动脉与
肺动脉之间血流相交通

注:主动脉-肺动脉间隔缺损又称为主-肺动脉窗、主-肺动脉瘘或主-肺动脉交通。

二、获得性心脏病

(一)心肌炎

1. **病理解剖**　心肌炎病理变化为心肌细胞的炎症坏死,心肌间质水肿、充血,炎症细胞浸润和心肌纤维坏死。病变可导致不同程度的心脏结构改变和心功能障碍。心腔有不同程度的扩大、心肌重量增加,以左心室明显,可伴有心包炎症。心肌病变可呈弥漫性或局限性。

2. **二维及 M 型超声心动图**　心腔扩大,左、右心均可受累,以左心扩大多见,但程度一般轻于扩张型心肌病。心肌增厚(图 4-29),多发生于起病后数天至数周内,心室壁、室间隔、乳头肌等均可增厚。心肌回声不均、增强,呈毛玻璃样或斑块状。心室收缩、舒张功能异常,以左心室功能减低多见。心室壁可存在节段性运动异常,亦可弥漫性运动异常,表现为运动减弱、消失、甚至矛盾运动等。累及心内膜及心包时,可出现心内膜回声增强,心包积液。少数可见心腔内血栓回声。

　　M 型超声心动图可见心室壁运动减弱,甚至矛盾运动。左心室射血分数、短轴缩短率减低。

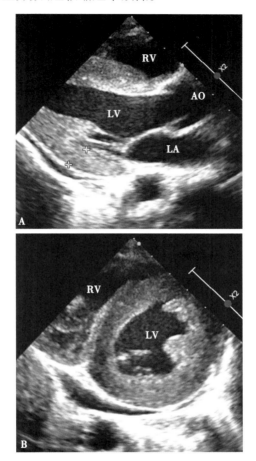

图 4-29　心肌炎

A. 胸骨旁左心室长轴切面见心肌增厚;

B. 胸骨旁左心室短轴切面见心肌回声不

均,回声增强呈毛玻璃样或斑块状

3. 多普勒超声心动图

彩色多普勒及频谱多普勒:二尖瓣瓣环扩大时,可显示二尖瓣反流血流及频谱。心功能明显减弱时,可见大动脉流速减低。房室瓣口流速 E/A 比值降低、倒置或呈单峰。

组织多普勒显像:可显示低速、高幅的室壁运动信号,提示室壁运动减弱,运动不协调。

注:心肌炎是指由感染或其他原因引起的弥漫性或局灶性心肌间质炎性细胞浸润和邻近的心肌纤维坏死或退行性病变,导致不同程度的心功能障碍、心脏传导系统异常和其他全身各系统损害的疾病。

(二)肥厚型心肌病

1. 病理解剖及分型　肥厚型心肌病心脏外观增大,重量增加,心肌肥厚,心肌细胞弥漫性肥大,肌纤维走行紊乱。肥厚的室壁可导致心室腔变小,心室壁顺应性降低,舒张充盈受阻,心房可继发性扩大。肥厚型心肌病以左心室壁非对称性肥厚多见,主要以室间隔肥厚为主,也可见室间隔及左心室后壁对称性肥厚。左、右心室壁均肥厚者少见,单纯右心室壁肥厚罕见。根据左心室流出道血流动力学改变,肥厚型心肌病可分为梗阻型、隐匿性梗阻型以及非梗阻型三种。

2. 二维及 M 型超声心动图　以室间隔增厚为主的非对称性左心室壁肥厚较多见(图 4-30A),肥厚可位于室间隔中上部或整个室间隔,也可累及心尖部、左心室侧壁、前壁,可伴有乳头肌肥大、位置前移、腱索增粗。舒张期室间隔厚度与左心室后壁之比大于 1.3。肥厚室壁回声增强、不均匀,呈毛玻璃样改变。左心室腔可缩小,左心房可扩大,合并心功能不全时左心室腔可扩大。对称性肥厚者可表现为室间隔及左心室后壁均肥厚(图 4-30B)。合并左心室流出道梗阻时,收缩期左心室流出道狭窄,二尖瓣前叶前向运动即 SAM 现象。

M 型超声心动图显示室间隔肥厚,二尖瓣前叶舒张期可触及室间隔,SAM 现象:胸骨旁左心室长轴切面,收缩期二尖瓣前叶 C~D 段前向运动呈弓背样隆起。主动脉瓣收缩中期提前关闭,右冠瓣呈"M"型,无冠瓣呈"W"型。

3. 多普勒超声心动图　左心室流出道梗阻时,彩色多普

勒在左心室流出道内可见五彩血流束,频谱多普勒可在心尖
五腔切面测得左心室流出道内高速血流频谱(图 4-30C)。

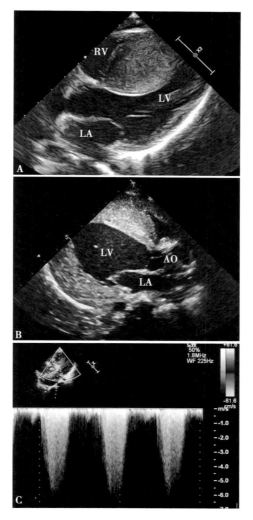

图 4-30　肥厚型心肌病

A. 胸骨旁五心腔切面切面见室间隔明显肥厚,回声增强
厚;B. 另一患者胸骨旁左心室长轴切面见室间隔及左心
室后壁对称性肥;C. 心尖五心腔切面左心室流出道内测
到高速血流频谱

注:肥厚型心肌病是由不明原因引起的心室肌异常肥厚为主要特征的心肌疾病。

(三) 扩张型心肌病

1. 病理解剖　心肌广泛弥漫性损害,心肌变形、萎缩和纤维化。左心室常见,左心室扩大呈球形,左心室扩大较心房扩大明显,左心腔和二尖瓣瓣环扩大可引起二尖瓣相对性关闭不全。右心型少见。高容量低动力是扩张型心肌病的特征,舒张末期容量及压力升高而搏出量减少,导致进行性心力衰竭。

2. 二维及 M 型超声心动图　典型表现呈"大心腔,小开口"改变(图 4-31A)。心腔明显扩大,以左心房和左心室扩大为主(图 4-31B),二尖瓣开放幅度减低。左心室呈球形扩大,室间隔向右心室侧膨出,左心室流出道明显增宽,右心室扩大相对较轻。心室壁厚度正常或变薄,一般情况下室壁厚度与左心室腔大小成反比,心腔越大则室壁越薄。心室壁运动幅度均弥漫性降低,房、室腔内可伴有附壁血栓,常见于左心室近心尖部。

M 型超声心动图:左心室扩大,二尖瓣前后叶开放幅度减小,呈"钻石样"改变;二尖瓣前叶与室间隔之间的距离增大。心脏收缩功能减低,射血分数、短轴缩短率、每搏输出量和心脏指数等明显降低。

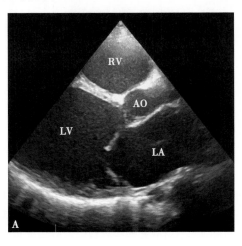

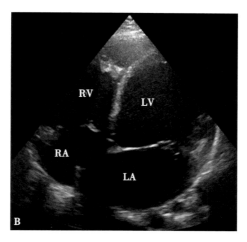

图 4-31　扩张型心肌病

A. 胸骨旁左心室长轴切面见左心室呈球形扩大,呈
"大心腔,小开口"改变;B. 心尖四腔切面见心腔明
显扩大,以左心房和左心室扩大为主

3. 多普勒超声心动图　左心房和左心室内的血流速度缓
慢,彩色多普勒见暗淡血流信号,二尖瓣口收缩期可见反流血
流。主动脉血流速度可在正常范围内或轻度减低。

组织多普勒:室壁运动弥漫性减弱,运动速度减低。

注:扩张型心肌病是一种以不同程度的心腔扩大、心肌收
缩功能障碍为主要特征的心肌疾病。

(四)心内膜弹力纤维增生症

1. 病理解剖　主要病理改变为心内膜下弹力纤维及胶原
纤维增生,心内膜弥漫性增厚,呈乳白色或灰白色,平滑而光
亮。大多数病例中累及整个心脏,但以左心室为主,左心房及
右心室次之,乳头肌、腱索、二尖瓣及主动脉瓣也可受累。本
病可分为原发型和继发型。继发性心内膜弹力纤维增生症可
因冠状动脉异常起源于肺动脉引起,也可继发于左心梗阻性
先天性心脏病,如严重主动脉缩窄、主动脉瓣闭锁或狭窄、左
心发育不良综合征等。原发性心内膜弹力纤维增生症不继发

于以上先天性心血管畸形。

2. 二维及 M 型超声心动图 左心室心内膜呈不规则或弥漫性增厚,回声增强,与心肌界限清晰,多位于左心室的下壁、后壁和室间隔部位,乳头肌和腱索亦可增厚、回声增强(图 4-32)。

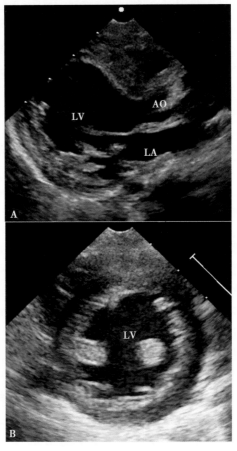

图 4-32 心内膜弹力纤维增生症

A. 胸骨旁左心室长轴切面示左心室呈球形扩张,向右心室膨出,以左心室后壁心内膜增厚为主;B. 胸骨旁左心室乳头肌水平短轴切面示心内膜增厚,回声增强,与心肌界限明显

左心室增大,多呈球形扩大,室间隔膨向右心室侧,可伴有不同程度的左心室壁及室间隔向心运动减弱和(或)心肌运动不协调,左心房轻、中度增大。冠状动脉起源于肺动脉时多继发心内膜弹力纤维增生,超声检查时注意冠状动脉起源和血流,同时需排除左心梗阻性的先天性心脏病如严重主动脉缩窄、主动脉瓣闭锁或狭窄、左心发育不良综合征等。

M型超声心动图显示左心室内径明显增大,室间隔及左心室后壁增厚,运动幅度弥漫性减低,左心室收缩功能明显减低,短轴缩短率及射血分数均降低。

3. 多普勒超声心动图 一般可伴有轻-中度二尖瓣反流。

注:心内膜弹力纤维增生症是指以左心室增大为主的心内膜弥漫性弹力纤维增生性疾病。

(五)心肌致密化不全

1. 病理解剖 左心室众多异常粗大的肌小梁向心腔内突起和深陷形成交错的小梁间隐窝。受累部位心肌分为两层结构,外层由较薄的致密化心肌组成,内层为明显增厚的非致密化心肌。受累心肌分布不均匀,呈局限性,病变多位于左心室侧壁、下壁及心尖部。

2. 二维及M型超声心动图 病变区域心室壁外层的致密化心肌变薄,呈中低回声;内层的非致密化心肌回声增强、变厚,肌小梁结构增多,肌小梁间为深陷的大小不等的隐窝,隐窝与心室腔沟通(图4-33A);左心室短轴切面收缩末期(有学者认为舒张末期)非致密化心肌与致密化心肌厚度比值增大,儿童大于1.4,成人大于2.0。

M型超声心动图表现为程度不同的左心室收缩和舒张末期内径增大和收缩功能减低。

3. 多普勒超声心动图 彩色多普勒显示隐窝内低速血流与心室腔相通,但不与冠状动脉相通(图4-33B)。

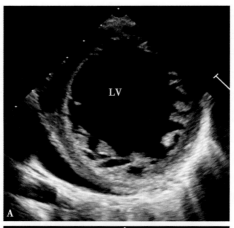

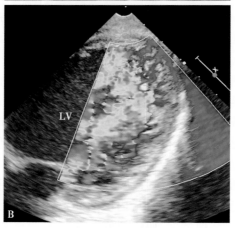

图 4-33　心肌致密化不全

A. 胸骨旁左心室短轴切面见左心室壁交错排列的肌小梁及其之间深陷的隐窝；

B. 胸骨旁五心腔切面彩色多普勒见隐窝内低速血流与心室腔相通

注：心肌致密化不全是以心室内异常粗大的肌小梁和交错的深隐窝为特征的一种心肌病，主要累及左心室。

（六）二尖瓣狭窄

1. 病理解剖　风湿热侵犯二尖瓣后，二尖瓣瓣叶反复水肿、变性、增厚、挛缩，腱索、乳头肌增厚、缩短，二尖瓣前、后叶交界处融合，使瓣膜开放幅度变小导致狭窄。左心房入左心室血流受阻，左心室回心血量减少，左心房压力增高。

2. 二维及 M 型超声心动图　胸骨旁左心室长轴切面见左心房扩大，二尖瓣瓣叶回声增粗、增强，二尖瓣前、后叶开放明显受限，前叶呈穹隆状突向左心室（图 4-34A）。胸骨旁左心室二尖瓣水平短轴切面可见二尖瓣增厚、狭窄，交界处粘连，开放时呈"鱼口样"改变，并可测量二尖瓣瓣口面积以评价狭窄程度。结合心尖四腔切面可进一步观察二尖瓣病变情况，可有肺静脉增宽。严重者伴有肺动脉高压时可见动脉主干增宽。

M 型超声心动图：左心房增大，二尖瓣波群可见二尖瓣前叶双峰消失，E 峰下降速度（EFV）减慢，呈城墙样改变，波形回声增粗、增强，CD 段多重回声。瓣膜粘连时，二尖瓣后叶与前叶同向运动。

3. 多普勒超声心动图　彩色多普勒：心尖四腔切面可见舒张期红色为主五彩血流束自左心房经狭窄的二尖瓣口射向左心室（图 4-34B）。频谱多普勒：在二尖瓣左心室侧可探及高耸充填的湍流频谱，可根据病情运用二尖瓣口跨瓣压差法定量评估二尖瓣狭窄程度，二尖瓣平均跨瓣压差 ≤10mmHg 时考虑轻度狭窄，二尖瓣平均跨瓣压差 11～20mmHg 时考虑中度狭窄，二尖瓣平均跨瓣压差>20mmHg 时考虑重度狭窄。

注：获得性二尖瓣狭窄多为风湿热引起，风湿性心内膜炎反复发作侵犯二尖瓣瓣叶、腱索和乳头肌等引起二尖瓣病变。可合并主动脉瓣病变，也可合并二尖瓣关闭不全。

（七）二尖瓣关闭不全

1. 病理解剖　获得性二尖瓣关闭不全最常见的病因是风湿性心内膜炎，常合并二尖瓣狭窄，二尖瓣瓣叶增厚、机化、瘢痕挛缩变形，腱索、乳头肌粘连，导致二尖瓣前、后叶关闭不全。感染性心内膜炎、二尖瓣腱索和乳头肌断裂等病因也可导致二尖瓣关闭不全。血流动力学改变为收缩期血液自左心

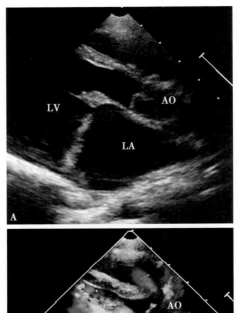

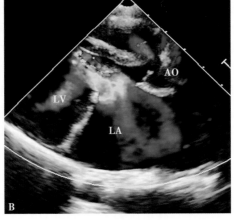

图 4-34　二尖瓣狭窄

A. 胸骨旁左心室长轴切面可见二尖瓣瓣
叶回声增强、增厚；B. 胸骨旁左心室长轴
切面可见舒张期红色为主五彩血流自左
心房经狭窄的二尖瓣口射向左心室

室逆流回左心房，左心房血流量增加，左心房增大；舒张期左
心房大量血流进入左心室，使左心室容量负荷增加，左心室扩
大，甚至发生左心衰竭。

2. **二维及 M 型超声心动图**　胸骨旁左心室长轴、心尖四

腔、胸骨旁左心室二尖瓣口水平短轴等切面显示收缩期二尖瓣前、后叶不能合拢,关闭时留有间隙(图 4-35A)。中度至重度关闭不全时,左心房、左心室可增大。风湿性二尖瓣关闭不全时还可见二尖瓣瓣膜增厚,腱索增粗。二尖瓣腱索松弛或部分腱索断裂造成二尖瓣脱垂,较多腱索断裂时,二尖瓣瓣叶可呈"挥鞭样"运动。

M 型超声心动图:风湿性二尖瓣关闭不全时,将 M 型取样线置于二尖瓣口,可见收缩期二尖瓣瓣叶活动曲线增粗,回声增强,CD 段平行分离,呈双重回声或多重回声。

3. 多普勒超声心动图　胸骨旁左心室长轴、心尖四腔切面显示收缩期蓝色为主五彩镶嵌血流束由左心室经二尖瓣口射向左心房(图 4-35B)。反流束的方向、位置、形态因患者病情而不同。根据反流束的起始点及反流方向可发现病变的部位及方向。可根据病情运用反流束进入左心房的长度评估反流程度:反流束从二尖瓣口进入左心房瓣口端 1/3 时为轻度反流,达左心房中部为中度反流,达左心房底部、甚至冲向肺静脉,出现收缩期血流反转为重度反流。

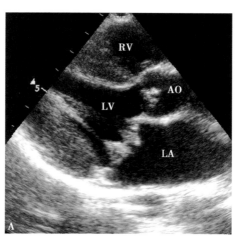

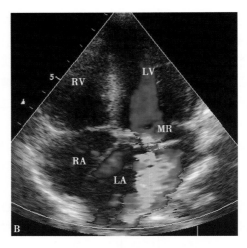

图4-35   二尖瓣关闭不全

A. 胸骨旁左心室长轴切面见二尖瓣前、后叶不能合拢，关闭时留有间隙；B. 心尖四腔切面显示收缩期二尖瓣瓣口左心房侧蓝色为主五彩镶嵌反流束，由左心室射向左心房

注：二尖瓣关闭不全是指二尖瓣瓣叶、瓣环、腱索和乳头肌发生结构异常或功能失调造成二尖瓣瓣口不能完全关闭，可与二尖瓣狭窄并存。

（八）主动脉瓣狭窄

1. **病理解剖** 风湿性心内膜炎反复发作，主动脉瓣叶受炎性浸润后水肿、变性、增厚、瘢痕形成，瓣膜交界处粘连、融合使瓣膜开放幅度变小，导致狭窄。主动脉瓣狭窄时左心室射血受阻，压力负荷过重，收缩末期左心室残余血容量增加，左心室代偿性肥厚和轻度扩大。

2. **二维及M型超声心动图** 胸骨旁左心室长轴、心尖五腔及心底短轴切面显示主动脉半月瓣增厚、回声增强，瓣膜表面不光整，活动僵硬，收缩期不能充分开放，瓣膜开放幅度和面积缩小，瓣口形态不规则（图4-36A）。左心室可增大，增大的程度与主动脉狭窄程度有关。室间隔与左心室后壁对称性肥厚,可有升主动脉狭窄后扩张。

M型超声心动图:主动脉瓣水平可见瓣膜开放呈粗条状回声,瓣口变小。

3. 彩色多普勒超声心动图　主动脉瓣瓣口出现全收缩期五彩镶嵌血流束从主动脉瓣瓣口向升主动脉延伸(图4-36B),胸骨旁大动脉短轴切面可显示主动脉瓣口狭窄血流束面积。频谱多普勒可根据病情测量主动脉瓣口最大流速评估狭窄程度,主动脉瓣口最大流速2.0~2.9m/s为轻度狭窄,3.0~3.9m/s为中度狭窄,≥4.0m/s为重度狭窄。

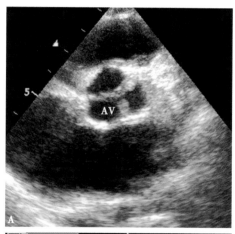

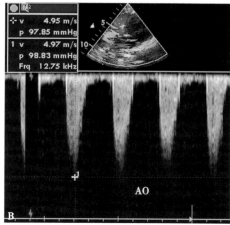

图4-36　主动脉瓣狭窄

A. 心底短轴切面见主动脉半月瓣增厚,回声增强;
B. 连续多普勒可记录到主动脉瓣瓣口收缩期高速射流频谱

注:获得性主动脉瓣狭窄多为风湿热的后遗症,单纯主动脉瓣狭窄在儿童较少见,大多与二尖瓣病变同时存在,常合并主动脉瓣关闭不全。

(九)主动脉瓣关闭不全

1. 病理解剖　主动脉瓣风湿性病变时,主动脉瓣瓣叶增厚、机化、瘢痕挛缩使瓣叶缩短,导致主动脉瓣关闭不全。主动脉瓣关闭不全主要的血流动力学改变是舒张期血流自主动脉反流入左心室,左心室充盈过度,逐渐增大。

2. 二维及 M 型超声心动图　胸骨旁左心室长轴、心尖五腔切面可显示主动脉瓣回声增强,舒张期瓣叶对合存在裂隙。主动脉根部增宽,搏动增强,左心室内径增大,左心室流出道可增宽。心底短轴切面可见瓣缘增厚,闭合线失去"Y"形,且出现闭合裂隙。感染性心内膜炎可累及主动脉瓣,导致瓣叶赘生物形成(图 4-37A),最后发展至瓣叶穿孔及瓣膜脱垂,并出现主动脉瓣反流(图 4-37B)。

M 型超声心动图:胸骨旁左心室长轴切面示主动脉瓣瓣膜舒张期关闭呈双线,收缩期瓣叶开放幅度增大,速度增快,产生高速纤细振动。

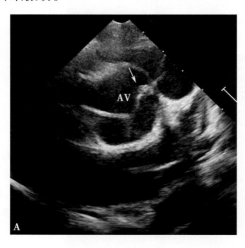

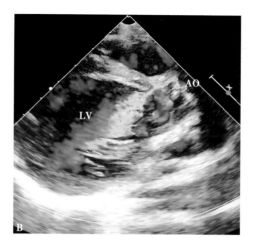

图 4-37 主动脉瓣关闭不全
A. 胸骨旁大动脉短轴切面见感染性心内膜炎患儿主动脉瓣赘生物形成(箭);B. 因赘生物原因导致主动脉瓣反流

3. 多普勒超声心动图 左心室流出道内可探及起源于主动脉瓣瓣口的舒张期高速五彩反流血流束,可为中心型或偏心型反流。

也可根据病情运用彩色多普勒反流束长度评估主动脉瓣反流程度:主动脉瓣反流束不超过二尖瓣前叶为轻度主动脉瓣反流,反流束超过二尖瓣前叶但不超过二尖瓣乳头肌水平为中度主动脉瓣反流,反流束超过乳头肌水平达心尖部为重度主动脉瓣反流。

注:主动脉瓣关闭不全多继发于风湿性瓣膜病、感染性心内膜炎等疾病,导致主动脉瓣舒张期不能有效关闭,可单独发生,也可与主动脉瓣狭窄并存。

（十）感染性心内膜炎

1. 临床表现、病理解剖及分型 感染性心内膜炎(IE)可表现为急性快速进展感染,也可表现为亚急性或慢性疾病。典型的临床表现有发热、心脏杂音、栓塞、贫血、皮肤病损、脾肿大和血培养阳性等。IE 患者除感染表现之外,原有心脏病症状明显加重,并可出现影响预后的并发症,如瓣膜溃疡穿孔、腱索及乳头肌的断裂,栓子的脱落栓塞。

器质性心脏病和畸形是造成心内膜炎的常见内因,此外机体免疫力下降、心脏手术也是 IE 发生的危险因素。当病原微生物附着在此种患者粗糙的心内膜时,加之血小板和纤维蛋白的沉积容易形成赘生物。

2. 二维及 M 型超声心动图 超声心动图在 IE 的诊断和治疗中起着关键性作用,有助于对 IE 预后进行评价,也可用于治疗期间以及手术时的监测和手术后的随访;其对栓塞风险最初评价和决策的制订也具有重要意义。超声心动图结果阳性 IE 包括赘生物、脓肿、假性动脉瘤、心内瘘管、心脏瓣膜穿孔或动脉瘤、新出现的人工瓣膜开裂。

赘生物:常发生于血流冲击或产生涡流的地方,通常附着于低压腔侧,且与瓣膜承受的压力有关,最常受累的为二尖瓣,其次为主动脉瓣、三尖瓣及肺动脉瓣。如二尖瓣赘生物常见附着于心房面,主动脉瓣赘生物常见于左心室面,以及室间隔缺损的右心室面等。回声一般与心肌组织回声类似,时间较长的赘生物可有钙化呈高回声,有时内部因脓肿形成而回声不均。赘生物可大小不一、形态各异、可活动或不活动。当赘生物较大且活动度大时,可随心动周期摆动,易发生栓塞(图 4-38A、C)。

脓肿形成:心内膜或瓣周区域增厚,可见回声不均一、形态不固定的软组织团块或低回声、无回声区。

瓣叶的穿孔及脱垂:可以观察到瓣叶穿孔部位及腱索断裂致瓣叶的关闭不全。

心内瘘管:感染扩展至瓣周组织,形成异常通道使不同心腔异常相通。

经胸超声诊断 IE 的敏感性为 60%,经食管超声心动图诊断敏感性为 90%,故起初检查结果阴性的病例,如果临床仍高度疑似 IE,应于 5~7 天后复查或进行经食管超声心动图检查。

M 型超声心动图:可见赘生物呈团块样附着于受累瓣叶上,腱索断裂时可出现吊床样、连枷样改变。

3. 多普勒超声心动图

彩色多普勒显示随受累部位不同、并发症不同出现不同的血流动力学改变(图4-38B)。

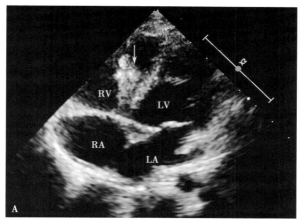

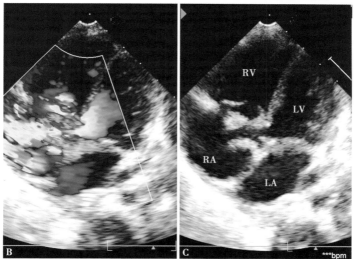

图4-38 感染性心内膜炎

A. 室间隔缺损合并感染性心内膜炎,右心室面赘生物(箭);B. 另一患者感染性心内膜炎致形成左心室右心房通道,CDFI可见左心室至右心房的五彩分流信号;C. 感染性心内膜炎致形成左心室右心房通道(B、C为同一患者)

注:指因病原微生物感染心内膜引起的炎症性疾病。可累及心脏瓣膜和(或)房室心内膜、大血管内膜,以包含有病原微生物的血栓在内的赘生物形成为典型表现。常见病原菌包括金黄色葡萄球菌、草绿色链球菌等。

(十一)主动脉窦瘤(Valsalva 窦瘤)及窦瘤破裂

1. 病理改变　主动脉窦(Valsalva 窦)可因各种生理或病理原因扩张而膨出逐渐形成 Valsalva 窦瘤,分先天性和后天性。先天性主要由于主动脉窦壁缺乏中层弹力纤维和平滑肌导致窦壁薄弱逐渐形成囊状物,在主动脉压突然显著增高的情况下可导致主动脉窦瘤破裂,形成主动脉-心腔瘘。后天性者可由梅毒、感染性心内膜炎、主动脉夹层及创伤等原因破坏窦壁组织引起。Valsalva 窦瘤主要分 4 型,Ⅰ型:窦瘤起源于右冠窦的左部,突入右心室流出道最上部即肺动脉左、右瓣下,突出的瘤体可阻塞右心室流出道、造成漏斗部狭窄;Ⅱ型:窦瘤起源于右冠窦的中部,突入右心室室上嵴以上;Ⅲ型:窦瘤起源于右冠窦的右部,突向室间隔膜部或右心房;Ⅳ型:窦瘤起源于无冠窦,突入右心房。

2. 二维超声心动图　主动脉窦瘤未破裂时多无临床症状。主动脉窦瘤破裂,引起的血流动力学改变取决于破口的位置、大小和数目。常见的破入部位为右心室、右心房、左心室及室间隔,其他少见部位为肺动脉、胸腔、上腔静脉和心包。若破入心包,可立刻因心包填塞致死。破口较小,则少量分流引起的血流动力学改变不明显;破口较大,主动脉内血流大量涌入与破裂口相通的心腔,随之引起相应腔室容量负荷增加,心腔增大,室壁肥厚,最终可导致肺动脉高压和充血性心力衰竭。

直接征象:左心室长轴、心底短轴显示受累的主动脉窦呈瘤样扩张,大小可随心脏舒缩而变化。破裂的瘤壁上可见连续中断,破裂口常位于瘤体顶端,残存的瘤壁组织呈活瓣样飘动(图 4-39A)。

间接征象:主动脉根部增宽而升主动脉多不增宽,窦瘤破入的相应腔室容量负荷增大;破入室间隔时,形成室间隔夹层,表现为室间隔内存在与窦瘤相通的无回声区。

3. 多普勒超声心动图

彩色多普勒超声:窦瘤未破时,舒张期瘤体内呈现五彩镶嵌的涡流。窦瘤破裂后,除破入左室者表现为舒张期分流外,均为全心动周期高速分流,于破口处可见彩色血流会聚,显示多色血流混叠。彩色增益适当时,破口处分流束宽度与破口相近(图 4-39B)。

频谱多普勒:窦瘤破裂时,破口处可录及收缩期和(或)舒张期分流,分流速度一般在 $3\sim5m/s$,波峰呈不规则毛刺样。

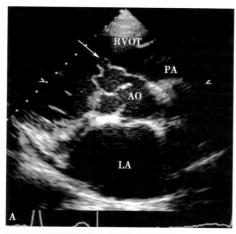

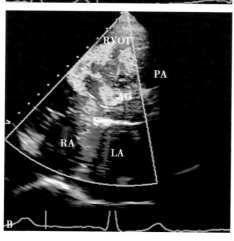

图 4-39 Valsalva 窦瘤破裂

A. 主动脉短轴切面见主动脉右冠窦呈瘤样膨向右心室流出道,可见破口(箭);B. 彩色多普勒于破口处见连续性分流血流信号

4. 经食管超声心动图　较小的窦瘤,尤其伴有经胸检查困难或较难判定的破裂和分流时,可进行经食管超声心动图检查,在横切面的五腔、大动脉短轴及主动脉长轴能更清晰地显示窦瘤的部位、大小、有无破裂及分流。

注:主动脉窦瘤多由于主动脉窦壁先天性发育不良,缺乏中层弹力纤维和平滑肌组织,在主动脉高压血流作用下,窦壁逐渐向临近心腔膨出、变薄形成窦瘤和破裂。以青年男性发病较多见,儿童少见。

(十二)马方综合征(Marfan 综合征)

1. 病理解剖　主要病变为主动脉中层囊性坏死、平滑肌破坏和胶原纤维增生,病变主要累及主动脉、主动脉瓣及二尖瓣,主动脉壁变薄而导致主动脉瘤样扩张及主动脉夹层,主动脉瓣环扩大,主动脉瓣严重关闭不全,常产生左心功能不全;二尖瓣黏液样变性,使瓣叶变薄、过长,或腱索伸长导致二尖瓣脱垂,严重者并发二尖瓣关闭不全。

2. 二维及 M 型超声心动图

真性动脉瘤的表现:升主动脉内径增宽,尤以窦部为著,主动脉壁可变薄形成主动脉瘤,追踪扩张的上下缘测定范围,注意观察冠状动脉,确定其是否受累(图 4-40)。

主动脉夹层动脉瘤的表现:多为 DeBakey 分类的 I 或 II 型,主要累及升主动脉根部,可延及降主动脉。

主动脉内见剥脱内膜回声,多起自主动脉瓣环上数厘米内,将主动脉分为真假两腔。

松弛瓣膜综合征的表现:二尖瓣叶增厚、松散,前叶或后叶瓣尖、瓣体收缩期脱入左房。主动脉瓣增厚,部分或全部舒张期脱入左室流出道,见关闭裂隙。

M 型超声心动图显示左心室扩大,左室流出道和主动脉根部增宽,合并主动脉瓣关闭不全时,显示主动脉瓣舒张期闭合不拢,呈双曲线回声,二尖瓣前叶于舒张期出现震颤。

3. 多普勒超声心动图　彩色多普勒对夹层动脉瘤诊断有重要价值,表现为真腔内血流色彩鲜明,假腔内色彩暗淡,有

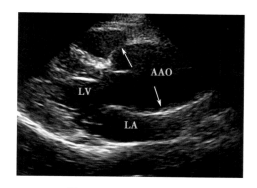

图 4-40 Marfan 综合征

左心室长轴切面显示主动脉窦部"蒜头样"扩张（箭）

附壁血栓处则无血流通过。亦可用来评估主动脉瓣及二尖瓣反流及其程度。

频谱多普勒可显示真腔内血流速度快,假腔内血流速度缓慢,连续多普勒可显示主动脉瓣和二尖瓣反流的高速频谱信号。

注:马方综合征(Marfan 综合征)又称主动脉及其瓣环松弛症、蜘蛛指(趾)综合征,是一种常染色体显性遗传性结缔组织病。

（十三）川崎病

1. 病理解剖 川崎病的病程分为急性期、亚急性期及恢复期。主要病变为全身性血管炎,易侵及冠状动脉,发生率约为 25%,主要累及冠状动脉主干近端、左前降支,其次为左回旋支。本病冠状动脉炎的病理类型主要为血管炎症性的血管扩张、动脉瘤形成、动脉狭窄和闭塞。

2. 二维超声心动图

冠状动脉内径扩张或冠状动脉瘤形成(图 4-41);冠状动脉内膜回声毛糙增厚,呈波浪样改变,当冠状动脉有血栓形成时,在冠状动脉内可见低回声(新鲜血栓),强回声(陈旧血栓)团块;冠状动脉完全阻塞时,远端无血流信号,部分阻塞时,可见血流在血栓部绕行,阻塞支冠状动脉对应心肌出现室壁节段性运动异常;心房或心室内径可扩大,严重者可出现左室收缩功能减低;可出现瓣膜反流,以二尖瓣反流为著;可合并少量心包积液。

冠状动脉扩张:冠状动脉内径增大但不存在局部动脉瘤时,称为冠脉扩张。根据日本确定的标准,经心血管造影或超声心动图检查5岁以内的婴幼儿冠状动脉内径绝对值>3mm,≥5岁冠状动脉内径绝对值>4mm,或某一节段冠状动脉内径与邻近节段的比值≥1.5。可采用体表面积对冠状动脉内径正常参考值进行标准化,获得Z值(Z-score),Z值≥2.0为冠状动脉扩张。美国心脏协会以Z值作为界定冠状动脉扩张的分级标准(目前国内尚缺乏统一的儿童冠状动脉正常值)。正常儿童冠状动脉内径与年龄、体表面积呈正相关。根据年龄评估冠状动脉正常值:3岁以内<2.5mm,3~9岁<3.0mm,9~14岁<3.5mm。根据体表面积评估冠状动脉正常值:体表面积<0.5m²,冠状动脉内径<2.5mm;体表面积0.5~1.0m²,冠状动脉内径2.5~3.0mm;体表面积>1.0m²,冠状动脉内径可>3.0mm。冠状动脉内径与主动脉根部内径比值<0.16。

冠状动脉瘤:冠状动脉直径与主动脉瓣环直径的比值≥0.3;扩张的冠状动脉与邻近正常冠状动脉内径的比值≥1.5;美国心脏协会将冠状动脉瘤分为小动脉瘤(内径<5mm)、中动脉瘤(内径5~8mm)和巨大动脉瘤(内径>8mm)。

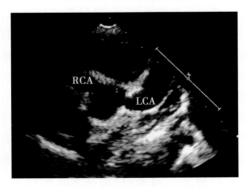

图4-41　川崎病冠状动脉瘤

川崎病累及双侧冠状动脉,形成双侧冠状动脉瘤

3. 多普勒超声心动图 彩色多普勒有助于勾画环绕血栓的血流,并且排除内膜增生导致的狭窄。

注:川崎病又名皮肤黏膜淋巴结综合征,是一种以全身血管炎病变为主要病理的急性发热性出疹性小儿疾病,因1967年日本医生川崎富作首先报道而命名,可引发严重心血管病变,近年来发病日益增多。当前,川崎病已成为我国小儿后天性心脏病的主要病因之一。超声心动图主要用于急性期的诊断与恢复期随访,评价心脏功能和冠脉病变。

(十四)心脏血栓形成

1. 病理解剖

左心房血栓:最为常见,主要发病机制为血液瘀滞和纤维蛋白产生。多发生于房颤、风湿性心脏病二尖瓣狭窄等。常附着于左心房后壁、侧壁、房顶及左心耳。

左心室血栓:发生于左心室血液滞留和局部室壁运动异常的患者,如心肌梗死、重症心肌炎及扩张型心肌病等。多附着于心尖或室壁异常处。

右心腔血栓:①游离性长条形血栓,多系脱落的深静脉血栓,易进入肺动脉形成肺栓塞。②右心腔内形成的血栓,活动性差,形态与左心腔血栓相似,心内结构多异常。③介于二者之间的血栓,即活动性高、非长条形的血栓。

2. 二维超声心动图 心腔内圆形或不规则形实质性回声团块,大小差别大,基底常较宽,位置较固定,不随血液流动而改变。较小的血栓脱落后可经心室及主、肺动脉导致体循环栓塞或肺栓塞。较大的血栓脱落后,直径较大不能通过二、三尖瓣口时,游离于心房内形成活动血栓。陈旧性血栓回声较强,内部回声不均匀;新鲜血栓回声多较低(图4-42)。检查时应多切面扫查,以完整显示血栓形态,避免漏诊。

3. 多普勒超声心动图 彩色多普勒可见血栓处为一血流充盈缺损,血栓内无血流信号。

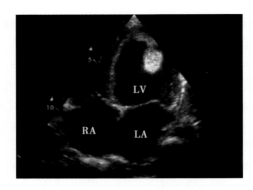

图 4-42   左心室血栓

扩张性心肌病,左心室收缩功能减低,于左心室心尖处形成血栓

注:心内血栓形成的发病机制多数是由于内皮或心内膜损伤,血液状态改变和血液凝固性增高而引起。

(十五)黏液瘤

1. 病理解剖   心脏黏液瘤起源于原始内皮细胞或心内膜细胞,多为单发。瘤体外形呈息肉状,少数呈分叶状,常有蒂。外观呈半透明胶冻状,质软,表面常覆盖血栓,易脱落致栓塞。黏液瘤常附着于左心房房间隔的卵圆窝处,少数则附着于左心房后壁、左心房顶部、房间隔下部、二尖瓣后瓣环或瓣叶上。瘤体可随心脏收缩和舒张而活动。

2. 二维及 M 型超声心动图   心腔内可见圆形、椭圆形或形态不规则团块状回声;边界清晰,边缘较光整;多数易变形,其内部回声变化较大,可为弱回声、等回声或略高回声。若瘤内有坏死、出血区则高低回声分布不均匀,或有片状弱回声或无回声区;如合并钙化则见强回声斑。

瘤体以蒂为定点随心动周期而活动。蒂越长活动度越大;舒张期可脱入房室瓣口阻碍血流,收缩期返回心房内(图 4-43)。

M 型超声心动图心底波群:左心房内等回声团块收缩期出现或变大,舒张期消失或变小;左心房内径增大。

二尖瓣波群:①团块状回声:二尖瓣前叶之后或前后叶之

间,舒张期可见团块状回声,收缩期消失,二尖瓣厚度正常;
②EF 斜率减慢:舒张期肿瘤移至二尖瓣口,阻碍左心房血液
排空,二尖瓣前叶 EF 斜率减慢,前后叶呈镜像运动。

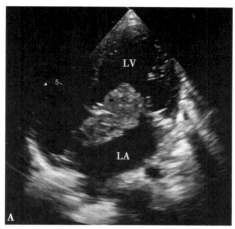

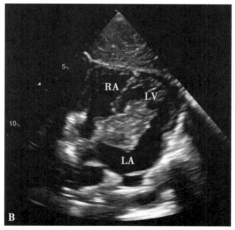

图 4-43　左心房黏液瘤

A. 四心腔切面左心房内见实质性团块,
蒂附着于房间隔上,舒张期移向二尖瓣
口;B. 剑突下四心腔切面左心房内见实
质性团块,蒂附着于房间隔中部

3. 多普勒超声心动图

彩色多普勒:舒张期当瘤体进入二尖瓣口时可出现明亮的五彩镶嵌射流束。

频谱多普勒:将取样容积置于二尖瓣口彩色血流射流束内,可录及舒张期高速的射流信号,呈正向充填的频谱。血流频谱与二尖瓣狭窄频谱相似,为双峰或单峰,峰值血流速度加快,EF 斜率减慢。

注:黏液瘤是较为常见的心脏良性肿瘤。多发性、家族性黏液瘤和黏液瘤综合征属复杂心脏黏液瘤,具有低度恶性或恶性倾向。黏液瘤可生长于心脏的任何一个腔室,最常见于左心房,约占 75%,其次为右心房,心室少见。

(十六)其他心脏肿瘤

1. 心脏原发性良性肿瘤

(1)横纹肌瘤:为心脏良性肿瘤的第 2 位,也是儿童中最常见的原发性心脏肿瘤,尤其在新生儿和婴幼儿更为多见。心脏横纹肌瘤被认为是心肌的错构瘤而非真正的肿瘤,瘤体内肌细胞、血管内膜及平滑肌均明显肥大,可能由胎儿心脏成肌细胞衍化而来。多合并"多囊肾"、结节性硬化症。当出生后临床诊断为结节性硬化症时,50%~80% 的患儿伴发心脏横纹肌瘤。二维超声心动图表现:多发生在室间隔或心室游离壁,表现为心室壁上圆形或椭圆形中等偏高或高回声团,可单发,但常为多发;团块边界清晰,内部回声均匀,位置固定;发生在流出道可引起流出道梗阻(图 4-44)。

(2)脂肪瘤:心脏脂肪瘤起源于心外膜或心包的脂肪,包括孤立性脂肪瘤、浸润性脂肪瘤。孤立性脂肪瘤边界清,有完整的包膜;呈圆形或扁圆形稍高回声实性结节,内部回声均匀一致。浸润性脂肪瘤多位于心内膜、心肌和心包脏层,边界模糊,可多发并广泛浸润和分隔心肌,影响心电传导,致心律失常和猝死。当瘤体发生液化坏死时,可表现为低回声或无回声区。

(3)纤维瘤:多位于室间隔和左心室前壁,其次为右心室、

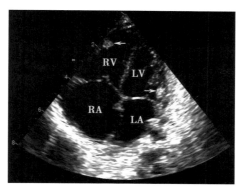

图 4-44 心脏横纹肌瘤

左心室及右心室心肌内多发的高回声团
（箭），患儿为结节性硬化症

右心房和房间隔,呈孤立性结节,包埋于心肌中,无完整包膜;
瘤体中央区域可伴有钙化和囊性变,肿瘤边缘与心肌分界清。
室间隔纤维瘤可引起室间隔不对称性肥厚,瘤体较大者可造
成流出道梗阻。

（4）畸胎瘤:是一种少见的心脏良性肿瘤,多由心脏外累
及,常起自心底,附着在肺动脉或主动脉根部,心内型较罕见。
超声心动图表现为心包腔内、心底部或大动脉根部不均匀异
常团块,瘤体内部可见囊性、钙化斑块或骨骼样回声。累及心
包时常伴有心包积液,严重者可发生心包填塞。

2. 心脏原发性恶性肿瘤 小儿心脏原发性恶性肿瘤罕
见,肿瘤可累及心肌、心内膜及心包。心脏横纹肌肉瘤是自心
肌组织发生的心脏原发性恶性肿瘤,肿瘤多位于心肌;基底附
着宽、形态不规则,为室壁局部团状增厚或多发低回声团;呈
浸润性生长,与正常心肌分界不清;部分瘤体可突入心腔侵犯
心内膜及心瓣膜,可伴发心包积液。动态观察肿瘤生长迅速,
瘤体脱落时可随血流至身体各个器官造成栓塞现象。平滑肌
肉瘤是起源于平滑肌的一种恶性肿瘤,十分罕见。超声表现
为心腔内不规则的团块样回声,与周围组织粘连(图 4-45)。

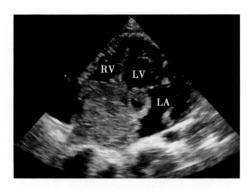

图 4-45　平滑肌肉瘤

起源于房间隔的平滑肌肉瘤,向心房浸润性生长

3. 心脏继发性肿瘤　身体其他部位的实体瘤心脏转移者多见于右心房。肿瘤多无包膜,呈浸润性生长,与周围血管和心肌无明显界限;瘤体常侵犯腔静脉,内部回声不均匀,形态不规则,或表现为心肌回声异常;心腔壁呈不规则增厚,向心腔或心包内隆起,常伴有心包积液(图 4-46)。

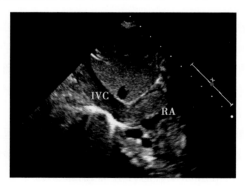

图 4-46　腹膜后神经母细胞瘤

瘤体经下腔静脉瘤栓进入右心房

注:心脏肿瘤可分为原发性和继发性肿瘤。原发性心脏肿瘤在各年龄段均少见,儿童发病尤为稀少,多数病例为良性肿瘤,恶性更为罕见。良性心脏肿瘤中近一半以上为黏液瘤,

其他良性心脏肿瘤尚有横纹肌瘤、脂肪瘤、血管瘤、纤维瘤和畸胎瘤等。继发性心脏肿瘤多为恶性,系由身体其他部位恶性肿瘤转移至心肌组织。心脏肿瘤临床发病率很低,但由于肿瘤生长于心脏,即使是良性肿瘤也可因阻塞心腔而导致心力衰竭,或因肿瘤和血栓栓子脱落发生肺与体循环栓塞,乃至猝死等严重并发症。

(十七)心包积液

1. 病理解剖

心包积液:各种病因导致心包腔内液体增加超过正常(>50ml)导致心包脏、壁层分离。

心包填塞(压塞):短时间内心包腔内液体的积聚、大量积液或各种原因致心包腔内压力增高,限制心脏的舒张期充盈,导致每搏输出量降低。

2. 二维及 M 型超声心动图

心包积液的性质:浆液性积液:心包腔内液性暗区较纯净,随体位变化较大。纤维性渗出为主的积液:心包腔内液性暗区中可见纤维素细光带回声,似水草或飘带状。化脓或血性积液:液性暗区较浑浊,可见较多的光点或絮状物回声。

心包积液的半定量评估:心包积液时,心脏脏层和壁层分离,其间出现液性暗区,暗区均匀分布于心包腔内,包裹性积液可以仅于某一部位出现液性暗区。超声根据心包积液液性暗区分布情况及厚度,可进行半定量评估,大致分为微量、少量、中量和大量(图 4-47)。以下数据适用于成人,儿童尤其是婴幼儿应结合临床症状及体征进行综合分析。

微量:局限在左心室后壁后方,收缩期出现,舒张期消失。

少量:仅在左心室后壁后方出现无回声区,收缩期和舒张期持续存在,舒张期最深处一般<10mm。

中量:整个心包腔内可见呈均匀分布的无回声区,左心室后壁后方无回声区深 10~20mm,右心室前壁前无回声区<10mm。

大量:整个心脏周围为无回声区包绕,并可见心脏在液性暗区中的摆动征,左心室后壁后方无回声区>20mm。

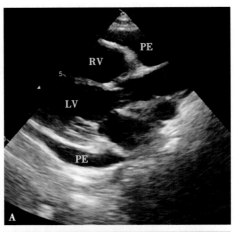

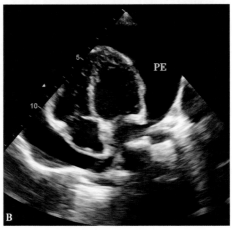

图 4-47　心包积液

A. 心包中量积液,左心室后壁及右心室
前壁处可见无回声区;B. 心包大量积液

M 型超声心动图:中到大量,于右心室前壁曲线前方及左心室后壁活动曲线后方见心包脏、壁层分离出现液性暗区。

大量心包积液时,心脏呈摆动征,室间隔与左心室后壁,右心室前壁出现同步、同向运动。

心包填塞(压塞):由于大量的心包积液或迅速增长的少量积液,使心室舒张受阻,心排血量降低,血压下降、心率增快、呼吸困难、吸停脉,甚至休克,称为心包填塞。心包填塞的症状严重程度与心包积液量多少不成正比,主要与心包积液的生成速度、心包顺应性和心脏功能有关。心包填塞是一个临床诊断,并非超声诊断,但以下征象可提示心包填塞:①右房塌陷的时间超过三分之一心动周期;②二、三尖瓣血流受呼吸影响加大;③深吸气时下腔静脉塌陷率<50%;④心脏摆动;⑤右心室塌陷;⑥左心房塌陷。

注:心包积液是由各种不同病因引起的心包腔内液体积聚增多,可造成心包腔内压力增高。

(十八)缩窄性心包炎

1. 病理解剖 心包受炎症浸润、纤维素沉积继而发生纤维化、粘连,心包变硬、弹性下降。正常心包厚一般 1~2mm,心包增厚时一般为 3~5mm,严重时可达 1cm 以上,可以呈普遍性或局限性增厚。缩窄的心包形成纤维囊或硬壳,束缚心脏,严重影响心脏的舒张和收缩,降低了心排血量并使静脉压进一步升高,出现肝脏肿大、腹水、胸水、下肢水肿等体征。

2. 二维及 M 型超声心动图 心包脏层和壁层增厚,回声增强。心包钙化时可见明显增强的带状强回声。如心包明显增厚或钙化,超声可明确诊断。

心房增大,心室内径正常或稍小。如缩窄部位位于房室瓣环处,可于四腔切面显示心脏形态为葫芦形(图 4-48)。

M 型超声表现为舒张早期切迹,也称室间隔"弹跳征"或"跳跃征",这是由于舒张期早期的心包压力迅速上升造成的异常运动。左心室壁舒张中晚期运动受限,呈平直状,向后运动消失,室间隔运动异常,舒张早期出现异常向后运动。

下腔静脉、肝静脉增宽,吸气时塌陷率减低。

3. 多普勒超声心动图 二尖瓣口舒张期血流频谱 E 峰呼气时高,与吸气时相比增高大于 25%。

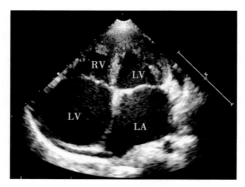

图 4-48 缩窄性心包炎
心室舒张受限,双房明显增大,心包增厚,
心包腔内可见少量积液

组织多普勒二尖瓣环(侧壁)舒张早期运动速度(Em)减低。

注:缩窄性心包炎是由于感染或其他原因引起的心包慢性炎症所导致心包增厚、粘连甚至钙化,使心脏舒张和收缩受限,心排血量下降,引起全身血液循环障碍的疾病。其常见病因为感染性,特别是结核性心包炎。

第五节 诊断注意事项

1. 诊断与鉴别诊断 对疾病进行诊断时需要掌握该疾病主要的超声特征,包括二维、多普勒等表现。并注意与病理解剖和血流动力学相似的疾病进行鉴别。

2. 超声检查方法的选择 心血管疾病的诊断多少采用常规的超声心动图即经胸超声心动图即可。对于分流性疾病可采用超声造影进一步观察和明确诊断。当经胸超声心动图图像不理想(尤其是心脏深层结构的显示)、心脏介入和外科术中进行监测时可采用经食管超声心动图。

注:本章图中缩写中英文对照如下

AO:主动脉;PA:肺动脉;RVOT:右室流出道;LA:左心

房;RA:右心房;LV:左心室;RV:右心室;SVC:上腔静脉;IVC:下腔静脉;AAO:升主动脉;DAO:降主动脉;MV:二尖瓣;TV:三尖瓣;LPA:左肺动脉;RPA:右肺动脉;ASD:房间隔缺损;VSD:室间隔缺损;PD:动脉导管未闭;ECD:心内膜垫缺损;CS:冠状静脉窦,LSVC:左上腔静脉;CV:共同肺静脉腔;INV:无名静脉;VV:垂直静脉;ARV:房化右室;TR:三尖瓣反流;RCA:右冠状动脉;AA:动脉瘤

第五章 胸　　部

第一节　适　应　证

1. 咳嗽、咳痰、胸痛、气短或呼吸困难等,拟诊肺脏、胸膜、纵隔及横膈疾病。

2. 其他影像学检查"无意中"发现胸部疾病。

3. 胸部疾病介入性超声。

4. 动态监测胸部疾病转归及随访观察疗效。

第二节　检　查　技　术

一、检查前准备

一般无需特殊准备。

二、体位

新生儿、婴幼儿采用平卧、侧卧或俯卧位检查。儿童可采用坐位检查,重症不能坐位患儿可以取平卧位或半卧位检查。

三、检查方法

1. 胸膜腔　常规腋前线、腋中线或腋后线、肩胛下线扫查,由上至下逐一肋间隙进行纵向、横向扫查。

2. 肺脏　以腋前线,腋后线为界,分别对双侧肺脏的前、侧、后三个肺野的上、下共 12 个肺区进行纵向及横向扫查。

3. 纵隔　小凸阵探头紧贴胸骨旁、胸骨上窝、胸锁关节上缘及脊柱两旁,沿肋间隙扫查。

4. 横膈　凸阵探头置于剑突下,声束指向头和双肩方向由背侧向前侧摆动探头扫查,以左侧的脾脏、右侧的肝脏为声窗,连续显示膈上和膈下区域。

四、检查内容

1. 胸膜及胸膜腔　判断胸膜腔有无积液;明确积液区分布的位置、范围及内部有无回声,确定游离性或包裹性,并评估积液量;观察胸膜线及胸膜厚度,有无胸膜增厚或结节。

2. 肺脏　观察 A 线、B 线、肺滑动及肺搏动征;明确肺泡-间质综合征、肺点及双肺点等;判断有无肺实变、肺不张及异常肿块。

3. 纵隔　有无脓肿、肿块,判断是否累及膈下、相邻大血管及周围脏器。

4. 膈肌　位置、形态、连续性及运动度;膈上、膈下及周围区域有无异常。

第三节　正常超声表现

一、胸膜及胸膜腔

脏层胸膜紧贴于肺表面,壁层胸膜则固定在胸壁的肌层上,胸膜线是由脏、壁层胸膜表面所形成的回声反射,呈光滑规则的线性高回声。正常情况下,部分胸膜腔内可见少量无回声区,坐位时位于肋膈窦处。

二、肺

1. 灰阶超声　肺野呈低回声,胸膜线、A 线清晰显示(图

5-1A)。一般无 B 线,部分生后 3 天内可显示少量 B 线或彗星
尾征。肺滑动及肺搏动征存在。

2. M 型超声 肺组织呈沙滩征(图 5-1B)。

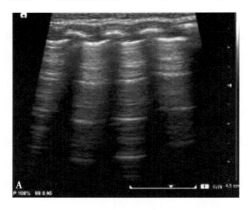

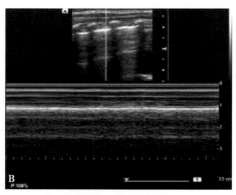

图 5-1 正常肺脏

A. 灰阶超声(胸膜线、A 线);B. M 型超声(沙滩征)

注:超声不能透过充气的肺组织,而肺脏超声成像实
际上是利用了超声在肺表面的全反射形成的混响伪像以
及病变肺脏内水-气比例的变化来实现对肺脏疾病的诊断
及鉴别诊断。

A 线:因胸膜-肺界面声阻抗差异产生振铃效应所形成
的水平伪像,呈一系列位于胸膜线下方与胸膜线平行的等

间距线状高回声。

B 线：声波遇到肺泡气-液界面产生反射所形成的振铃伪像，表现为一系列起源于胸膜线并与之垂直呈放射状发散至肺野深部的线样高回声。

肺滑动征：实时超声显示脏层胸膜随呼吸运动于胸膜线处沿水平方向呈相对滑动。

肺搏动征：肺上段受心脏及大血管搏动的影响，可显示肺组织回声随心跳搏动，即肺脏随心脏同步搏动。

肺点：正常肺脏回声与病变肺组织异常回声交界点。

双肺点：各肺野病变程度及性质不同，即不同区域肺组织含水量不同，声像图形成明显分界点。

沙滩征：M 型超声显示胸膜线上方为密集的强回声水平线状伪影（即平流层征），胸膜线下方呈细密颗粒状回声。

三、胸腺

1. 灰阶超声　胸腔大血管前方梯形或矩形实质回声，边界清晰，包膜光滑完整，回声强度类似于肝脏，回声均匀，可见散在纤细枝条状分隔及点状回声（图 5-2A）。

2. 彩色多普勒超声　其内点状、条状血流信号（图 5-2B）。

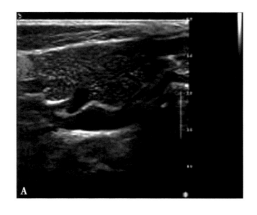

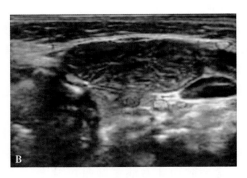

图 5-2 正常胸腺

A. 灰阶超声;B. 彩色多普勒超声

注:纵隔内包括心脏、大血管、气管及其分支、胸腺及纵隔淋巴组织。正常胸腺位于前上纵隔,部分胸腺可异位于颈部、胸骨上或锁骨上区,也可迷走于甲状腺内或甲状腺周围。

四、横膈

正常膈肌显示为在肝、胃、脾顶部上方的弧形带状高回声,边缘光整。横膈回声可随呼吸运动上下移动,吸气时横膈下移向腹侧,呼气时,位移相反。

第四节 常见病变

一、胸膜腔积液

1. 壁层、脏层胸膜分离,胸膜腔内可见无回声区。漏出液或渗出液早期无回声区透声性好(图 5-3A)。血性积液无回声区内显示点状回声。化脓性积液无回声区内显示絮状回声漂浮或条带状分隔,部分形成包裹积液,可伴胸膜增厚(图 5-3B)。

2. 定量评估 少量胸腔积液时,仅显示肋膈角积液;中量积液时,积液分布达 2~4 个肋间隙;大量积液时,积液超过 4 个肋间隙。中至大量胸腔积液常合并压迫性肺不张(图 5-3C)。

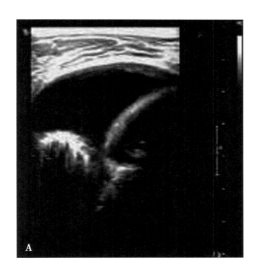

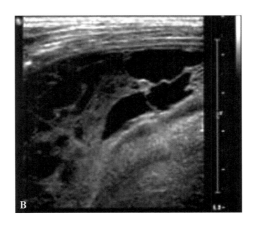

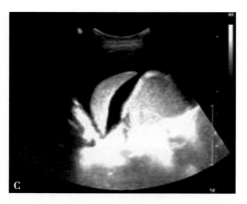

图 5-3　胸腔积液

A. 无回声区透声好；B. 无回声区内多个
纤维条索样分隔，胸膜增厚；C. 压迫性肺
不张

二、气胸

1. **灰阶超声**　实时超声可见肺点，即呼气相胸膜线消失，
A 线可见，吸气相肺滑动出现伴彗星尾征（图 5-4）。肺搏动征
消失。极少量气胸时，坐位胸腔肺尖部、侧卧位胸腔最高处前
壁显示少量气体强回声。

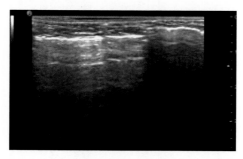

图 5-4　气胸（实时超声可见肺点）

2. **M 型超声**　正常肺野呈沙滩征，异常处呈平流层征，
二者交界点即为肺点。

三、新生儿呼吸窘迫综合征（NRDS）

1. 肺实变伴支气管充气征或充液征(图 5-5A)。肺实变程度、范围与疾病程度相关,轻者实变仅限于胸膜下,范围小,呈局限性;重者实变范围大,可扩展至肺野深部。实变区与周围正常肺组织分界清楚。彩色多普勒超声:实变区血流信号较丰富。

2. 胸膜线增粗、模糊、消失,A 线消失。

3. 肺泡-间质综合征或"白肺":肺野内散在或弥漫分布的 B 线(图 5-5B)。

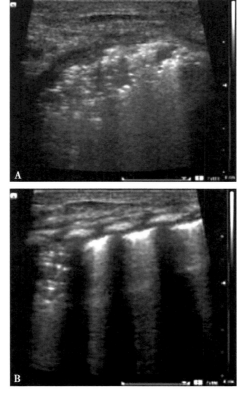

图 5-5 新生儿呼吸窘迫综合征(NRDS)

A. 肺实变及支气管充气征,胸膜线异常,A 线消失;B. 肺实变及支气管充气征,肺泡-间质综合征及胸膜线异常,A 线消失

4. 肺滑动征减少或消失,肺搏动增强。

5. 部分患儿伴胸腔积液。

四、新生儿湿肺（TTN）

1. 部分轻度或重度恢复期 TTN 可出现双肺点（图 5-6A、B）。而重度 TTN 急性期可无双肺点。

2. 肺泡-间质综合征,或"白肺"（弥漫性密集 B 线）（图 5-6C）。

3. 胸膜线异常,A 线消失或减少。

4. 部分患儿伴胸腔积液。

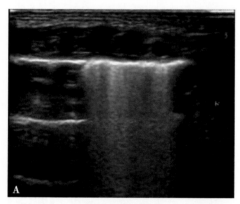

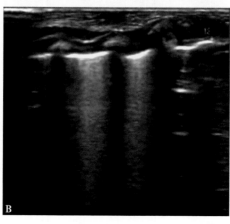

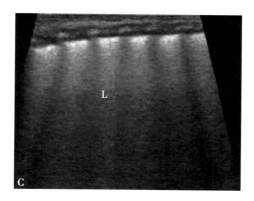

图 5-6　新生儿湿肺(TTN)

A. 双肺点,肺泡-间质综合征;B. 双肺点,
肺泡-间质综合征;C. 弥漫性白肺(L)

五、新生儿感染性肺炎

1. 肺实变伴动态支气管充气征　肺野内不同部位可同时存在大小和形状不同的低回声实变区(图 5-7A),边缘不规则呈锯齿状,或碎片征(实变灶周边不规整、似虫蚀样改变),实时超声可见支气管充气征或动态支气管充气征,彩色多普勒超声:实变区血流信号。

2. 肺泡-间质综合征(图 5-7B),胸膜线消失或模糊,A 线消失。

3. 肺滑动征消失与肺搏动增强。

4. 可伴有胸腔积液(图 5-7C)。

六、肺脓肿

脓肿未液化时,局部肺组织内单发或多发低回声或混合回声,边界不清,形态不规则。彩色多普勒超声:局部血流信号较丰富(图 5-8)。

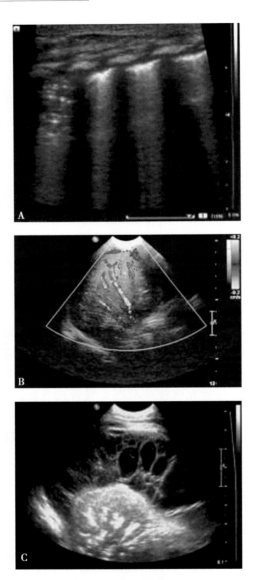

图5-7 新生儿感染性肺炎

A. 肺实变伴支气管充气征,肺泡间质综合征;B. 肺实变,实变区血流信号丰富;C. 肺实变伴支气管充气征,胸腔包裹性积液

脓肿液化后,肺组织内圆形或类圆形脓腔形成,边界清楚,不规则,壁厚,腔内回声不均匀,显示点、片状、絮状回声;脓腔破溃若与支气管相通则可见气体高回声,并可见液-气平面。胸膜下脓腔破溃可形成脓胸或脓气胸。

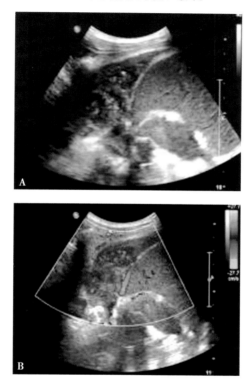

图 5-8 肺炎伴肺实变、肺脓肿部分液化

A. 灰阶超声;B. 彩色多普勒超声

七、肺不张

1. **压迫性肺不张** 常合并中-大量胸腔积液。可见压缩的肺组织,形状不规则,随呼吸运动在胸腔积液内浮动(图5-9A)。彩色多普勒超声:局部肺组织点、条状血流信号。

2. **阻塞性肺不张** 局部肺组织呈楔形中等回声,内部回

声不均匀,不随呼吸运动而浮动,实时超声显示支气管充液
征。彩色多普勒超声:局部肺组织内点、条状血流信号。

3. 局限性肺不张　肺实变伴支气管充气征或充液征,实
变区边缘较规则清晰,实变区可见血流信号;实变区周围呈肺
泡-间质综合征,胸膜线异常及 A-线消失,肺滑动征消失、肺搏
动征增强。

4. 隐匿性肺不张　局限于 1~2 肋间肺实变伴点状支气
管扩张征(图 5-9B),肺滑动征可存在,肺搏动征可不明显,
胸膜线与 A 线消失,彩色多普勒超声:实变区点、条状血流
信号。

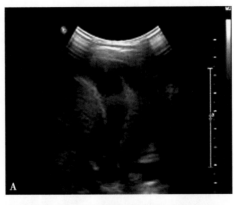

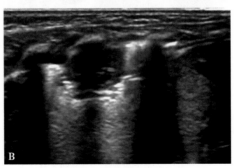

图 5-9　肺不张

A. 胸腔积液合并压迫性肺不张;B. 隐匿性肺不张

八、先天性囊性腺瘤样畸形

Ⅰ型:肺组织内单房或多房性囊肿,囊腔较大,直径约2~10cm。Ⅱ型:肺组织内多房性囊肿,直径不超过2cm,呈蜂窝状(5-10)。Ⅲ型:肺组织体积增大,见均匀一致的高回声团块,高频超声显示其内多房细小囊腔,部分伴纵隔及心脏移位。彩色多普勒超声:团块内无明显血流信号。

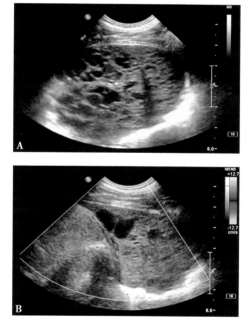

图5-10　先天性囊性腺瘤样畸形
A. 灰阶超声;B. 彩色多普勒超声

九、肺隔离症

胸腔内显示边界清楚的囊实混合回声团块,呈梭形、圆形或三角形,其内可见支气管充气或充液征,彩色多普勒超声:团块内血流信号丰富,其动脉血流源自体循环。主动脉及其分支供血是其诊断依据(图 5-11)。

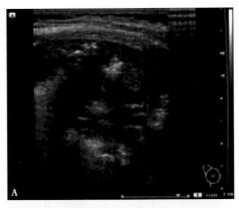

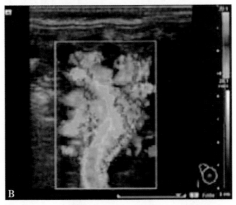

图 5-11　肺隔离症(合并肺炎,肺实变及支气管充气征)

A. 灰阶超声;B. 彩色多普勒超声

注:肺隔离症为胚胎期一部分肺组织与正常肺主体分离,单独发育并接受体循环动脉供血的无呼吸功能的异常结构,多以囊性为主。分为叶内型和叶外型,叶内型临床多见,位于脏层胸膜下;叶外型多位于左侧膈肌上下。

十、肺母细胞瘤

胸腔内类圆形低回声团块,边界欠清,内部回声均匀或不均匀,无支气管充气征,可见局部坏死无回声区(图5-12)。肿瘤浸润胸壁时,团块不随呼吸运动而位移,胸膜受累时,局部增厚,连续性中断,显示低回声结节。彩色多普勒超声:团块内可见血流信号。

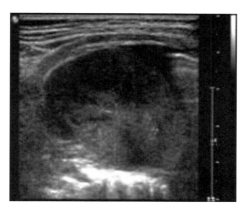

图 5-12 肺母细胞瘤
(合并局部胸膜受累及胸腔积液)

十一、纵隔肿瘤

1. 畸胎瘤 畸胎瘤多位于前纵隔。囊性畸胎瘤呈囊状无回声,边界清楚、壁光滑,内部可见不规则或条索状分隔,或实性成分凸向囊腔,或呈脂-液分层征,转动体位有漂浮感。实质性畸胎瘤呈实质回声,边界清楚,内部回声不均匀,含有骨、牙齿或毛发成分时,可见片状、团状强回声,后方伴声影。合并胸腔及心包积液时,常提示恶性可能。囊实混合性畸胎瘤呈不均质回声,边界清楚,实性成分内可见强回声团伴声影(图5-13)。

2. 淋巴管瘤 淋巴管瘤多位于中纵隔。微囊型淋巴管瘤呈实质性高回声,边界不清楚,形状不规则,可包绕心底大血管。彩色多普勒超声:团块内稀疏点状血流信号。大囊型淋巴管瘤呈较大的单房或多房性囊状无回声区,壁薄、光滑,内部透声好,可显示多个纤细分隔。彩色多普勒超声:囊壁上无血流信号(图 5-14)。

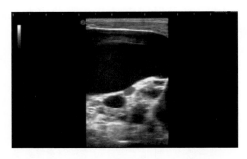

图 5-13　纵隔畸胎瘤(囊实混合性)

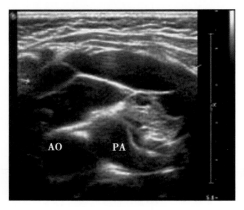

图 5-14　纵隔淋巴管瘤
(大囊型,包绕心底部大血管)

　　3. 淋巴瘤　淋巴瘤多位于前、中纵隔。单发或多发,呈圆形、椭圆形或相互融合成分叶状不规则团块,边界清楚,内部回声均匀,呈弱回声或近似无回声(图 5-15)。部分回声不均匀,低回声与高回声并存。彩色多普勒超声:团块内较丰富血流信号。
　　4. 神经源性肿瘤　神经源性肿瘤多位于后纵隔。呈类圆形团块,边界清楚,回声呈多样性,可为均匀一致的低回声,可因出血、坏死或囊性变呈无回声,可见散在斑点状钙化强回声伴后方声影。可沿椎间孔延伸累及椎管内。早期出现远处转移。彩色多普勒超声:团块内点、条状血流信号(图 5-16)。

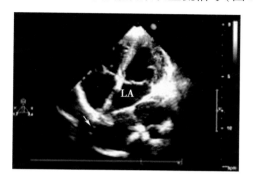

图 5-15　纵隔淋巴瘤

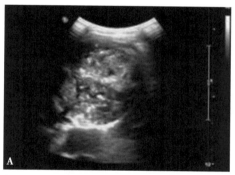

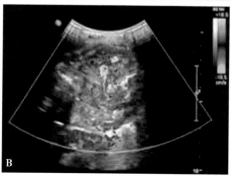

图 5-16　纵隔神经母细胞瘤

A. 灰阶超声;B. 彩色多普勒超声

5. 胸腺瘤 胸腺瘤多位于前、上纵隔。呈圆形、椭圆形实质性团块,边界清楚,部分呈分叶状,内部回声尚均匀,囊性变时显示无回声区,可伴有斑点状强回声钙化。当包膜不连续或无包膜,边缘不规则,内部回声不均匀时,提示恶性可能。彩色多普勒超声:团块内点、条状血流信号(图5-17)。

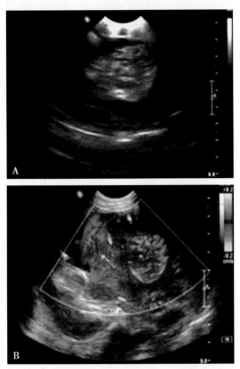

图5-17 纵隔胸腺瘤

A. 灰阶超声;B. 彩色多普勒超声

十二、先天性膈疝

1. 后外侧膈疝 膈肌强回声连续性中断或显示不清;腹部脏器胃、肠、脾、肾等器官疝入左侧胸腔。

2. 食道裂孔疝 膈肌强回声连续性中断或显示不清;食

管扩张,下段呈倒置的漏斗样结构无法显示,贲门或部分胃腔疝入膈上胸腔内;实时超声显示胃液反流入食管(图 5-18)。

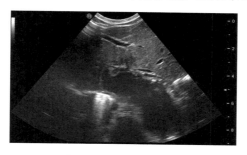

图 5-18　食管裂孔疝(部分胃腔疝入胸腔)

第六章 肝胆脾胰及门静脉

第一节 肝 脏

一、适应证

1. 明确肝脏大小、回声、血流是否存在异常,是否存在占位性病变。

2. 良恶性疾病的诊断及鉴别诊断。

3. 肝脏疾病的监控、治疗过程中的疗效评价及随访观察。

4. 超声引导下肿物组织学活检、细针穿刺细胞学检查。

二、检查技术

(一)检查前准备

常规检查不需要任何准备,只有在同时需要对胆道系统检查、观察门静脉系统血流速度以及门静脉血流量在进餐前后变化的情况下,需患儿空腹,空腹时间在新生儿 4 小时、婴幼儿 6 小时、3 岁以上 8 小时。超声检查前当日不能行钡餐造影和胃镜检查,以避免造影剂及气体的干扰。对于不能安静配合的婴幼儿,以 10% 水合氯醛 0.5ml/kg 灌肠进行镇静。

(二)患者体位

1. 多采用仰卧位,用于扫查大部分肝左、右叶,检查时患儿应充分暴露被检查部位。

2. 左侧卧位 主要用于扫查肝右叶。

（三）扫查方法

扫查途径及基本切面

1. 剑突下途径　剑突下矢状切面显示肝左叶和尾状叶；腹主动脉矢状切面显示肝左叶；下腔静脉矢状切面显示肝左叶和尾状叶；剑突下横切面显示肝左叶和门脉矢状部；第二肝门显示肝实质和三支肝静脉；胰水平横切面显示肝左叶。

2. 右肋间途径　右肋间斜切面显示肝右叶和门静脉；右肋间斜切面显示肝右叶、肝门和胆囊；右肋间斜切面显示肝右叶和右肾；右肋间横切面显示肝右叶和门脉矢状部。

3. 右肋缘下途径　右肋缘下斜切面显示肝右叶、肝门和胆囊；右肋缘下斜切面显示肝左右叶和第二肝门；右肋缘下斜切面显示肝右叶最大斜切面。

注：1. 检查小儿肝脏时应采用低频探头与中高频探头结合使用。测量小儿肝脏大小时，要在患儿平静呼吸状态下进行，同时应注意一些肝外因素如胸腔积液、肺气肿、气胸、膈下脓肿等使肝脏位置下移，而影响对肝脏大小的判断。

2. 正常肝脏测量参考值：右肝于右锁骨中线，1岁内位于肋缘下1~3cm，3岁内肋缘下1~2cm，3岁后肋缘下1cm以内，约8岁以后，肋缘下已测不到；左肝于剑突下，3岁内1~2.5cm，3岁后1.5~3cm，10岁后2~3.5cm。

三、正常超声表现

1. 肝脏形态和边缘　肝脏在横切面上近似楔形，右叶厚而大，左叶小而薄，肝脏包膜显示为薄厚均一且光滑的线状强回声；肝脏轮廓清晰，膈面呈弧形，脏面内凹或较平坦，边缘锐利。

2. 肝脏实质回声　肝实质回声稍低、均匀，其回声强度略低于或等于胰腺实质的回声，略高于肾皮质的回声。

注：与成人类似，小儿肝脏分为5叶8段（S1~S8），即左外叶（左外上段S2和左外下段S3）、左内叶（S4）、右前叶（右前上段S8和右前下段S5）、右后叶（右后上段S7和右后下段S6）、尾叶（S1），以此对肝脏的病变进行定位。肝脏的血液供

应来自门静脉和肝动脉,门静脉占肝脏血液供应的70%以上。

四、常见疾病

(一)肝炎综合征

1. 肝脏肿大,回声弥漫性增强,胆囊形态正常,胆囊壁光滑,喂奶后充盈良好的胆囊会有不同程度的收缩(图6-1)。

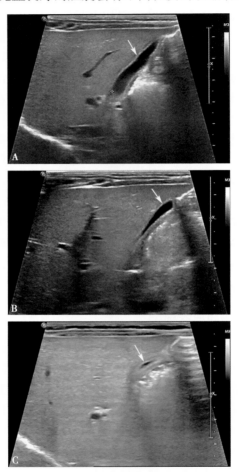

图6-1　肝炎综合征

A. 空腹显示胆囊(箭)大小、形态正常,囊壁光滑;B、C. 分别为餐后一小时和餐后两小时的胆囊(箭)大小,可见胆囊收缩良好

2.　少部分患儿可出现胆囊充盈异常和收缩功能异常,如空腹时胆囊空虚,但胆囊壁光滑,喂奶后也可胆囊充盈。

注:婴儿肝炎综合征以病毒感染最多见,其中巨细胞病毒感染最多见。临床表现为黄疸、肝脾肿大、直接胆红素增高肝功能受损等。临床上直接胆红素增高的婴儿黄疸的病因主要为婴儿肝炎综合征和胆道闭锁,二者需要尽早鉴别,以免贻误治疗时机,但靠化验室检查有时很难鉴别,超声是诊断和鉴别诊断二者的首选检查方法。

(二)肝囊肿

1.　灰阶超声　肝实质内单发或多发的圆形或椭圆形无回声区,囊壁薄且光滑完整,外壁与周围正常肝组织分界分明,囊肿后方回声增强(图6-2A)。合并感染或出血时,囊内可出现漂浮的点、絮状低回声,或囊壁可增厚。

2.　彩色多普勒超声　囊肿内无血流信号(图6-2B)。

(三)肝脓肿

1.　灰阶超声

(1)炎症期(脓肿前期):多发或单发低回声区,内部回声稍不均匀,边界欠清晰。

(2)脓肿形成期:病变液化坏死后,形成脓肿,表现为边界较清晰的无回声或弱回声区,壁厚,内壁毛糙,内部常见点、片状沉渣或条索状中、高回声(图6-3)。

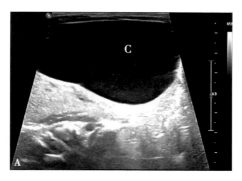

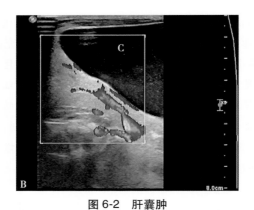

图 6-2 肝囊肿

A. 囊肿(C)内部无回声,后方回声增强;B. 囊肿(C)内无血流信号

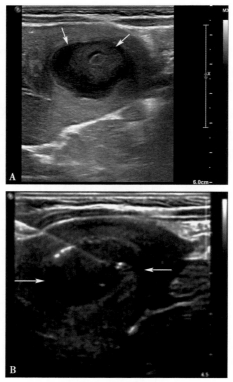

图 6-3 肝脓肿

A. 脓肿(箭)形成期;B. 肝脓肿(箭)超声引导下引流及注射药物治疗

（3）恢复期:边界不清的等回声或稍高回声类椭圆形区,内部偶可见钙化回声。

2. 彩色多普勒超声

（1）炎症期:病灶内较丰富血流信号。脓肿形成期液化部分无血流信号显示。

（2）恢复期:可见血流信号深入病灶内。

（四）脂肪肝

1. 灰阶超声

（1）弥漫型:肝脏均匀性增大,实质回声弥漫性或不均匀性增强,肝内管道系统可显示不清,深部肝组织回声减弱(图6-4A)。

（2）局灶型:正常肝实质内单个或多个大小不等的片状回声增强区,边界清晰,形态不规则,常呈地图状、鹿角状等,无占位效应,多见于肝左叶内侧段及肝门部门静脉分叉前方,也见于肝包膜下,胆囊颈部等部位肝实质(图6-4B)。

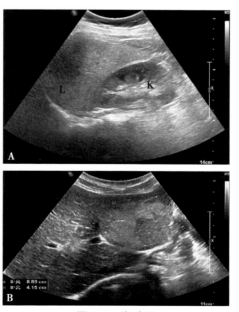

图6-4 脂肪肝

A. 弥漫性脂肪肝,肝实质回声均匀增强,肝肾(L/K)

对比增强;B. 肝局灶性脂肪浸润(量标)

2. 彩色多普勒超声　高回声区内及周边肝内动、静脉血流走行正常。

（五）肝豆状核变性

1. 灰阶超声

（1）早期：超声可无异常表现。

（2）肝硬化：肝脏整体回声偏低，回声粗糙，后期可出现再生结节，肝被膜凹凸不平。可见肝内型门静脉高压表现（图 6-5）。

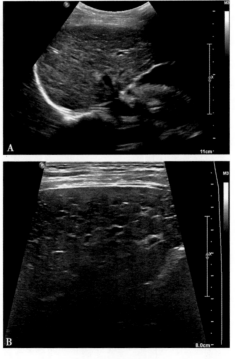

图 6-5　肝豆状核变性

A. 肝实质回声粗糙，表面不光滑；B. 高频探头显示肝内多发小的再生结节

2. 彩色多普勒超声　见本章第五节"四、肝内型门静脉高压超声诊断"。

（六）肝血管瘤

1. 灰阶超声

（1）海绵状血管瘤：肝实质内单发或多发高回声结节，边界清，较为典型的是周边强回声带和内部细小低回声区，后者呈"筛孔状"；部分较大的结节回声偏低，内部可不均匀。

（2）婴儿型血管内皮细胞瘤：肝实质内单发或多发实性肿物，单发多见，边界清楚，呈等回声或低回声，不均匀；可见较多大的囊管状结构，内部为无回声。内部常伴多发钙化（图 6-6A）。

2. 彩色多普勒超声

（1）海绵状血管瘤：可检出少许或丰富血流信号。

（2）婴儿型血管内皮细胞瘤：囊管状结构内为低流速静脉血流频谱，部分可探及动、静脉瘘血流频谱。偶可见瘤体内粗大血管汇入肝静脉（图 6-6B）。

（七）间叶错构瘤

1. 灰阶超声 肝内巨大囊实混合性肿物，囊性部分伴较多分隔，局部可见蜂窝状。部分瘤体呈单房大囊腔，囊壁较厚。

2. 彩色多普勒超声 肿物内无血流信号或实性部分检出少许血流信号，分隔内无血流显示。

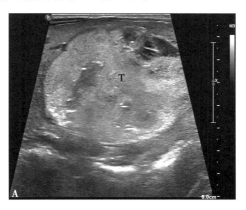

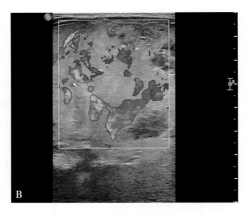

图 6-6　婴儿型血管内皮细胞瘤

A. 肝右叶可见一肿物(T)，边界清，内可
见钙化；B. 肿物内可检出丰富血流信号

（八）局灶性结节增生

1. 灰阶超声　单发、常分布于肝包膜下，结节呈中等回声，边界清晰，无包膜，有占位效应。

2. 彩色多普勒超声　病灶内见"轮辐状"分布的血流，常为低阻动脉血流频谱。

（九）肝母细胞瘤

1. 灰阶超声

（1）单发巨块型：肝实质内肿物，多见右叶，肿物形态多不规则，占位效应明显，内呈等回声或低回声，可见"瘤中节"征象（图 6-7A、图 6-8A），肿物内可见钙化，偶可见肝内转移或门静脉内瘤栓。

（2）弥漫性肝母细胞瘤：瘤灶无明显包膜回声，肿瘤形态不规则，广泛弥漫分布于整个肝脏，正常肝实质甚少。

2. 彩色多普勒超声　肿物内可检出丰富血流信号，血流显示较杂乱（图 6-7B、图 6-8B）。

注：肝母细胞瘤患儿95%以上血 AFP 明显增高。脑、肺、骨骼等部位容易发生转移，其长期存活率取决于肿瘤能否完全切除。

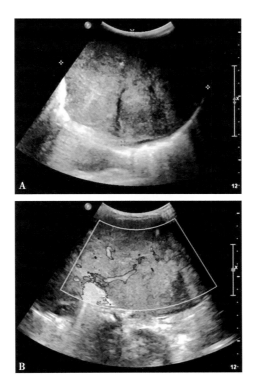

图 6-7　肝母细胞瘤

A. 肝右叶见一巨大实性肿物；B. 肿物内可检出较丰富血流信号，血流显示较杂乱

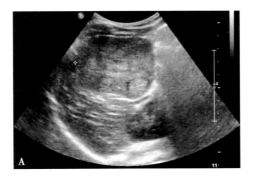

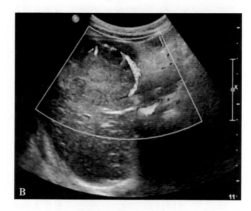

图6-8 肝母细胞瘤
A. 肿块中可见"瘤中结"征象；B. 肿块血流丰富

（十）肝转移癌

1. 灰阶超声　肝内可见多个低回声结节，部分结节相互融合。多见于神经母细胞瘤特殊Ⅳ期（图6-9）。

2. 彩色多普勒超声　肝脏转移结节内可检出少量血流信号或无明显血流信号。

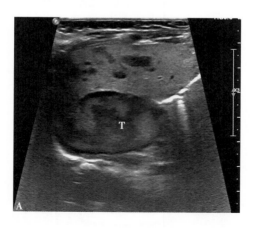

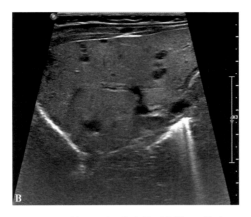

图 6-9　神经母细胞瘤特殊Ⅳ期肝转移
A. 右肾上腺区可见一实性肿物（T），回声
欠均匀；B. 肝内可见密布大小不等实性
结节

注：儿童时期最常见的肝转移癌是神经母细胞瘤肝转移。原发神经母细胞瘤多位于肾上腺，当患儿年龄小于 1 岁时，肾上腺原发瘤体积较小，而肝转移病灶明显，为神经母细胞瘤特殊Ⅳ期（ⅣS 期）。此期通常预后良好，自愈率可达 50%，自行消退者通常发生在 6~12 个月的患儿，超声随访复查很重要。

（十一）肝脏损伤

灰阶超声

（1）肝挫伤：肝实质局部回声不均，呈稍高回声伴有小液性区，边界模糊，肝被膜完整。

（2）肝挫裂伤：肝内可见较大范围不均质高低混合回声包块，其间可见不规则无回声区，内可见点、絮状回声。肝被膜完整者，被膜下可显示混合性低回声包块；肝被膜破裂者，包膜回声中断，局部显示混合回声包块，与肝实质分界不清，肝肾间隙及盆腹腔可见不等量积液回声（图 6-10）。

注：肝脏损伤是小儿常见的创伤性疾病，包括肝挫伤和肝挫裂伤。常见于车祸、坠楼、运动等，严重的肝挫裂伤患者可出现失血性休克。

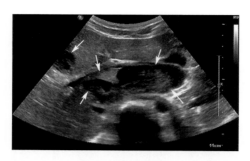

图 6-10　肝挫裂伤

肝多发血肿(箭),较大者位于尾状叶

五、诊断注意事项

1. 拟诊转移性肝癌时,需要进一步检查可能有原发灶的脏器,如肾上腺等。

2. 拟诊恶性或性质待定肝脏肿物,应建议行超声引导下穿刺活检或超声造影检查。

3. 注意结合症状体征和实验室检查,确认是否合并其他疾病,如感染性疾病、代谢性疾病及肿瘤等。

第二节　胆 道 系 统

一、适应证

1. 临床症状、体征、实验室检查或其他影像学检查拟诊胆道系统疾病。

2. 胆道疾病外科围术期评估和术后随访。

3. 常规体检或高危患儿筛查。

二、检查技术

(一)检查前准备

1. 新生儿或小婴儿空腹 2~4 小时,儿童空腹 6~8 小时检查。哺乳或餐后 0.5~2 小时复查,可评价胆道系统收缩储备功能。

2. 检查当日不行钡餐造影和胃镜检查,以避免造影剂及气体干扰显像。

3. 不能配合的婴幼儿,以 10%水合氯醛 0.5ml/kg 保留灌肠进行镇静后检查。

(二)患者体位

根据需要采取仰卧位、左侧卧位及右侧卧位。

(三)扫查方法

1. 扫查切面及测量

(1)胆囊长轴切面:右肋缘下腹直肌外缘纵切,与肋弓垂直,显示胆囊长轴,此切面测量胆囊长径及前后径。

(2)肝外胆管长轴切面:右肋缘下腹直肌外缘斜纵切,经第一肝门纵切面基础上顺时针旋转,显示肝总管及胆总管全长,此切面测量肝总管及胆总管内径。

(3)左、右肝管斜切面:右肋缘下斜切,剑突下横切,声束指向后上方,显示门静脉左右支及左右肝管,此切面测量左、右肝管内径。

(4)左肝管斜切面:剑突下横切,门静脉左支"工"字结构为解剖标志。

(5)右肝管斜切面:右肋间斜切,门静脉右支"飞鸟征"为解剖标志。

2. 观察内容

(1)胆囊位置、大小、形态、充盈度及胆汁透声性,囊壁层次、厚度及光滑度。

(2)胆囊收缩率=(空腹胆囊最大纵切面积−哺乳或进食后最大纵切面积)/空腹胆囊最大纵切面积×100%;胆囊最大纵切面积=长径×前后径。

(3)肝内外胆管走行、连续性;胆总管、肝总管及左右肝管内径、管壁厚度;肝内格林森(Glisson)鞘囊是否增厚;肝门部有无纤维块、囊腔结构等。

(4)胆道系统病变:先天发育异常、炎症、肿瘤、蛔虫、结石等。

注:正常胆囊、胆总管测量参考值:胆囊长径1岁内1.5~3cm,1岁后3~7cm;前后径0.5~1.5cm。胆总管前后径新生儿≤1mm,1岁内≤2mm,以后逐渐增宽至青春期≤7mm。

三、正常超声表现

1. 胆囊　正常胆囊充盈时呈梨形或长茄形,轮廓清晰,囊壁自然光整,囊腔内胆汁呈无回声,后壁回声增强;哺乳或进食后0.5~2小时,胆囊收缩,囊腔变小,囊壁增厚(图6-11)。适当放大可见囊壁黏膜层高回声和黏膜下肌层低回声。

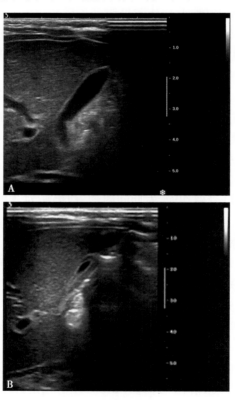

图6-11　正常胆囊
A. 空腹状态;B. 哺乳后

2. 肝内、外胆管　左、右肝管及肝外胆管中高频超声显示率高,于门静脉及其分支的腹侧呈无回声管状结构,管壁为线状高回声。肝内二级以上胆管超声难以显示。

四、常见疾病

(一)先天性胆管扩张症Ⅰ型（胆总管囊状扩张）

1. 灰阶超声　肝门部胆管囊状扩张,巨大的囊腔甚至占据整个上腹部。囊腔与近段肝胆管相通,内呈无回声,后方回声增强。继发感染时,囊壁水肿增厚或不光整,囊腔内可见密集点状、絮状回声,部分可见结石或胆泥。肝内胆管正常或不同程度扩张(图 6-12)。继发穿孔时,腹腔内可见游离或包裹性积液(图 6-13)。

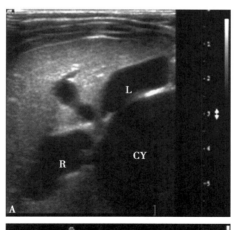

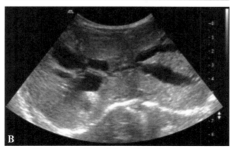

图 6-12　先天性胆管扩张症Ⅰ型

A. 胆总管囊状扩张(CY)伴肝内胆管扩张(L/R);B. 肝内胆管扩张

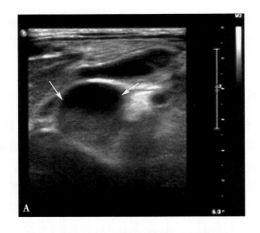

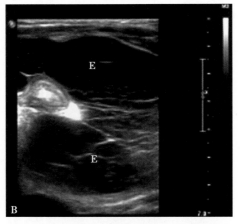

图6-13 先天性胆管扩张症Ⅰ型继发穿孔

A. 胆总管囊状扩张伴感染(箭);B. 腹腔包裹性积液(E)

2. 彩色多普勒超声 囊壁无明显血流信号。囊腔后方门静脉内可见血流信号。

(二)先天性胆管扩张症Ⅴ型(Caroli病)

1. 灰阶超声 肝脏体积增大,肝内胆管局部或弥漫性扩张,呈囊状或柱状无回声区。伴或不伴肝硬化及门静脉高压征象;伴婴儿型多囊肾时,肾脏增大,髓质回声增强,高频超声显示髓质内散在细小囊腔(图6-14)。可伴腹水。

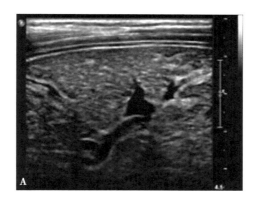

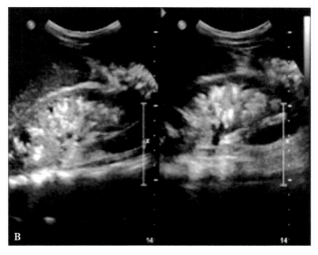

图 6-14　Caroli 病

A. 肝内胆管囊、柱状扩张伴肝纤维化;B. 婴儿型多囊肾

2. **彩色多普勒超声**　囊壁无明显血流信号。合并肝硬化、门静脉高压时出现相应血流动力学改变。

注:1. 先天性胆管扩张症分五型,Ⅰ型:胆总管囊状扩张,约占 80~90%;Ⅱ型:胆总管憩室;Ⅲ型:胆总管末端扩张;Ⅳ型:肝内、外胆管多发囊状扩张;Ⅴ型:即 Caroli 病,肝内胆管多发囊状、柱状扩张。

2. Caroli 病为常染色体隐性遗传病,分两型:单纯型,仅有肝内胆管囊状扩张;门静脉周围纤维化型,除肝内胆管囊状扩张外,合并先天性肝纤维化及婴儿型多囊肾。

(三)胆道闭锁

1. 灰阶超声

(1)胆囊异常:胆囊体积正常或体积小;胆囊形态僵硬,囊壁不光整,可见小憩室样结构突入囊腔;胆囊腔充盈或萎瘪;部分胆囊仅呈纤维条索样强回声,无囊腔结构(图6-15)。哺乳后胆囊大小、形态无明显变化,囊壁无增厚,未见明确黏膜及肌层回声(图6-16)。

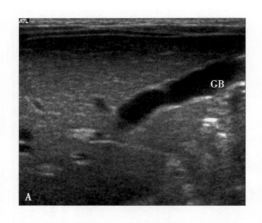

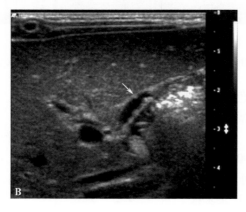

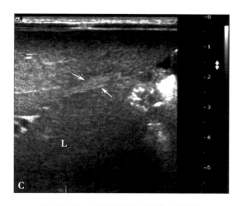

图 6-15 胆囊体积及形态异常

A. 胆囊(GB)体积正常;B. 胆囊(箭)体积小;C. 纤维条索样胆囊(箭)

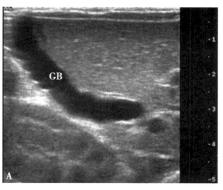

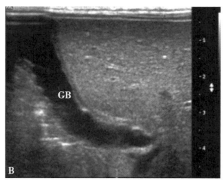

图 6-16 胆囊收缩异常

A. 哺乳前胆囊(GB);B. 哺乳后胆囊(GB)。哺乳前后胆囊大小形态无变化

注:胆囊形态、胆囊收缩功能及收缩后囊壁分层结构清晰显示是识别胆囊发育异常的重要依据。

（2）胆管异常:肝门部无正常肝总管结构,可见条索状、三角状高回声纤维块结构,少数可见与肝总管及左、右肝管不相通的囊肿回声（图6-17）。肝内格林森鞘囊可增厚,沿门静脉分支周围呈纤维条索样增强回声,部分肝内胆管局部呈小囊腔或串珠样改变（图6-18）。

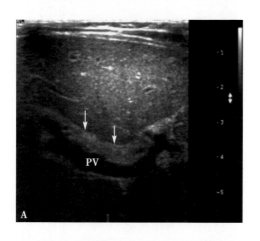

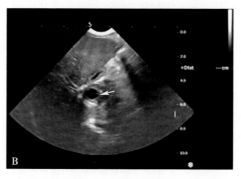

图6-17 肝门部胆管异常

A. 肝门纤维块（箭）,PV 为门静脉;B. 肝门部小囊肿（箭）

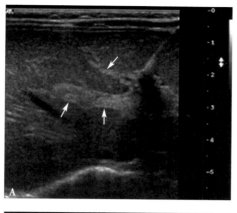

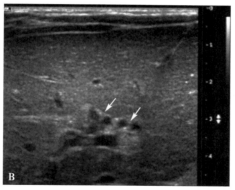

图 6-18 肝内胆管异常

A. 肝内格林森鞘呈纤维条索样(箭);B. 肝内胆管呈串珠样(箭)

（3）其他异常:①肝脏改变(肝纤维化或硬化)。②门脉高压:脾大、侧支循环形成(脐静脉开放)、腹水。

2. 彩色多普勒超声 肝固有动脉及门静脉增宽扭曲,二者平均流速之比均比正常明显增高;肝包膜下血流信号较丰富。

注:1. Alagile 综合征是以肝内叶间胆管缺如,伴或不伴有肝外胆管发育不良为病理特征的畸形综合征,可累及多个系统,包括胆汁淤积(96%)、心脏畸形(97%)、椎体畸形(51%)、眼睑异常(96%)等。与胆道闭锁鉴别诊断较为困难,

可结合其他并发畸形检查以明确诊断。

2. 胆道闭锁（囊肿型）与先天性胆管扩张症的鉴别诊断：二者肝门部均可见囊肿回声，鉴别关键点为胆道闭锁的囊肿与胆管不相通，胆囊形态僵硬，哺乳后胆囊无收缩，囊壁黏膜及肌层结构显示不清，肝内、外胆管呈纤维条索样变或小囊腔（图 6-19）。

3. 实时剪切波弹性成像（SWE）是一种用于评估组织硬度的非侵入性技术，能实时检测肝组织弹性模量值（单位 kPa），可定量评估肝纤维化及程度，已逐步应用于婴幼儿肝胆系统疾病的鉴别诊断及随访中（图 6-20）。

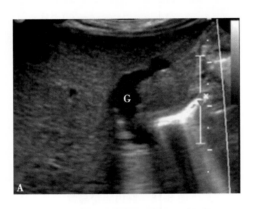

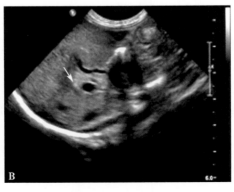

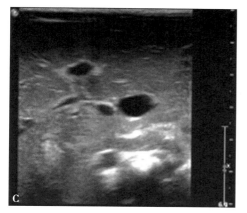

图 6-19　囊肿型胆道闭锁

A. 胆囊（G）形态异常；B. 肝门部胆管呈纤维块及小囊腔（箭）；C. 肝内胆管呈小囊腔（箭）

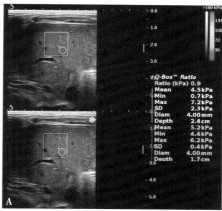

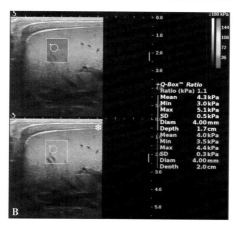

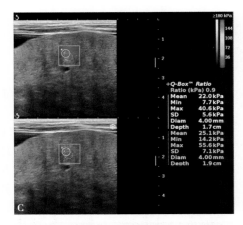

图 6-20 肝脏实时剪切波弹性成像

A. 正常肝脏 4.4kPa；B. 婴儿肝炎 4.5kPa；C. 胆道闭锁伴肝硬化 22kPa

（四）胆道炎症

1. **急性胆囊炎** 胆囊肿大，囊壁增厚呈"双边影"，胆囊周边水肿，囊腔内点、絮状低回声或胆泥形成。胆囊穿孔时，囊壁局部连续性中断或缺损，周围可见包裹性积液。彩色多普勒超声显示增厚的囊壁血流信号较丰富。

2. **慢性胆囊炎** 胆囊腔缩小或萎瘪，胆汁无回声区减小或消失，囊壁增厚、不光滑，部分可见结石声像。胆囊收缩功能减低。

3. **胆管炎** 以原发性硬化性胆管炎及反流性胆管炎多见。表现为肝内、外胆管壁增厚，胆管腔狭窄。可继发胆源性肝硬化及门脉高压。

（五）胆道结石

胆囊或胆管腔内可见强回声光团，以弧形或椭圆形多见，表面光滑，多伴后方声影，随体位改变而移动（图 6-21A）。

注：胆囊疏松型结石：儿童多有明显用药史，表现为胆囊内鹿角状、泥沙状弱回声，形态多不规则，表面不光整、松散，有漂浮感，无明显声影，随体位改变移动速度缓慢（图 6-21B）。此类型结石形成速度快，停药数周或数月后多自行消失。

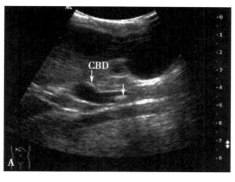

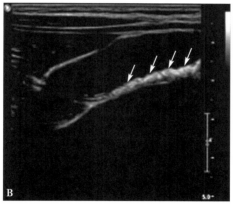

图 6-21　胆道结石

A. 胆管结石(箭),CBD 指胆总管;B. 胆囊疏松结石(箭)

(六)胆道蛔虫

胆囊或胆管腔内可见双线状高回声,实时动态观察部分可显示虫体蠕动;虫体横断面呈小环状强回声;伴胆囊增大,或胆总管及肝内胆管扩张(图 6-22)。

(七)胆道占位病变

1. 胆囊息肉　胆囊大小形态正常,囊壁可见单个或多个乳头状或桑葚状结节突入囊腔内,无声影,部分结节有蒂,不随体位改变而移动。彩色血流显示较大结节及蒂内可见血流信号。

2. 胆道横纹肌肉瘤　胆总管内低回声肿块,伴胆道系统扩张;肝内胆管内低回声肿块,可无胆道系统扩张。瘤体内可见液化坏死区。彩色血流显示瘤体内较丰富血流信号。

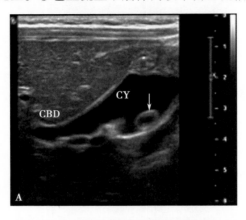

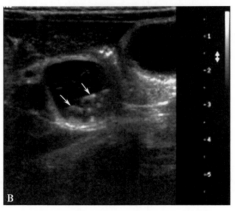

图 6-22　胆道蛔虫

A. 胆总管（CBD）囊性扩张（CY）伴蛔虫
（箭）；B. 囊状扩张内见多个蛔虫残体（箭）

第三节　脾　　脏

一、适应证

1. 不明原因左上腹部痛或腹部肿物。
2. 评估脾脏弥漫性肿大及程度、脾脏疾病疗效。

3. 腹部外伤,了解有无脾外伤及其程度。

二、检查技术

(一)检查前准备

以空腹检查为佳,不宜饱餐后检查;在左上腹肿物的鉴别诊断时,应空腹4~6小时,必要时饮水(婴幼儿饮奶),充盈胃腔后检查。

(二)患者体位

患儿多采用仰卧位,有时辅以右侧卧位。检查时患儿应充分暴露被检查部位。

(三)扫查方法

扫超顺序、切面及内容

1. 右侧卧位左侧第9~11肋间靠近腋后线,沿脾的长轴扫查显示脾脏的纵切面,选择脾最长径所在部位和有脾门血管处冻结图像,测量脾的长径和厚度。再做脾短轴切面扫查,观察脾轮廓回声,包膜有连续性,用彩色多普勒超声观察脾门血管及其向脾内的延伸。

2. 仰卧位前倾冠状切面扫查,更有利于观察膈肌周围、左下肺、胸腔积液和脾脏,可以弥补右侧卧位脾脏扫查的不足,尤其适合于危重受检者的检查。同时,利用前倾冠状扫查,以脾脏为声窗,还可以观察脾门血管及其足侧的胰尾部,有利于左肾和左肾上腺病或胰尾部病变鉴别。仰卧位在肋缘下扫查能更准确地判断脾肿大及其严重程度,仰卧位饮水后经腹纵切面、横切面和沿左肋缘斜切面扫查适合于观察脾脏与邻近器官如左肾、胰尾、胃和膈的关系。

(四)测量

径线测量脾脏大小与性别、身高和年龄相关。临床上超声评价脾脏大小,以长径和厚度较为常用。因为两径线与脾脏实际大小和重量相关性较好。

注:正常脾脏测量参考值:新生儿≤2cm×6cm(厚度×长径),1岁内≤2.5cm×7cm,学龄前≤3cm×9cm,学龄

后 ≤ 3.5cm×12cm。

三、正常超声表现

1. 脾纵切面形似半月形,膈面呈弧形线样结构,光滑而整齐,脏面略凹陷,可见脾门切迹,回声较强。彩色多普勒超声可见脾动脉向脾内延伸及脾静脉血流汇入门脉系统。

2. 脾实质呈弥漫的、均匀的细点状回声,回声强度与肝脏相近,比肾皮质回声稍强。

四、常见疾病

(一)副脾

1. 灰阶超声　副脾大小变化很大,从几毫米至几厘米,常见呈"圆形"或"椭圆形",回声与脾实质相似。

2. 彩色多普勒超声　副脾部分内部可见血流信号(图6-23)。

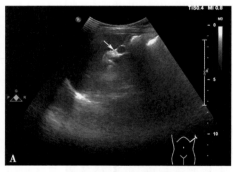

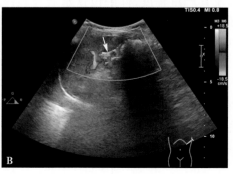

图6-23　副脾

A. 左侧肋间斜切,副脾呈圆形低回声(箭);B. 左侧肋间斜切,内部未见明显血流信号(箭)

（二）脾囊肿

1. 灰阶超声　脾内出现无回声区,囊壁菲薄、光滑,边缘锐利,后壁和后部组织回声增强。

2. 彩色多普勒超声　脾脏囊肿内无血流信号（图6-24）。

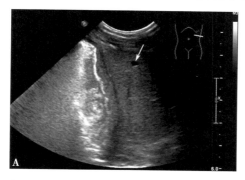

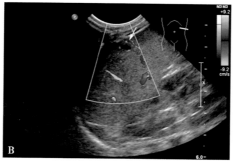

图6-24　脾囊肿

A. 左侧肋间斜切,脾脏上极可见一个无回声区（箭）;B. 左侧肋间斜切,无回声区内未见明显血流信号（箭）

（三）脾血管瘤

1. 灰阶超声　多见海绵状血管瘤,一般为低回声肿物,均匀或欠均匀,边界较清（图6-25A）;少见毛细血管瘤,呈高回声,边界较清,体积较小。

2. 彩色多普勒超声　较大的低回声肿物可见较多的血流信号（图6-25B）。

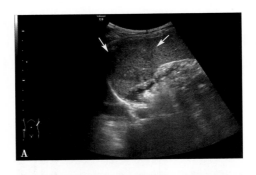

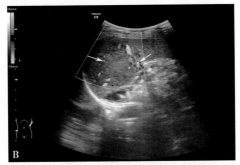

图 6-25　脾血管瘤

A. 左侧肋间斜切,脾脏上极可见一稍低回声区(箭);B. 左侧肋间斜切,低回声内及周围可见明显血流信号(箭)

(四)脾外伤

1. 灰阶超声　脾脏内可见片状不均匀偏高回声,包膜下可见不规则无回声区。脾脏包膜连续性部分中断。或脾脏周围可见不规则无回声区。

2. 彩色多普勒超声　脾脏破裂处无或少见血流信号(图6-26)。

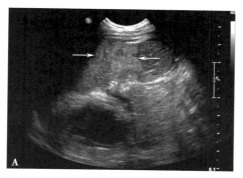

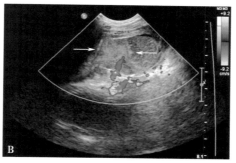

图 6-26 脾外伤

A. 左侧肋间斜切,脾脏下极可见一个片
状高回声区(箭);B. 左侧肋间斜切,高回
声内未见明显血流信号(箭)

第四节 胰 腺

一、适应证

1. 上腹痛、特别是前胸或后背痛的患儿。
2. 胰腺的先天性疾病、感染性疾病、肿瘤性疾病及外伤后。

二、检查技术

(一)检查前准备

患儿最好空腹 8 小时以上,必要时饮水 100~300ml 改善透声情况,根据患儿年龄大小饮水量不同。

（二）扫查方法

患者体位

（1）一般采用仰卧位,确定位于胰腺后方并与其平行的无回声的脾静脉,显示胰腺颈部和体部。

（2）左侧卧位肝左叶作为透声窗轻轻向尾部倾斜显示胰头钩突部和颈部。必要时采用水或胃窗造影剂充盈胃和十二指肠,即服用水或胃窗造影剂 100~300ml,10 分钟后检查。

（3）右侧卧位:胰尾部体积较大,形态变异较多,需探头适当加压脾脏做透声窗可较好的显示胰尾冠状切面。

（三）顺序

1. 横断扫查　在第 1~2 腰椎水平横切,显示胰腺长轴。

2. 纵断扫查　分别沿下腔静脉、门静脉、肠系膜上静脉、腹主动脉纵切,依次显示胰腺头、颈、体部。

3. 补充扫查　为弥补横断扫查不足,可采用转换体位,经脾脏、左肾为透声窗,做纵、斜断面扫查,显示胰腺全貌。

（四）切面

1. 胰腺长轴切面　探头于上腹部横切,使患儿采用右低左高位(约 15°~30°角)显示胰腺头部、体部及其后方脾静脉的长轴切面。

2. 胰腺短轴切面　剑突下纵切自右向左,沿下腔静脉长轴、肠系膜上静脉长轴、腹主动脉长轴显示胰腺头、颈、体部短轴。

3. 胰腺冠状切面　左低右高位,以脾脏和左肾作为透声窗,显示胰腺尾部。

（五）观察内容

1. 胰腺实质回声和胰头、颈部、体部及尾部的前后径,主胰管及径线。

2. 胰腺囊性病变的囊壁厚薄,其内是否有分隔及其血流情况。

3. 胰腺肿瘤的部位、大小、边界、有无浸润及与周围重要血管的关系等。

注:正常胰腺厚度测量参考值:头体尾在新生儿 0.5 ~ 1.5cm、0.5 ~ 1cm、0.5 ~ 1.5cm,1 岁内 1 ~ 2cm、约 8cm、0.8 ~ 1.5cm,10 岁内 1.5 ~ 2cm、约 1cm、1.5 ~ 2cm,10 岁后 1.5 ~ 2.5cm、0.8 ~ 1.5cm、1.5 ~ 2.5cm

三、正常超声表现

上腹部横切面显示小儿胰腺的长轴,呈蝌蚪状,位于上腹正中部,正常的主胰管超声难以显示,胰腺边界清,后方平行条状无回声为脾静脉,颈部后方为肠系膜上静脉横断面(图6-27);经脾区肋间斜切面或冠状切面可显示胰尾部。胰腺回声稍强于肝脏,分布均匀。

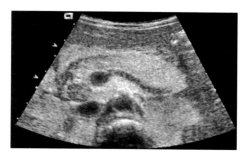

图 6-27　正常小儿胰腺　长轴切面

四、常见疾病

(一)环状胰腺

1. 灰阶超声

(1)胰腺将十二指肠降部环绕,致后者发生不同程度狭窄,分为完全型和不完全型,前者胰腺全周性环绕十二指肠,后者约环绕 2/3 或 4/5 周。

(2)患儿在喂奶后显示胃、十二指肠球部管腔扩张,降部狭窄,胰腺组织回声向十二指肠前壁方向延伸;胰体、尾部未见异常,主胰管无扩张(图 6-28)。

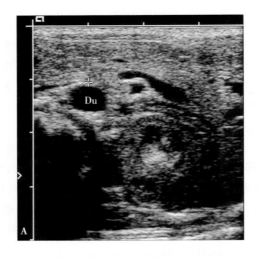

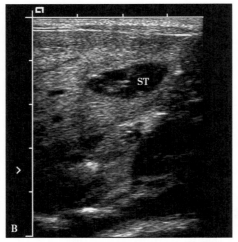

图 6-28　环状胰腺

A. 胰腺(量标)自前向后"伸入"十二指
肠水平部(Du)与 SMA 之间;B. 同一病例
的胃(ST)轻度扩张,胃内容物积存

2. 彩色多普勒超声　环状胰腺与肠系膜上动脉及静脉的
位置关系正常,二者无"螺旋征"。

注：

1. 该病为胰腺先天性发育畸形，常合并十二指肠闭锁、肠旋转不良、先天愚型等；新生儿期即可出现十二指肠完全性梗阻。

2. 主要症状为出生后持续性呕吐、黄疸；十二指肠不完全性梗阻时，表现为间歇性呕吐，呕吐物多呈带酸味的宿食。

3. 先天性肠旋转不良患儿亦可表现为呕吐，可见十二指肠球部、降部均扩张，胰头部显示清楚。肠系膜上动脉及静脉位置异常，肠系膜根部呈"螺旋征"，中央为动脉、外周为静脉血流环绕。

（二）胰腺囊肿

1. 灰阶超声

（1）胰腺真性囊肿发生在胰腺内，一般较小，多呈类圆形，壁薄，有时可见胰管扩张（图 6-29A）。少见的先天性多囊胰可同时合并多囊肝、多囊肾等。

（2）假性囊肿常见于胰腺前方，一般较大，可为圆形或不规则形，边界光滑或毛糙，囊壁厚薄不一（图 6-29B）。合并感染、出血时囊内有光点或沉积物回声。

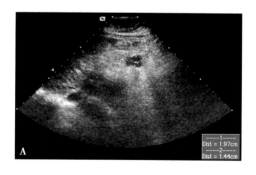

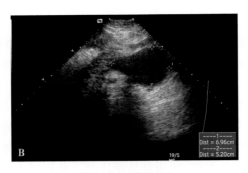

图6-29　胰腺囊肿

A. 胰腺真性囊肿:胰腺体部见一19mm×
14mm无回声区(量标),边界清,透声好;

B. 胰腺假性囊肿:胰腺尾部见一65mm×
52mm无回声区,边界清,透声好

(3)囊腺瘤可显囊壁可见乳头状结构,呈高或中等回声,部分可见钙化灶。

2. 彩色多普勒超声　囊肿内无血流信号。

注:

1. 该病分真性与假性两类。多见后者,位于胰体或胰尾部。囊壁由肉芽组织、纤维蛋白及含铁血黄素构成。约60%由外伤引起,30%为出血性胰腺炎后遗症,在超声引导下抽液或置管引流治疗胰腺假性囊肿可取得满意效果。胰腺真性囊肿少见,较常见为增殖性囊肿,如胰腺囊腺瘤、囊腺癌等,其次为因胆道结石、慢性胰腺炎等阻塞胰腺管形成的潴留性囊肿,最少见的为先天性多囊胰。

2. 鉴别诊断①肠系膜囊肿:壁薄且光滑的囊性肿块,囊内透声佳,形态规则,呈圆形或椭圆形。②肠重复畸形:双层壁厚的囊性肿块,囊内透声佳,呈圆形、椭圆形或管形。囊壁有血流信号。

（三）胰腺炎

1. 灰阶超声

(1)水肿型急性胰腺炎表现胰腺弥漫性肿大,边界模糊,回声减低,因小儿胰腺腺泡内脂肪成分比成人相对较少,故使回声较成人胰腺炎更低(图6-30A)。

(2)出血坏死型胰腺炎时胰腺不规则肿大,或者缩小,边缘轮廓不清,内部回声强弱不均,呈片状回声增强或减弱,或散在液化无回声区,胰腺周围出现积液(图6-30B)。

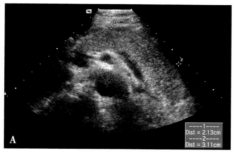
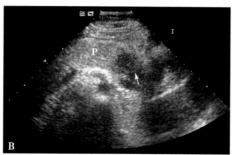

图6-30 急性胰腺炎

A. 胰腺明显肿大,胰颈厚约21mm,胰尾部厚约31mm;B. 胰尾部坏死渗出呈低回声(箭),边界欠清,内见光点回声;P为胰体

(3)部分病例可有小网膜囊、左肾上极内侧肾周间隙积液。当病变呈化脓性改变时,病变内见散在细小点状回声。大量的渗液、出血可包裹形成胰腺假性囊肿。

2. 彩色多普勒超声

(1)水肿型胰腺炎时胰腺后方脾静脉和门静脉血流变细

或显示不清。

（2）坏死型胰腺炎时假性囊肿形成后体积一般较大，与胰腺关系密切，囊腔内无血流信号，胰腺后方脾静脉血流信号受压变细移位。

注：

1. 小儿急性胰腺炎的病因主要为胰腺先天性发育畸形和胆道疾病，因胰液排出不畅或胆汁流入引起。流行性腮腺炎的病毒或胰腺外伤等也可引起胰腺炎。

2. 小儿胰腺炎常表现为急性、自限性过程，转为慢性胰腺炎者较少。出血坏死性胰腺炎患儿很快出现休克。

3. 由于皮下脂肪被胰液分解导致背部、臀部皮肤出现棕黄色或蓝色瘀斑称为 Gray-Turner 征，脐部及腹部皮肤出现蓝色或青紫色瘀斑称 Cullen 征。

4. 白细胞总数和中性粒细胞明显升高，血尿淀粉酶升高。

5. 怀疑急性期胰腺炎时建议 CT 进一步检查。

6. 插入胃管引流后有利于超声检查。

（四）胰腺肿瘤

1. 胰母细胞瘤

（1）灰阶超声

1）胰母细胞瘤分为背侧、腹侧两种类型。背侧者肿块常位于胰头部，包膜完整，常使十二指肠圈扩大，临床经过较好。腹侧者肿瘤常位于胰体尾部，无包膜，生长隐匿，预后不良。

2）瘤体呈分叶状或结节状，低或中等不均匀回声，内可见散在细小或斑片状钙化。

3）当肿瘤压迫胆总管时可见肝内外胆管扩张，胆囊增大。可见后腹膜淋巴结转移。

（2）彩色多普勒超声

1）肿瘤边缘及内部可见少许血流信号。

2）当肿瘤较大时可使肠系膜动静脉、腹腔动脉或脾静脉移位或受压。

注：

1. 该病少见，多为 10 岁以下儿童，男性多于女性。其预后比成人胰腺癌较好。腹部肿块为主要表现，同时伴有腹痛、体重下降和食欲减退，肿块质地坚硬。

2. 胰头部肿瘤压迫胆总管可导致黄疸，血甲胎蛋白（AFP）可增高。

2. 胰岛素瘤 或称 β 细胞瘤，亦称内源性高胰岛素血症。

（1）灰阶超声：肿瘤常位于胰腺体尾部，呈圆形或椭圆形低回声肿块，内部回声较均匀，边界清晰，大小一般在 10～20mm 之间。

（2）彩色多普勒超声：肿瘤血供不丰富，病灶内仅见星点状血流信号。

注：

1. 该病多数为良性，恶性者占 10%～16%，好发于胰腺体尾部。

2. 典型临床表现为 Whipple's 三联征（胰岛素三联征）：饥饿或活动后突然发生低血糖或昏迷；急性发作时血糖低于 50mg/dl；口服或注射葡萄糖后症状立即消失。

3. 尽可能利用胃作为透声窗，腹壁薄的小儿可用较高的频率探头。并注意要使探头向胃底方向扫查或通过脾区肋间斜切面或冠状切面扫查，以利肿瘤显示。

五、诊断注意事项

1. 胰腺为腹膜后器官，位置深在，当胃肠气体较多难以显示时，需要探头多切面、多角度、适当加压显示其全貌。

2. 儿童急性胰腺炎早期因症状不明显常常被临床忽视，易出现休克，当超声无法显示胰腺时应结合血尿淀粉酶水平及建议 CT 进一步检查。

第五节　门　静　脉

一、适应证

1. 慢性肝、胆疾病,特别合并脾脏大、血小板减少。
2. 不明原因呕血、黑便或腹水。
3. 不明原因肝功能异常。
4. 怀疑肝性脑病、肝肾综合征、肝肺综合征。
5. 门静脉高压术后。

二、检查技术

(一)检查前准备

患者空腹 4~6 小时,安静状态;婴幼儿不能安静配合者,需应用镇静剂。

(二)患者体位

1. 仰卧位。
2. 左侧卧位　主要用于扫查门静脉右支的分支及肝右叶。

(三)扫查方法

1. 顺序

(1)肝脏、脾脏。

(2)门静脉系统:门静脉主干及左、右分支;脾静脉、肠系膜上静脉、肠系膜下静脉。

(3)门-体静脉侧支循环。

(4)肝静脉、下腔静脉。

(5)腹腔积液情况。

(6)评价门静脉高压术后效果:首先扫查门-体分流吻合口或搭桥血管,后按上述顺序进行扫查。

2. 切面

(1)右肋缘下纵斜切面:是观察肝门部门静脉主干、测量门静脉主干内径及血流速度的主要切面(图 6-31、图 6-32)。

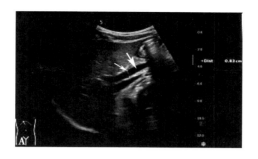

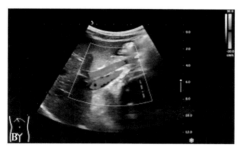

图 6-31 正常门静脉主干

A. 右肋缘下纵斜切面,门静脉主干内径
测量:门静脉主干内径为(+……+)之间
距离,肝动脉与门静脉的交叉点(细白
箭),门静脉(粗白箭);B. 右肋缘下纵斜
切面,门静脉主干血流,肝动脉与门静脉
的交叉点,门静脉

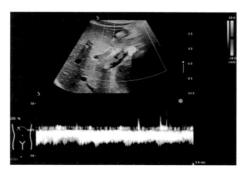

图 6-32 正常门静脉主干血流流速测量 右肋缘下纵斜切面

（2）右肋间斜切、横切多切面：观察肝门部门静脉主干（图6-33）、门静脉右支及分支（图6-34）；观察肝门部门静脉主干周围的侧支血管。

（3）右肋缘下斜切多切面：观察肝门部门静脉主干及左、右分支（图6-35）等，观察肝右、中、左静脉（图6-36）。

（4）剑突下横切多切面：观察门静脉左支横部、矢状部及分支（图6-37），肝圆韧带内再通的脐旁静脉，肝左、肝中、肝右静脉，观察肝外的胰后方脾静脉长轴（图6-38），肠系膜上静脉短轴，以及两者汇合处至肝门部的门静脉主干。

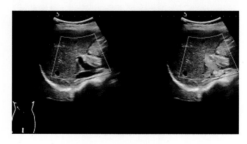

图6-33　正常门静脉主干血流　右肋间斜切面

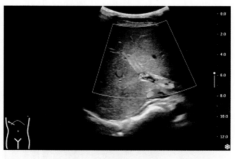

图6-34　正常门静脉右支及分支血流　右肋间斜切面

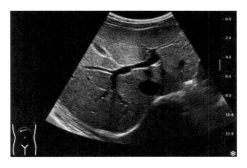

图 6-35　正常门静脉左支及右支　右肋缘下斜切面

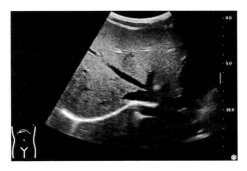

图 6-36　正常肝静脉　右肋缘下斜切面

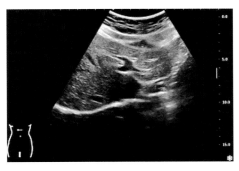

图 6-37　正常门静脉左支矢状部及分支　剑突下横切面

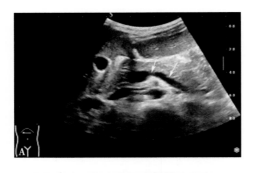

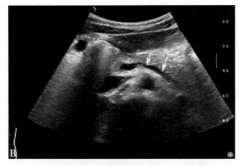

图 6-38 正常脾静脉内径随深呼吸的变化

A. 剑突下横切面,吸气时,脾静脉(箭)扩
张;B. 剑突下横切面,呼气时,脾静脉
(箭)萎瘪

(5)剑突下矢状切多切面:观察门静脉左支矢状部,肝圆
韧带内再通的脐旁静脉(图6-39),观察肝左叶后下、胰头、胃
小弯之间的胃左(冠状)静脉曲张(图6-40),肝左叶后、近膈
肌食管与胃贲门交界处的食管胃底静脉曲张(图6-41)以及观
察下腔静脉。

(6)左侧腋中线与腋后线矢状切面、横切面:观察脾脏静
脉、以及脾门与左肾前的脾-肾间侧支血管(图6-42)。

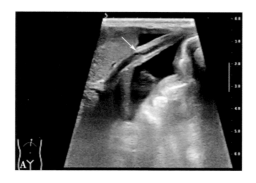

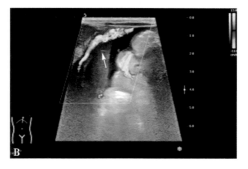

图 6-39　门静脉高压侧支循环:脐旁静脉再通

A. 剑突下矢状切面,再通的脐旁静脉(箭)内径大于 3mm;B. 剑突下矢状切面,再通的脐旁静脉内为离肝血流(箭)

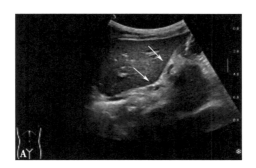

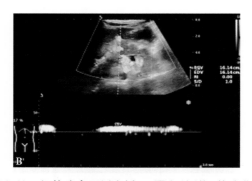

图 6-40 门静脉高压侧支循环:胃左(冠状)静脉曲张

A. 剑突下矢状切面,曲张的胃左(冠状)静脉(细白箭)内径>4mm;B. 剑突下矢状切面,曲张的胃左(冠状)静脉内呈红蓝相间血流信号

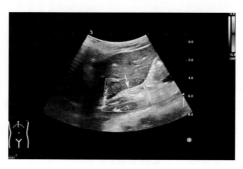

图 6-41 门静脉高压侧支循环:食管胃底静脉曲张

剑突下矢状切面显示曲张的食管胃底静脉内呈红蓝相间血流信号(箭)

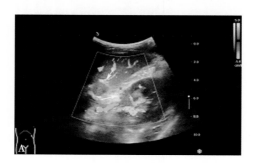

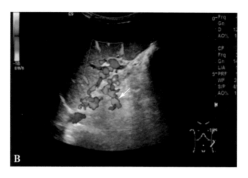

图 6-42　门静脉高压侧支循环:脾、肾侧支循环血管

A. 左侧腋中线与腋后线横切面,脾肾侧支血管(箭);B. 左侧腋中线与腋后线矢状切面,脾肾侧支血管(箭)

(四)观察内容

1. 灰阶超声

(1)肝脏大小、实质回声及肝脏表面。

(2)脾脏大小。

(3)门静脉系统血管管腔通畅情况:有无狭窄、栓塞等。

(4)门静脉系统血管内径有无增宽,脾静脉、肠系膜上静脉内径随深呼吸的变化幅度有无减小。

(5)门-体静脉侧支循环(最常见且超声最易识别的结构):脐旁静脉再通、胃左(冠状)静脉曲张、胃底食管静脉曲张、脾-肾静脉侧支血管及门静脉主干周围侧支血管。

(6)肝静脉、下腔静脉的通畅情况:有无狭窄、闭塞、栓塞等。

(7)腹腔积液情况。

(8)分流术后吻合口或 Rex 旁路术后搭桥血管的通畅情况。

2. 多普勒超声

(1)彩色多普勒:门静脉系统、肝静脉及下腔静脉血管充盈状态;门静脉系统、侧支循环的血流方向(入肝或离肝血流);分流术吻合口或 Rex 旁路术搭桥血管内有无血流、血流方向。

(2)频谱多普勒:门静脉主干、脾静脉血流流速度。分流术吻合口、Rex 旁路术搭桥血管桥内血流流速。

(五)测量

(1)门静脉主干内径及血流速度:右季肋斜切面,显示门静脉纵轴(下腔静脉纵轴的前方),在与肝动脉的交叉点或门静脉左、右支分叉上游≥2cm 处测量内径:内前壁至内后壁的距离(图 6-31A)。该处测量血流速度(图 6-32)。

(2)脾静脉:在近脾门部 1~2cm 处测量脾静脉内径及血流速度;在胰头后方的脾静脉长轴切面观察脾静脉内径随深呼吸的变化情况(图 6-38)。

(3)肠系膜上静脉:在其与脾静脉汇合处前约 1cm 处,测量其内径。

(4)肝静脉血流速度:取样容积放在离下腔静脉至少 2cm 处的肝静脉腔内。

门静脉主干内径与年龄、体重、身高呈正相关。不同年龄组正常儿童门静脉内径参考值见表 6-1。

小儿门静脉最大血流速度的测量受多种因素的影响,儿童目前尚无明确的正常值。

表 6-1　正常儿童门静脉参考值(单位 cm)

	主干	左支矢状部	右支
新生儿	3.23±0.42	3.69±0.48	2.98±0.46
>1 月~1 岁	3.54±0.44	3.99±0.33	3.16±0.40
>1~3 岁	4.50±0.64	4.82±0.61	4.14±0.71
>3~7 岁	5.39±0.83	6.18±0.86	4.79±0.89
>7~13 岁	7.77±1.76	8.03±1.87	7.22±1.61

三、正常超声表现

1. 灰阶超声　门静脉主干由肠系膜上静脉与脾静脉在胰头背侧汇合而成,主干在肝门处分为左、右两支入肝,右支呈"Y"字走行;左支呈"工"字走行,管壁稍厚,回声稍高(图6-35)。脾静脉、肠系膜上静脉内径随深呼吸而变化:深吸气时扩张,深呼气时萎瘪(图6-38)。

2. 彩色多普勒超声　门静脉系统血流均呈入肝血流(图6-31、图6-33)。门静脉主干频谱多普勒呈单相、低速连续性、平直或波浪样波形(图6-32),血流速度受呼吸的影响,吸气时流速降低、呼气时增快。

四、门静脉高压超声诊断

首先进行门静脉高压诊断,然后进行其病因诊断(病因分为肝前性、肝内性、肝后性)。

(一)门静脉高压超声表现及诊断

1. 脾脏肿大。

2. 门静脉、脾静脉、肠系膜上静脉扩张。

3. 脾静脉、肠系膜上动脉内径随呼吸的变化减小。

4. 门静脉主干血流流速减小。

5. 门静脉主干血流随呼吸的波动性减小。

6. 门静脉系统内的离肝血流。

7. 门-体静脉系统侧支循环形成

(1)脐旁静脉再通:肝圆韧带全程出现管状无回声,始于门静脉左支囊部、经前腹壁至脐部,内径>3mm(图6-39A);脐旁静脉内为持续的离肝血流(图6-39B),由门静脉左支囊部直至腹壁。

(2)胃左(冠状)静脉曲张:胃左静脉内径>4mm,呈"串珠状",呈红蓝相间血流信号(图6-40)。

(3)胃底食管静脉曲张:曲张的食管胃底静脉呈迂曲或蜂窝状无回声或低回声结构;呈红蓝相间血流信号(图6-41)。

（4）脾-肾静脉侧支血管：脾门区则显示"串珠样"扩张血管断面，呈红蓝相间的血流信号（图6-42）。

（5）门静脉主干周围侧支血管：门静脉主干多条葡行的侧支血管，彩色多普勒呈红蓝镶嵌的彩色网（图6-43B），频谱多普勒显示为入肝或双向的连续低速门静脉血流频谱。

注：腹腔积液。脾脏大是门静脉高压最敏感的征象，但缺乏特异性；第2~5条均有较高的特异性，可强烈提示门静脉高压；第6、7条的特异性均接近100%，具备其中一条即可诊断门静脉高压；不同病因分别可致肝前性、肝内性、肝后性门静脉高压，侧支循环表现有所不同，其中脐旁静脉再通是肝内性门静脉高压的主要诊断依据。

（二）门静脉高压病因的超声诊断

1. 肝前性门静脉海绵样变性

（1）灰阶超声：肝门部或肝内门静脉狭窄或闭塞，代之以多条葡行的侧支血管（图6-43A）。早期肝脏大小、回声无明显异常。

（2）彩色多普勒超声：葡行的侧支血管血流方向不一，形成红蓝镶嵌的彩色网（图6-43B）。侧支血管内为入肝或双向的连续低速门静脉血流频谱。

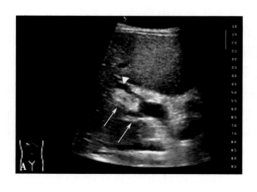

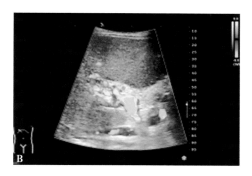

图 6-43　门静脉主干海绵样变性

A. 右肋间斜切面,门静脉主干狭窄(三角),侧
支血管(箭);B. 右肋间斜切面,侧支血管内血
流方向不一,呈红蓝镶嵌的彩色网

2. 肝内性门脉高压　胆道闭锁合并肝脏纤维化、肝硬化;
肝豆状核变性合并肝硬化等,前者见第六章第二节"四(三)
胆道闭锁"、第一节"四(五)肝豆状核样变性"。

3. 肝后性门脉高压　布加氏综合征

(1)灰阶超声:肝静脉狭窄、闭锁,或管腔内栓塞,病变的
肝静脉远端扩张。肝脏增大,尾叶增大为其特征。

(2)彩色多普勒超声:阻塞或闭塞的肝静脉血流消失,无
阻塞的肝静脉段,肝静脉失去脉动性、血流反向或湍流,肝内
的肝静脉之间形成交通支。

五、门静脉高压术后疗效评价

(一)分流术吻合口通畅的超声征象

1. 直接征象　吻合口处血流为由门静脉系统流向体循环
系统的高流速湍流,吻合口处血流可表现为与下腔静脉同步
的相位性波形;当湍流流速达 100～150cm/s 时,可能提示吻
合口狭窄。

2. 间接征象

(1)门静脉系统血流流向吻合口:门静脉、肠系膜上静脉-

下腔静脉侧侧分流术后,门静脉左、右分支内出现离肝血流;近端脾-肾分流术后:脾静脉内为离肝血流;远端脾-肾静脉分流术后,脾静脉血流呈与下腔静脉同步的相位性波形。

（2）脾脏缩小。

（3）侧支静脉的内径减小、数量较少。

（4）腹水减少。

当吻合口处血流不能直接显示时,可通过间接征象评估吻合口通畅情况。

（二）Rex 旁路术搭桥血管通畅的超声征象

1. 直接征象　搭桥血管内呈无回声,血管内血流无充盈缺损,无湍流血流。

2. 间接征象

（1）门静脉左支血流持续向右门静脉流入。

（2）脾脏缩小。

（3）侧支静脉的内径减小、数量较少。

（4）腹水减少。

六、诊断注意事项

1. 超声是疑似门静脉高压症患者的首选影像学检查;有门脉高压症临床症状的患者,多普勒超声检查能对大多数进行病因分类。

2. 早期门静脉高压超声表现不明显,后期才出现有诊断价值的超声表现,无超声表现也不能排除门静脉高压。

3. 门脉高压的多个征象的组合能提高超声多普勒诊断的准确性。

4. 超声诊断门静脉高压症的局限性:主要是不能得到一幅完整的门静脉系统及侧支循环的影像。

第七章 胃 肠 道

第一节 适 应 证

1. 患儿有腹痛、呕吐、血便、营养不良、完全或不完全肠梗阻等消化道症状。

2. 体检或其他影像检查方法发现有胃肠道疾病。

3. 产前检查有胃肠道异常。

4. 术前诊断和术后随访。

第二节 检 查 技 术

一、检查前准备

胃、小肠及结肠超声检查需空腹准备,新生儿禁食4小时,婴幼儿禁食6~8小时。结肠及周围病变检查前开塞露排便或清洗结肠。对于哭闹剧烈的患儿可镇静后检查,口服10%水合氯醛,0.5ml/kg。

二、患者体位

胃肠道检查时,患者取仰卧位,充分暴露腹部。

三、扫查方法

(一)顺序

1. 胃的扫查从贲门开始,沿胃底、胃体至幽门部顺序扫查。

2. 自幽门之后依次检查十二指肠球部、降部、水平部及升部,观察十二指肠走行有无异常,十二指肠降部与胰头的位置关系,肠腔内有无膈膜。

3. 之后顺序观察空、回肠、结肠、阑尾等部位有无病变。

（二）切面

检查时纵、横及斜切面相结合,必要时重复 1～2 次,发现病变时再集中多切面观察。

（三）内容

1. 观察胃肠道与周围脏器和组织结构的解剖关系,从而对其部位做出准确判断。

2. 观察胃肠道有无病变,病变位置、类型,有无累及周围组织。

3. 动态观察胃肠道蠕动情况,了解病变对胃肠道功能的影响,有无消化道梗阻。如发现梗阻征象,要仔细寻找梗阻点。

4. 观察胃肠道病变血流的情况。

第三节　正常超声表现

正常贲门位于膈下,空腹时胃内无明显滞留液,幽门管通畅,十二指肠不扩张,十二指肠空肠曲位于左上腹。胃壁可分辨五层结构,肠壁可分辨三层结构,低回声肌层清楚。通常小肠为萎瘪状态,可少量积气或积液。十二指肠壁、空肠及回肠壁厚度差异不大,十二指肠降段黏膜皱襞稍明显,空肠皱襞较回肠略明显,二者无法显示确切分界。回肠末端局部肠壁黏膜下淋巴组织丰富,肠壁较其余小肠壁略厚。肠系膜正常很薄,仅在系膜根部容易观察。

第四节 常见病变

一、先天性肥厚性幽门狭窄

灰阶超声

1. 幽门肌层增厚,短轴切面呈现较均匀的低回声,似"面包圈"样改变,测量肌层厚度≥4mm(图7-1B)。

2. 长轴切面可见幽门管长度≥16mm,可以显示肥厚环肌的纹理,形态类似成人子宫颈长轴切面(图7-1A)。

3. 幽门管腔狭小,观察数分钟仅可见少许或无胃内容物通过幽门管,未能观察到幽门管正常蠕动开放。

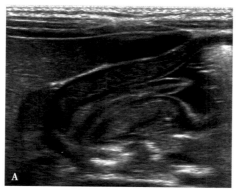

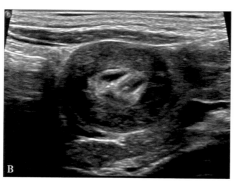

图7-1 先天性肥厚性幽门狭窄

A. 幽门长轴切面图;B. 幽门短轴切面图

二、十二指肠闭锁或狭窄

（一）灰阶超声

1. 膈膜表现为肠腔内浮动的带状等回声,偶因肠腔内容物通过可显示膈膜上孔隙(图7-2A、B)。

2. 胃腔充盈扩大,幽门可持续开放,梗阻近端十二指肠明显扩张,部分可见逆蠕动及十二指肠-胃反流。

3. 膜式狭窄远端肠腔细小,气液含量明显减少;而十二指肠闭锁远端肠管萎瘪。

（二）彩色多普勒超声

膈膜上可显示点条状血流信号(图7-2C)。

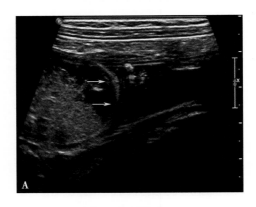

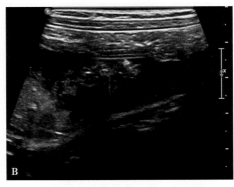

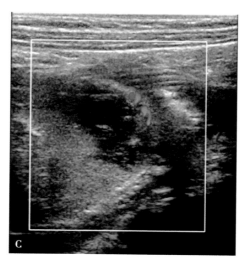

图7-2 十二指肠膜式狭窄

A. 十二指肠水平部膈膜（箭）；B. 偶见少许肠管内
容物通过膈膜上的小孔；C. 膈膜上显示的血流信号

三、环状胰腺

灰阶超声

1. 胃及近端十二指肠扩张，十二指肠降部突然变细，并与
胰头关系密切（图7-3A）。

2. 胰头形态失常，呈钳样半包绕十二指肠降部，有时十二
指肠边缘可见菲薄的胰腺组织环绕（图7-3B）。

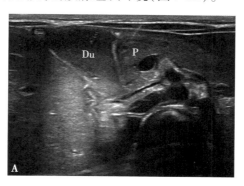

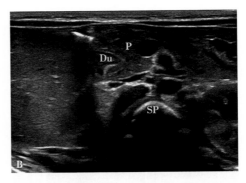

图 7-3 环状胰腺

A. 十二指肠近端扩张;B. 胰头半包绕十二指肠降部致梗阻。Du:十二指肠;P:胰腺;SP:脊柱

3. 远端十二指肠空虚,仅见少量肠内容物通过。

注:环状胰腺超声图像往往欠清晰,多数不能清晰显示包绕的胰腺组织,且常伴胰腺形态变异。环状胰腺的诊断不能仅凭胰头形态异常,需要结合间接征象进行综合判断,后者主要包括十二指肠梗阻点/水平偏高、肠腔内无膈膜及与胰头关系密切等。

四、先天性肠旋转不良

(一)灰阶超声

1. 中肠扭转　肠系膜及肠系膜上静脉围绕肠系膜上动脉旋转所形成的一个螺旋状包块,其在探头移动时可有明显的旋转感,典型病例可以形成“漩涡”征(图 7-4A)。并且根据旋转情况的观察,超声可以大致判断 SMV 围绕 SMA 所旋转的度数。

2. 异常腹膜索带压迫　索带本身不易探查显示,超声可见到异常扩张积液的肠袢,可确定梗阻部位。

(二)彩色多普勒超声

中肠扭转时可显示为红蓝相间的环绕血流(图 7-4B)。

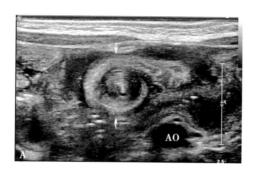

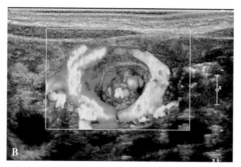

图 7-4　先天性肠旋转不良

A. 中肠扭转形成的"漩涡"征(箭);B. 红蓝相间的环绕血流。AO:腹主动脉

五、小肠闭锁

灰阶超声

1. 梗阻(闭锁)平面以上肠管积液扩张(图 7-5A)。

2. 梗阻(闭锁)平面小肠萎瘪、僵硬,典型者呈"苹果皮"或"小麻花"样外观。回盲部呈"蘑菇头"样改变(图 7-5B)。

3. 梗阻(闭锁)平面以下肠腔萎瘪,回肠闭锁时可见胎儿型结肠表现,即两侧腹可看到萎瘪细小的升、降结肠,肠腔内无明显气体及肠内容物(图 7-5C)。

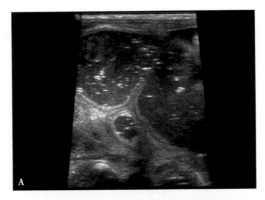

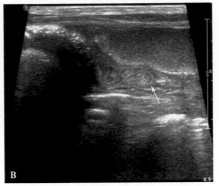

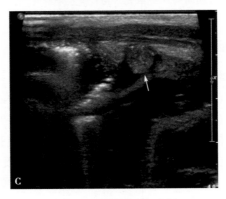

图7-5 先天性回肠闭锁

A. 左中上腹部小肠扩张;B. 右下腹回盲部及末端回肠萎瘪,呈"小麻花"样改变(箭);C. 结肠萎瘪,肠腔内没有气体,呈胎儿型结肠改变(箭)

注:小肠闭锁在胚胎早期由于消化道空化不全造成,男性略多于女性。小肠闭锁是新生儿完全性肠梗阻的重要原因,严重威胁新生儿健康,早期诊断与及时的外科治疗是提高新生儿存活率的关键。患儿生后即有呕吐、腹胀、未排胎便。

六、胎粪性腹膜炎

灰阶超声

1. 小肠梗阻表现,即近端小肠扩张,张力增高(图 7-6A)。

2. 胎粪包裹段形成的包块及蛋壳样钙化,包裹性积液等(图 7-6B)。

3. 病变远端肠管萎瘪,结肠萎瘪,呈现"胎儿型结肠"表现(图 7-6C)。

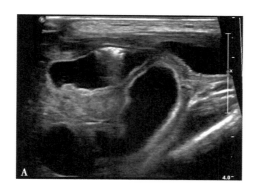

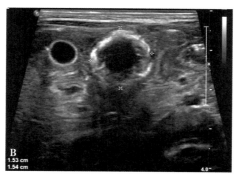

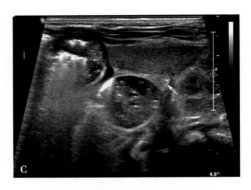

图 7-6 胎粪性腹膜炎

A. 小肠积液扩张；B. 中腹部胎粪包裹段，可见肠壁回声增强伴环形钙化（量标）；C. 除可见扩张的小肠外，结肠脾曲可见萎瘪细小的结肠（箭）

注：胎粪性腹膜炎是新生儿常见的急腹症之一。往往由于某种原因（肠闭锁、肠狭窄）导致的肠道穿孔，胎粪进入腹腔引起化学性腹膜炎肠粘连，进而导致肠梗阻引起呕吐等症状。

七、结核性腹膜炎

灰阶超声

1. 早期渗出型仅表现为腹腔游离液体伴肠管塌瘪。

2. 当形成渗出及广泛粘连时则具有特征性的结核性腹膜炎的超声表现，其典型特征为沿肠间隙走行广泛的低回声带，横切可见"蛋壳样"包绕肠管的低回声，肠壁增厚，堆积粘连在一起呈"脑回征"（图 7-7）。

3. 大网膜增厚，回声不均，呈饼状。

4. 腹腔局部偶可见包裹性积液，内伴较多分隔。

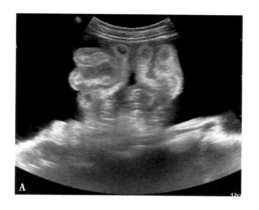

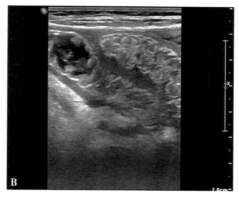

图 7-7 结核性腹膜炎

A. 腹腔小肠普遍堆积粘连,腹腔大量积液;B. 高频探头显示堆积的肠管肠壁增厚,肠间纵切呈"脑回样"低回声带包绕

注:结核性腹膜炎是结核杆菌感染腹膜所致,多见于3岁以上患儿,可以是全身血行播散的一部分,或肠系膜淋巴结结核、泌尿生殖系统结核、肠结核蔓延所致。临床表现分3型:①渗出型;②粘连型;③干酪溃疡型,3种类型常混合存在。

八、消化道重复畸形

（一）灰阶超声

1. 典型的囊肿型重复畸形的超声表现为腹腔内囊性包块，边界清，壁较厚，似同肠管壁，用高频探头仔细观察可发现囊壁呈三层，即"强、弱、强"回声（图 7-8）。

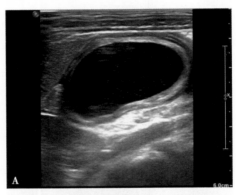

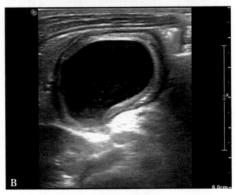

图 7-8 回盲瓣上囊肿型肠重复畸形

A. 囊肿长轴纵切；B. 囊肿短轴横切

2. 囊肿内通常透声佳呈无回声或见少许细小点状回声，囊肿多为单房，罕有分隔。

3. 管状型有时超声诊断困难，仅表现为一萎瘪的黏膜增厚的肠管。

（二）彩色多普勒超声

彩色多普勒超声囊壁内可见血流信号。

注：消化道重复畸形是一种少见的胚胎发育畸形，可发生于口腔至肛门的任何部位，以回盲部最为常见，常发生于系膜，因常因合并异位胃黏膜而引起多种并发症，是导致消化道出血的首要原因。肠重复畸形基本病理类型可分为肠内囊肿型、肠外囊肿型、管状型，其中肠外囊肿型最多见，约占80%。

九、梅克尔憩室

（一）灰阶超声

1. 脐水平可见一黏膜增厚回声增强的小段管道结构，边界清晰，长度多2~3cm，呈花瓣样、管条状包块（图7-9）。

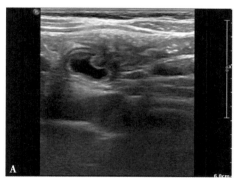

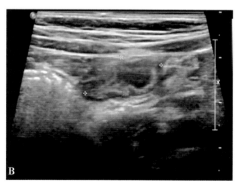

图7-9 梅克尔憩室

A. 憩室短轴切面；B. 憩室（量标）长轴切面

2. 形成囊肿时,囊壁可见分层样回声,合并异位胃黏膜时可见囊壁增厚,厚达3~5mm,黏膜回声增强更明显。

3. 憩室内合并出血时可见囊内伴有絮状或细小点状回声。

4. 憩室继发肠套叠时,往往空气或水压灌肠无效,需手术治疗。

(二)彩色多普勒超声

囊壁内可见血流信号。

注:梅克尔憩室一般发生于距离回盲部40~60cm的回肠系膜对侧,与肠腔相通。梅克尔憩室炎有时与阑尾炎不易鉴别,需要注意观察阑尾的情况。

十、坏死性小肠结肠炎

(一)灰阶超声

1. 肠壁均匀性增厚,右下腹回肠末端多见,厚>2mm,伴有肠壁回声减低(图7-10A)。

2. 黏膜下及浆膜下可见点状、簇状积气,有时可见门静脉积气。

3. 有时右下腹可见肠壁增厚的基础上形成的粘连包块。

4. 后期肠坏死时可有肠壁回声增强,肠壁僵硬伴有肠壁积气(图7-11)。

5. 肠狭窄时可见肠梗阻征象,肠穿孔时可见腹腔分布肠内容物及腹腔积液。

(二)彩色多普勒超声

病变肠壁及系膜可检出较丰富血流信号(图7-10B),肠坏死时无明显血流信号。

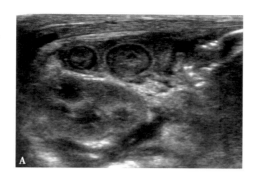

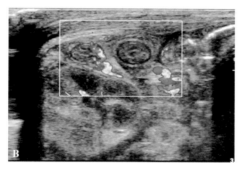

图 7-10 坏死性小肠结肠炎(炎症期)

A. 右下腹回肠远端可见多发肠壁增厚,回声减低;B. 肠壁及系膜显示丰富血流信号

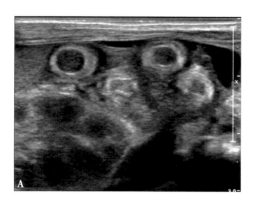

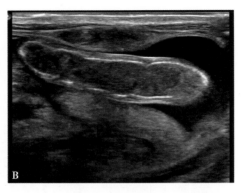

图 7-11 坏死性小肠结肠炎(坏死期)

A. 右下腹及盆腔可见多个肠段肠壁增厚，回声增强，肠间可见积液；B. 肠壁增厚的基础上可见肠管僵直，拟诊肠坏死

注：坏死性小肠结肠炎绝大多数都发生于早产儿，病情发展迅速，超声未发现阳性征象时，不能完全除外坏死性小肠结肠炎的可能，可短期内复查。

十一、肠套叠

(一)灰阶超声

1. 所有类型肠套叠均表现为横切面呈"同心圆""面包圈"征，纵切面呈"套筒"征。套叠内部伴有淋巴结肿大时，同心圆呈偏心状(图 7-12)。

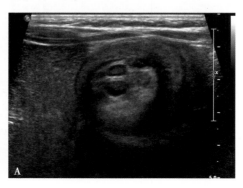

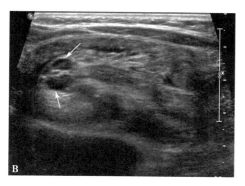

图 7-12　回结型肠套叠

A. 右上腹可探及同心圆包块；B. 纵切呈套筒征，套叠内可见多个肿大淋巴结（箭）

2. 小肠套叠直径较小，内可见小肠系膜套入呈"新月"征（图 7-13）。

3. 回结型肠套叠合并肠坏死时可见肠壁增厚、水肿，套入部伴有积液。

4. 结结型肠套叠多发生于左侧腹，套叠包块的直径往往较大，内部回声较杂乱，通常为继发性肠套叠。

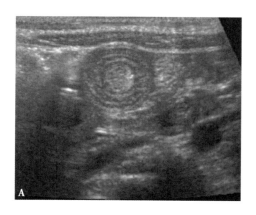

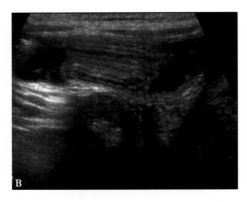

图 7-13 小肠套叠

A. 横切面呈"靶环征",直径约 2.1cm,内可见反折的小肠系膜呈新月形;B. 纵切呈"套筒征",长约 3.5cm;为暂时性小肠套叠,观察一小时排便后套叠自行复位

5. 继发性肠套叠除具有原发性肠套叠的表现外,还可以在套叠的颈部或内部发现附加占位性病变的回声,不同疾病诱发的肠套叠具有各自特征性的超声表现(图 7-14)。

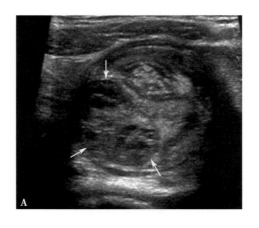

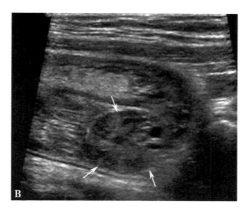

图 7-14 息肉继发肠套叠

A. 横切面呈"靶环征",内可见一低回声团伴筛网状液性区,拟诊息肉(箭);B. 纵切呈"套筒征",并可见息肉位于套叠头端(箭)

(二)彩色多普勒超声

肠套叠患儿往往哭闹,彩色多普勒应用受限,但在继发性肠套叠或回结型肠套叠合并肠坏死时具有一定的意义。肠坏死时往往套入部及鞘部血流信号显示减少或消失。

注:小肠套叠分为暂时性小肠套叠和持续性小肠套叠,前者多为肠蠕动紊乱所致,往往不需要灌肠治疗即可复位。持续性小肠套叠往往包块较大,但外层鞘部仍为小肠,套叠长度较长而且走行扭曲、成角。有时可见套叠持续时间较长导致肠壁缺血、坏死,需要手术治疗,灌肠复位无效。

十二、过敏性紫癜

灰阶超声

1. 肠壁增厚,水肿,增厚往往为肠壁全层增厚,厚 6~8mm,重症可达 1cm 以上,回声减低(图 7-15)。

2. 横切面呈"面包圈征",纵切面黏膜呈"花瓣样"。

3. 受累肠管主要位于左侧腹部空肠区。

4. 严重时,盆腹腔可见积液。

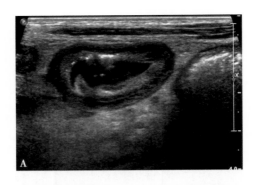

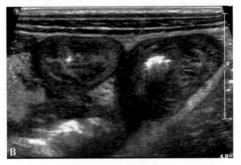

图 7-15 腹型过敏性紫癜

A. 左侧腹肠壁增厚,回声减低,呈水肿样
改变,厚约 8mm,呈"面包圈"征;B. 多发
小肠壁增厚、水肿

注:当腹痛患儿超声发现肠壁增厚水肿时,应注意患儿身上是否有出血点,这是支持腹型紫癜的有力证据。有的病例腹部征象早于皮肤紫癜出现,需要跟阑尾炎相鉴别,临床上把紫癜误诊为阑尾炎的情况不少见,此时超声诊断很重要,能避免不必要的手术。

十三、炎症性肠病

灰阶超声

1. 溃疡性结肠炎的超声表现为乙状结肠及部分直肠肠壁增厚,回声减低,结肠肠壁僵硬,典型者呈"铅管样"改变(图 7-16)。

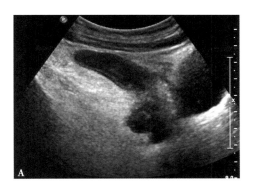

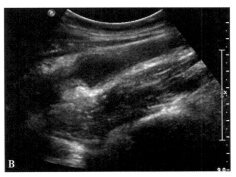

图 7-16 溃疡性结肠炎

A. 左下腹乙状结肠及直肠肠壁增厚,回声减低;B. 降结肠受累,呈典型的"铅管样"改变

2. 克罗恩病的超声表现为末端回肠及结肠肠壁增厚,增厚肠壁多呈均匀性低回声。典型者在增厚肠壁的基础上伴有肠腔内多发结节样突起,呈"鹅卵石"样外观(图 7-17)。

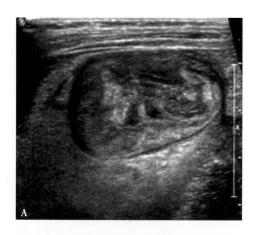

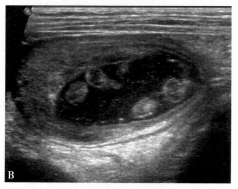

图 7-17 克罗恩病

A. 右下腹盲肠肠壁增厚;B. 肠腔内可见
多个结节,呈现典型的"鹅卵石"样外观

　　注:炎症性肠病为累及回肠、直肠、结肠的一种特发性肠
道炎症性疾病,主要包括溃疡性结肠炎和克罗恩病。溃疡性
结肠炎是结肠黏膜层和黏膜下层连续性炎症,病变通常先累
及直肠,逐渐向全结肠蔓延,乙状结肠及直肠常受累明显。克
罗恩病为肠道慢性肉芽肿性炎症,可累及肠道任何部分,以末
段回肠及右半结肠多见。病变可单发或多发,常累及数段
肠管。

十四、阑尾炎

灰阶超声

1. 正常阑尾　小儿阑尾长约 5.0～10.0cm，短轴外径 <6mm，壁厚小于 2mm。声像图显示为一条细长的盲管，可盘曲，阑尾腔或萎瘪或充盈高回声的粪渣及少量积气，阑尾壁层次清晰，周围系膜不厚（图 7-18）。

2. 阑尾炎

（1）阑尾增粗，短轴外径>6mm。部分病例可表现为仅盲端增粗（图 7-19）。

（2）阑尾张力较高，形态僵硬，纵切面似腊肠状，短轴呈"双环"征，管腔较多积脓时更加明显。探头加压后压痛明显，而阑尾形态无明显改变（图 7-20）。

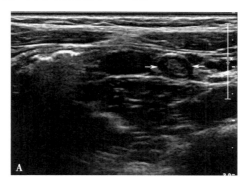

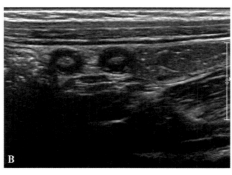

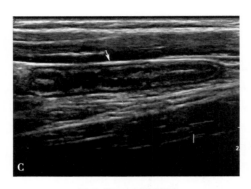

图 7-18 正常阑尾

A. 正常阑尾短轴切面图(箭);B. 正常阑尾盘曲,同时显示 2 个短轴切面;C. 正常阑尾长轴切面图(箭)

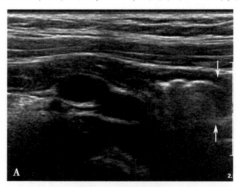

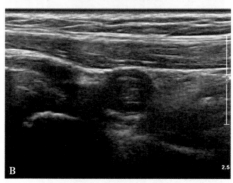

图 7-19 急性单纯性阑尾炎

A. 阑尾长轴切面图,仅盲端(箭)略增粗;B. 短轴切面图,阑尾稍增粗,周围系膜稍厚

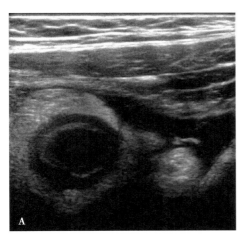

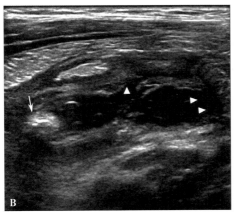

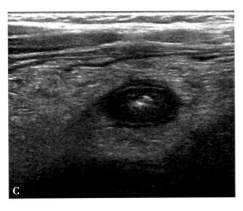

图 7-20　急性化脓性阑尾炎

A. 短轴切面图,显示阑尾增粗,壁增厚,腔内积脓,周围系膜增厚包裹,并可见炎性渗出;B. 阑尾穿孔,阑尾近端可见粪石回声(箭),远端壁局部回声中断(三角);C. 阑尾周围系膜明显增厚,术后病理证实为坏疽性阑尾炎

（3）有时阑尾近端腔内可见到呈弧形强回声的粪石，后方伴声影，远端肿胀明显。

（4）阑尾周围系膜可有不同程度增厚、包裹。

（5）髂窝处或肠间隙可有少量积液。

（6）周围可见肿大的淋巴结。

（7）阑尾穿孔时显示阑尾壁模糊，偶尔可于阑尾壁破损处见点状回声流动，其周围见无回声。阑尾腔多张力不高，阑尾周围及局部肠间隙可见不规则的条片状低回声，系膜明显肿胀、增厚，可见形态不规则的脓肿形成，以非均质回声包块为主，偶见形成囊状改变，阑尾可显示不清（图7-21）。脓肿包块可位于盆腔、腰部及肝下，少数可位于脐下或略偏左，偶见累及髂腰肌，女孩可与卵巢粘连。

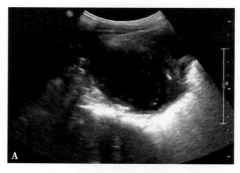

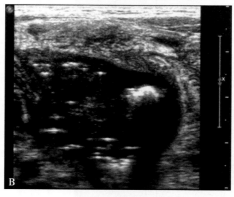

图 7-21　阑尾周围脓肿

A. 阑尾周围脓肿；B. 高频超声显示阑尾周围脓肿

注:探查时尽量追踪显示阑尾全程及盲端。因阑尾位置多变、部分儿童结肠内粪块及气体较多、肥胖儿童腹壁较厚等因素影响,少部分正常阑尾可能显示不清。如有肠旋转不良、内脏反位等情况,阑尾可位于左侧腹部。

十五、先天性巨结肠

灰阶超声

1. 典型巨结肠表现为宽大的乙状结肠及部分降结肠明显扩张,内伴较多气粪混杂的高回声,后方衰减。各组小肠形态良好,无明显扩张(图7-22)。

2. 不典型巨结肠超声诊断困难,需要结合钡灌肠检查。

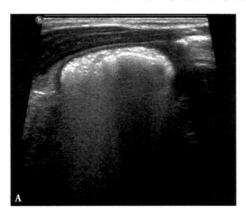

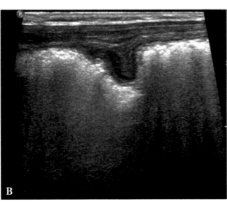

图7-22 先天性巨结肠

A. 乙状结肠及降结肠明显宽大,内伴较多气粪混杂的高回声,后方衰减;B. 扩张的结肠局部肠壁可见"驼峰样"痉挛段肠管

注：先天性巨结肠通常在生后1~6天表现为急性肠梗阻、呕吐腹胀、排便延迟。其病理改变为狭窄段肠管无神经节细胞从而造成病变肠管及内括约肌缺乏正常的蠕动功能，导致功能性肠梗阻。全结肠型巨结肠整个结肠呈痉挛状态，表现为低位小肠梗阻征象，结肠细小萎瘪，此型巨结肠需与小肠闭锁相鉴别。

十六、幼年性息肉

（一）灰阶超声

1. 幼年性息肉超声表现为肠腔内低回声结节伴有筛网状无回声，同时伴有蒂样结构的结节样突起突向肠腔内，典型者呈现"蘑菇征"（图7-23A）。

2. 合并肠套叠时，除了可探及肠套叠的"同心圆"及"套筒"征外，还可在套叠的套入部或内部见到上述息肉结节。是学龄儿继发性肠套叠的主要病理性诱发原因。

（二）彩色多普勒超声

息肉血运显示丰富，呈"树枝状"（图7-23B）。

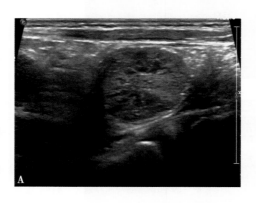

A

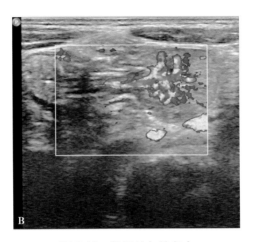

图7-23　结肠幼年性息肉
A. 降结肠与乙状结肠交界处可见中等回声团,边界清,内伴小液性无回声区;
B. 病变内丰富的"树枝状"血流信号,并可见蒂血流

注:儿童幼年性息肉是较常见的小儿消化道占位性病变,好发在学龄前及学龄儿童,发生率1%。儿童肠道息肉分两类:错构瘤样息肉、腺瘤样息肉,错构瘤样息肉更为多见,且多见于小儿。错构瘤样息肉又分为幼年性息肉和黑色素斑点-胃肠道多发息肉综合征(P-J综合征),而腺瘤样息肉多见于成人。P-J综合征为常染色体显性遗传性疾病,可见口腔黏膜、口唇、手掌、足底有黑色素斑,这种特征性的色素沉着是诊断本病的重要依据。胃肠道多发息肉、以空回肠最多见,而幼年性息肉好发生结肠和直肠。

十七、先天性肛门闭锁

灰阶超声

1. 直肠、乙状结肠明显扩张,张力增高,扩张肠管远端呈盲端。

2. 观察直肠盲端与耻尾线的位置关系,高位肛门闭锁位于耻尾线以上水平,低位肛门闭锁位于耻尾线以下水平,同时经肛门隐窝测量直肠盲端距肛门隐窝的距离(PP 值),高位肛门闭锁 PP 值大于 2cm,低位肛门闭锁 PP 值小于 2cm。

3. 高位肛门闭锁往往合并肛门括约肌发育不良或缺失(图 7-24A)。

4. 观察直肠远端至会阴部体表有无纤细瘘管,男孩注意有无直肠尿道球瘘,女孩注意有无直肠会阴瘘(图 7-24B)。

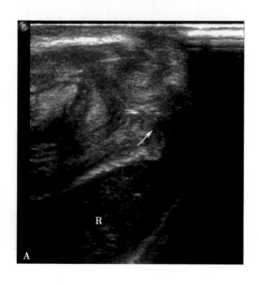

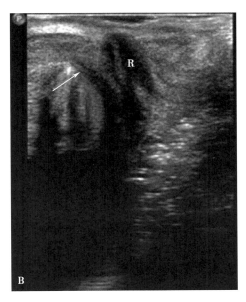

图 7-24　先天性肛门闭锁

A. 高位肛门闭锁(箭),同时肛门括约肌
发育缺失;B. 中低位肛门闭锁合并直肠
会阴瘘(箭);R 指直肠

第八章　泌　尿　系　统

第一节　肾　　脏

一、适应证

1. 出现血尿、腰背部疼痛或腹部肿块等与肾脏相关的症状或体征。

2. 实验室或其他影像学检查提示肾脏病变。

3. 泌尿外科术前、术中及术后评估。

4. 肾脏相关病变的超声随访及疗效评估。

5. 超声引导下肾肿瘤穿刺活检、肾囊肿穿刺抽吸、肾积水造瘘等肾脏介入性诊断和治疗。

6. 常规体检或筛查高危人群。

二、检查技术

（一）检查前准备

检查时患儿需保持安静,故对于新生儿和小婴儿,检查时可试着哺乳或给予安抚奶嘴;对于幼儿,可在家长的劝慰、安抚下进行检查;对于无法配合检查的婴幼儿,必要时需要镇静。

仅检查肾脏时一般无须特殊准备,当需评价肾盂病变或拟同时检查输尿管、膀胱、尿道时,要事先憋尿,待膀胱适度充盈后检查。

（二）患者体位

一般采用仰卧位，经侧腰部作肾脏冠状切面和横切面扫查。但为全面观察肾脏，通常检查时会采用联合体位，如俯卧位和左右斜位，即扫查右肾时通常结合左后斜位，扫查左肾时多结合右侧卧位。

（三）检查方法

1. 肾长轴扫查　经右侧腰部从冠状切面显示右肾，经左侧腰部从冠状切面显示左肾。获得肾脏声像图后，微调探头方位和角度，使扫查平面与肾长轴平行，并平行移动探头获得一系列肾长轴切面的图像，同时注意观察肾周组织。

2. 肾短轴扫查　在肾长轴扫查的基础上，探头旋转 90°，可显示肾短轴切面。平行移动探头向双肾两极扫查可获得一系列双肾短轴切面的图像，并注意观察肾周组织。在检查肾血管时，可在肾门部寻找肾静脉和肾动脉的长轴切面，肾静脉在前，肾动脉在后。

3. 肾脏测量

在肾脏冠状切面上测量肾脏最大长径，即肾脏上极外侧缘和下极肾轮廓线内侧缘之间的距离。

在肾门水平短轴切面上测量肾的横径，即肾脏轮廓线外侧缘至肾门内侧缘之间的距离；并在该切面测量肾的厚径，即从肾前缘至肾后缘之间的距离。

肾积水时，在肾门水平短轴切面测量肾盂内无回声区自前缘至后缘间的距离（前后径）为肾盂分离宽度。肾结石时测量结石最大径线。对于肾脏局灶性病变，测量病灶最大切面上的最大径及与之垂直的另一个径线。

三、正常超声表现

1. 肾脏位置、大小、形态

双肾正常位置位于双侧肾窝，左肾位于脾脏下方，右肾位于肝右叶下方，左侧肾脏位置略高于右侧肾脏。

小儿肾脏的大小随年龄增长而增大，其中 2 岁以内肾脏增大速度最快。左侧肾脏体积和长径略大于右侧肾脏。

新生儿肾脏形态呈分叶状,随着年龄增长肾包膜逐渐变平。小儿肾脏形态与所取的切面有关,肾脏在短轴切面在肾门处近似马蹄形,而在肾上极或下极处的短轴切面则呈卵圆形;肾脏纵切面呈椭圆形,但在经肾门的纵切面则呈类蚕豆形(图8-1)。

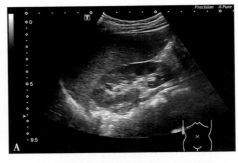

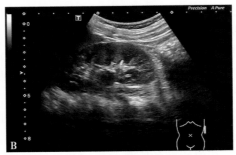

图 8-1　正常肾脏

A. 右肾;B. 左肾

2. 肾实质回声　肾实质位于肾包膜和肾窦之间,是由肾皮质和肾髓质构成。

小儿肾皮质回声与其年龄有关,在新生儿期,肾皮质回声强度稍增高,等同于肝脾实质回声,到出生6个月后,肾皮质回声逐渐减低,略低于肝脾回声,与成人接近。肾髓质回声均低于肾皮质,但各年龄髓质回声强弱有一定差异,其中新生儿肾髓质回声明显低于儿童和成人,此时的肾脏皮髓质分界明显;当出生12个月后肾髓质回声逐渐增高,接近肾皮质回声,但仍存在皮髓质分界。

3. 肾窦回声 新生儿、小婴儿肾窦脂肪含量少,肾窦回声增强不明显。随着年龄的增长,肾窦脂肪逐渐增多,回声也随之逐渐增高。

正常婴幼儿肾盂可略见分离,此时肾盂内可显示少量无回声区,但其前后径不超过 10mm,且肾盏未见扩张。

4. 肾血管 在肾门区,灰阶超声可显示无回声有管壁的肾动静脉结构;肾内血管纤细,灰阶超声一般不易显示。应用彩色多普勒超声可以显示肾内血流信号丰富,从肾动脉、段动脉、叶间动脉、小叶间动脉、弓状动脉均呈连续的树枝状血流分布。

四、常见病变

(一)先天性肾脏畸形

1. 肾不发育

(1)灰阶超声:肾不发育以单侧多见,即为先天性单肾缺如,其超声表现为仅见一侧肾脏组织回声,对侧肾窝内、全腹其他部位均未见另一肾脏组织回声;健侧肾脏代偿性增大,形态、结构未见异常(图 8-2)。双肾不发育超声表现为双肾在腹腔、盆腔及胸腔均不能显示。

(2)彩色多普勒超声:先天性单肾缺如患儿健侧肾脏内部可见正常血管树分布。

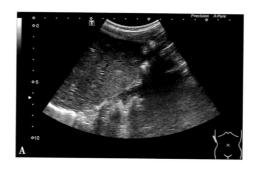

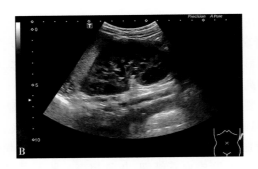

图 8-2 先天性单肾缺如

A. 右侧肾窝未见右肾组织回声;B. 左肾
代偿性增大,大小约 79mm×45mm,形态、
结构未见异常

2. 肾发育不良

(1)灰阶超声:肾发育不良的肾脏形态失常,体积缩小,肾
内结构不清,内可见多发大小不一的囊肿,囊肿外残留肾实质
无皮髓质结构,呈不均匀高回声。如整个肾发育不良,且以囊
肿占优势,则称为多囊性肾发育不良,其超声表现详见本节
"(六)多囊性肾发育不良"(图 8-3)。

(2)彩色多普勒超声:患肾内无明显血流信号显示。

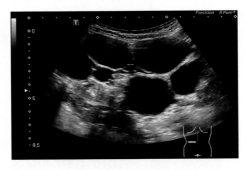

图 8-3 多囊性肾发育不良

右侧肾脏形态失常,内部无正常肾组织结
构,被大小不一的无回声囊性病灶所取
代,各囊之间互不相通

3. 肾发育不全

（1）灰阶超声：肾发育不全超声声像图仅表现为肾脏形态明显缩小，但肾内皮髓质回声基本正常（图8-4）。单侧肾发育不全的患儿，健侧肾脏往往呈代偿性增大。双侧肾发育不全者，两侧肾大小可不一致，且常合并慢性肾功能不全，超声声像图随肾功能不全加重也逐渐改变，最终呈典型的慢性肾病超声表现，即肾脏形态缩小，实质回声增强，皮髓质分界不清晰（图8-5）。

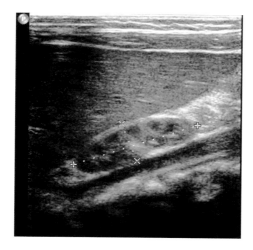

图 8-4　肾发育不全

肾脏形态缩小，大小约 31mm×10mm，肾内皮髓质回声基本正常

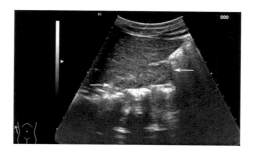

图 8-5　肾发育不全

右肾形态缩小，肾实质回声增强，皮髓质分界不清晰（箭头）

（2）彩色多普勒超声：单侧肾发育不全患儿患肾内血流信号分布尚正常。双侧肾发育不全者随病情进展，患肾内血流信号分布逐渐减少，肾动脉血流速度减低。

4. 融合肾

（1）灰阶超声：融合肾即两侧肾脏相融合，包括马蹄肾、团块肾、同侧融合肾及"S"形肾等，其中以马蹄肾最为常见，超声声像图表现为双肾肾门旋转朝向前方，双肾上极远离中线，下极向中线延伸，于腹部大血管及脊柱前方处相连接，呈低回声的峡部，部分患者峡部内可见高回声肾窦结构（图 8-6）。

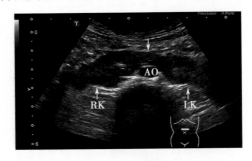

图 8-6　马蹄肾

双肾下极于腹部大血管前相连接，呈低回声的峡部（箭头）；AO：腹主动脉；RK：右肾；LK：左肾

（2）彩色多普勒超声：双肾内血流信号呈树枝样分布，峡部血流信号与正常肾脏相似。

5. 异位肾

（1）灰阶超声：患侧肾窝未见肾脏结构，可在腹腔、盆腔、胸腔或其他部位内见到肾脏组织样回声（图 8-7）。异位肾常伴有肾发育不全和肾旋转不良，超声表现为患肾体积小，肾门位置异常，但肾内结构基本可辨，可见正常的皮质、髓质及肾窦回声。

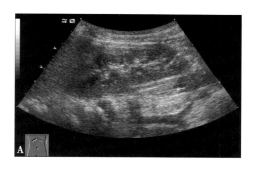

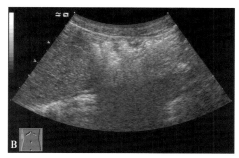

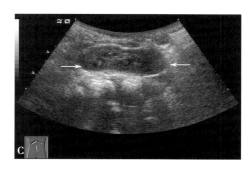

图 8-7 异位肾

A. 左肾位于左侧肾窝，大小约 78mm×25mm；B. 右侧肾窝未见肾脏回声；C. 于腹腔中部见异位肾，大小约 51mm×14mm（箭头）

（2）彩色多普勒超声：异位肾内可见正常分布的血流信号，并可追踪显示异位肾的血供来源。

6. 肾旋转不良

（1）灰阶超声：正常肾脏的肾门指向腹内侧，肾旋转不良时肾门指向异常，多朝向前方，其超声声像图表现为肾门位置位于肾轮廓的前方，靠近腹壁并偏向外侧（图8-8）。

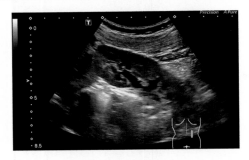

图8-8 肾旋转不良

右肾旋转不良，右侧肾门指向前方，伴轻度肾积水

（2）彩色多普勒超声：肾门血管相应向前向外移位，肾内血流信号与正常肾脏相似。

7. 重复肾

（1）灰阶超声：肾脏增大，形态正常或失常，肾内可见上下两个相互独立的肾窦回声，称为上肾部及下肾部，其大小比例可从1:5至1:1不等，但一般上肾部较小，仅占全肾的1/4~1/3，上肾部与下肾部之间的肾包膜上可显示切迹。重复肾可伴或不伴积水，合并肾积水时多为上肾部积水，积水严重时肾皮质菲薄，仅在肾上极见到一个球形无回声区，颇似肾囊肿（图8-9）。重复肾与重复输尿管畸形伴发，超声可见相应的重复输尿管声像图表现。

（2）彩色多普勒超声：重复肾仅有一组肾蒂血管，肾内血流信号呈树枝样分布。重复肾伴肾积水时，肾内血流信号随积水程度的增加相应减少。

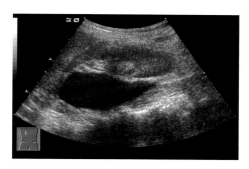

图 8-9 重复肾

左侧重复肾,左上肾重度积水,肾皮质菲薄,上肾盂肾盏明显扩张呈囊肿样改变

（二）肾结石

1. 灰阶超声 肾结石的典型超声声像图表现为肾盂、肾盏内团状强回声后方伴声影,可伴或不伴肾积水。较小的肾结石可能表现为点状强回声而无声影,多位于肾小盏的后部,若不伴肾积水时容易被肾窦回声掩盖（图 8-10）。

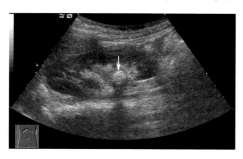

图 8-10 肾结石

左肾盂内见团状强回声,后方伴声影（箭头）

2. 彩色多普勒超声 部分结石周边或后方可见彩色镶嵌的多普勒快闪伪像。

（三）肾盂输尿管连接部梗阻

1. 灰阶超声 肾盂输尿管连接部梗阻是导致小儿肾积水的常见原因,肾积水超声表现为肾窦回声分离,呈具有饱满感的无回声区。肾积水按积水程度分为轻度积水、中度积水和重度积水,其相应的声像图特征如下:①轻度肾积水超声显示肾盂扩张,或伴有肾盏轻度扩张呈窄带状或菱角形,肾脏大小正常,肾实质回声正常(图8-11);②中度肾积水超声显示肾盂肾盏扩张呈烟斗形或花朵形,肾脏轻度增大,肾实质稍变薄(图8-12);③重度肾积水超声表现肾盂肾盏显著扩张呈调色碟形或巨大囊肿样改变,肾脏明显增大,肾实质变薄甚至呈纸样或膜样(图8-13)。

　　肾盂输尿管连接部梗阻主要由肾盂输尿管连接部狭窄引起,此外,也可由肾盂输尿管连接部息肉和结石引起。肾盂输尿管连接部狭窄时,超声表现为患侧肾盂输尿管连接部变细呈"鸟嘴样"改变,其远端输尿管无扩张,膀胱回声正常(图8-14)。其所致肾积水程度与狭窄程度和持续时间有关,可表现为轻度、中度和重度的肾积水声像图改变。肾盂输尿管连接部息肉超声表现为肾盂输尿管连接部管腔内可见低回声肿块,附着于管壁并向管腔内突起,肿块边界清楚,形态尚规则,内部回声尚均匀。如息肉蒂长,在输尿管蠕动时可见息肉沿蠕动波方向摆动(图8-15)。患侧肾脏一般呈轻度或中度积水,重度肾积水者少见。肾盂输尿管连接部结石表现为肾盂输尿管连接部弧形或团状强回声,后方伴声影;结石近端肾盂扩张,远端输尿管无扩张、膀胱回声未见异常。由于输尿管结石临床表现为血尿和腰痛,患儿得以早期就医,因而肾脏常呈轻度肾积水超声声像图改变(图8-16)。

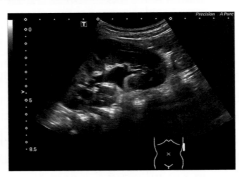

图 8-11　轻度肾积水

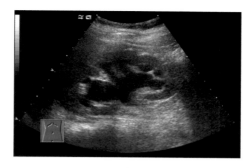

图 8-12　中度肾积水

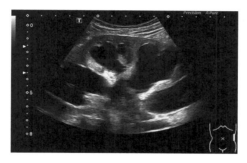

图 8-13　重度肾积水

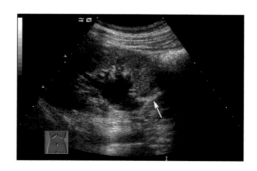

图 8-14　肾盂输尿管连接部狭窄

左侧肾盂输尿管连接部变细呈"鸟嘴样"
改变(箭头),其远端输尿管无扩张,左肾
呈轻度肾积水声像图改变

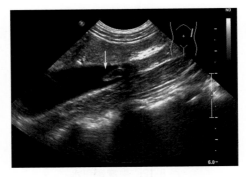

图 8-15　肾盂输尿管连接部息肉

左侧肾盂输尿管连接部见条状低回声(箭头)

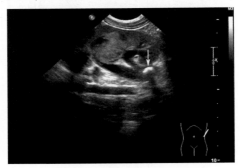

图 8-16　肾盂输尿管连接部结石

左侧肾盂输尿管连接部见团状强回声(箭头),左肾呈轻度肾积水声像图改变

2. 彩色多普勒超声　肾盂输尿管连接部梗阻致轻度肾积水时,患肾实质内血流信号无明显改变,但可伴阻力指数升高;中-重度肾积水时,患肾实质内血流信号减少、阻力指数明显升高。

(四)常染色体隐性遗传多囊性肾病

1. 灰阶超声　双肾体积明显增大,双肾实质尤其是髓质回声呈弥漫性不均匀性增强,而肾包膜下的肾皮质回声呈一微薄的低回声环,这也是该病特征性声像图表现。由于囊性结节微小,采用频率较高的探头扫查可见无回声的微小管状

囊性结节。此外,由于该病可同时累及肾脏和肝脏,患儿可伴
随门静脉壁增厚、肝回声增强、肝内胆管扩张等超声声像图表
现(图 8-17)。

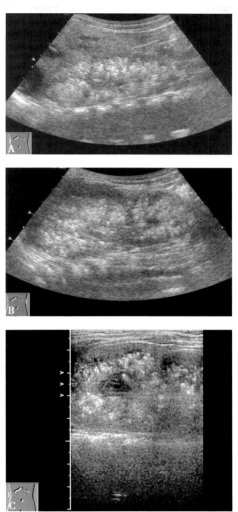

图 8-17　常染色体隐性遗传多囊性肾病

A、B. 双肾体积增大,双肾内弥漫密布点状强回声,
肾包膜下可见呈低回声环的肾皮质(A. 右肾,B. 左
肾);C. 频率较高探头可显示髓质内微小管状囊腔

2. 彩色多普勒超声 双肾实质几乎无彩色血流信号显示。

注：患儿可伴有6号染色体异常；父母常无相关病史，但必然有携带遗传基因者；其兄妹发病率为25%。

（五）常染色体显性遗传多囊性肾病

1. 灰阶超声 肾脏形态改变和增大程度取决于病程的长短和病变的严重程度。早期肾脏仅轻度增大，轮廓可保持规则。随年龄增长，囊肿增多增大，肾体积明显增大，形态不规则，肾表面凹凸不平。双侧肾脏囊性病变的数量可从几个到无数个甚至布满双肾，其严重程度可表现为双肾对称或不对称。孤立囊性病灶的声像图呈圆形或椭圆形无回声区，界清、壁薄，后方回声增强，而弥漫分布于整个肾脏的囊性病变常因互相挤压、重叠，表现为无数大小不等、形态欠规则的无回声区（图8-18）。部分新生儿和婴儿患者超声表现可仅为双肾明显增大、肾实质回声增强，这主要是肾内无数微小囊肿之囊壁构成的超声反射界面。此外，由于本病为累及全身的系统性病变，故超声检查时可发现并存的多囊肝、多囊脾等肾外脏器囊性病变。

2. 彩色多普勒超声 双肾实质几乎无彩色血流信号显示。如患肾残留较多肾实质，则肾实质内可见少量血流信号。

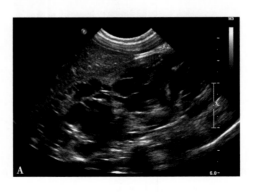

A

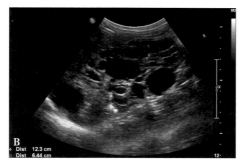

图 8-18 常染色体显性遗传多囊性肾病
A、B. 双肾增大,肾内多发大小不等囊肿,
肾内正常结构消失(A. 右肾,B. 左肾)

注:患儿可伴有 16 号或 4 号染色体异常;至少父母一方患有本病,兄妹发病率为 50%。

（六）多囊性肾发育不良

1. 灰阶超声 肾脏体积增大或缩小,形态失常,内部无正常肾组织结构,被大小不一的无回声囊性病灶所取代,囊性病灶可呈多发性及多房性,各囊之间互不相通(图 8-3)。同侧输尿管常不能显示,少数病例可伴巨输尿管、输尿管囊肿等输尿管畸形超声声像图改变。对侧肾脏常表现为代偿性增大,结构正常。但约 20%~50% 的多囊性肾发育不良患儿可伴发对侧的膀胱输尿管反流、重复肾、肾盂输尿管连接处梗阻和原发性巨输尿管等发育异常,超声扫查可见相应的泌尿系畸形超声表现。

2. 彩色多普勒超声 患肾内无彩色血流信号显示。

（七）肾髓质钙质沉着症

1. 灰阶超声 肾髓质钙质沉着症多发生于高钙血症患者,常与甲状旁腺功能亢进症、原发性肾小管酸中毒和慢性肾小球肾炎等疾病并存。肾髓质钙质沉着症发病初期超声表现为肾锥体边缘回声增强呈强回声环,肾锥体中心区为正常低回声。随病情进展,钙质沉着的增加,整个肾锥体逐渐变为团状强回声,围绕肾窦呈放射状排列,后方常无声影,但严重者也可伴声影(图 8-19)。

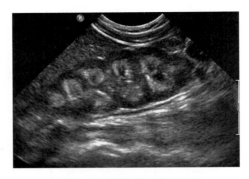

图 8-19　肾髓质钙质沉着症

部分肾锥体边缘回声增强呈强回声环,肾锥体中心区为正常低回声

2. 彩色多普勒超声　双肾皮质内血流信号无明显异常。

（八）髓质海绵肾

1. 灰阶超声　双肾大小形态基本正常,肾脏内部回声及结构主要与病程长短有关。早期患儿集合管扩张所形成囊腔内尚无结石形成,超声声像图仅表现为肾锥体回声增强,囊腔因微小致超声不能显示或偶可见小囊肿(图 8-20);随病情进展,扩张集合管内小结石形成增多,肾脏超声声像图表现为肾锥体呈团状高回声,围绕肾窦呈放射状排列,后方可伴或不伴声影,肾皮质回声正常(图 8-21)。

2. 彩色多普勒超声　双肾皮质内血流信号无明显异常。

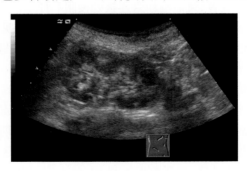

图 8-20　髓质海绵肾

肾锥体回声增强,肾皮质回声正常

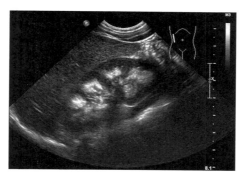

图 8-21　髓质海绵肾

双侧肾锥体呈团状高回声,围绕肾实呈放射
状排列,后方不伴声影,肾皮质回声正常

(九)肾实质弥漫性病变

1. 灰阶超声　肾实质弥漫性病变按病程长短可分为急性
肾病和慢性肾病,前者临床常见为急性肾小球肾炎,其典型超
声声像图表现为肾脏增大、肾皮质增厚、肾皮质回声增强、皮
髓质分界欠清晰(图 8-22)。慢性肾病超声声像图变化随病程
进展不同而异。代偿期肾脏可无明显回声变化,或皮质回声
稍增强(图 8-23);氮质血症期、肾功能衰竭早期双肾体积可正
常或减小、肾皮质变薄、肾皮质回声明显增强、皮髓质分界更
清晰(图 8-24);尿毒症期,双肾体积缩小、实质回声明显增强、
皮髓质分界不清(图 8-25)。

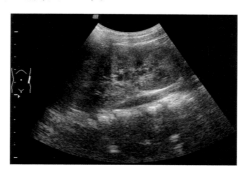

图 8-22　急性肾小球肾炎

肾脏增大、肾皮质增厚、肾皮质回声增强、皮髓质分界欠清晰

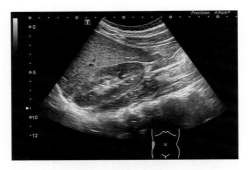

图 8-23 慢性肾病代偿期

肾脏形态大小正常,肾内回声无明显改变

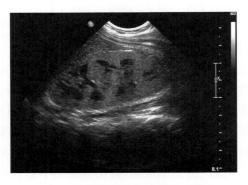

图 8-24 慢性肾病氮质血症期

肾脏体积正常、肾皮质变薄、肾皮质回声明显增强、皮髓质分界更清晰

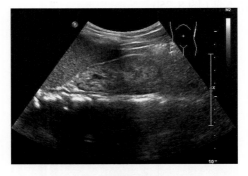

图 8-25 慢性肾病尿毒症期

肾脏体积缩小、实质回声明显增强、皮髓质分界不清

2. 彩色多普勒超声 急性肾小球肾炎患儿双肾内可见较丰富的血流信号。慢性肾病患儿随病情进展,肾实质血流信号逐渐减少、肾血管阻力指数升高。

（十）左肾静脉压迫综合征

1. 灰阶超声 也称为胡桃夹现象,是由于左肾静脉汇入下腔静脉的行程中,在腹主动脉与肠系膜上动脉之间受到挤压而引起静脉回流障碍所致。超声声像图表现为肠系膜上动脉与腹主动脉之间的夹角减小,左肾静脉受压处管腔缩小,受压前管腔明显扩张。于腹主动脉前方测量左肾静脉受压狭窄部位的前后径,腹主动脉左侧缘测量受压前扩张部的前后径,两者比值常为 2 倍以上。脊柱后伸位检查 15～20min 后,两者比值可达 4 倍以上(图 8-26)。

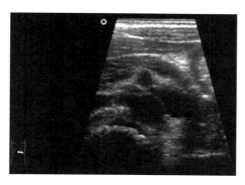

图 8-26 左肾静脉压迫综合征

肠系膜上动脉与腹主动脉之间的左肾静脉受压变窄,受压前管腔明显扩张

2. 彩色多普勒超声 左肾静脉扩张部位的血流速度明显减慢。

（十一）肾母细胞瘤

1. 灰阶超声 肾母细胞瘤通常边界清晰,较大者常可见假包膜回声(图 8-27);肿瘤形态呈圆形或椭圆形,内部回声可为实质性或者囊实性,小部分肿瘤在边缘可出现钙化(图 8-28、图 8-29);肿瘤累及肾盂时,则肾盂内可见肿瘤充填,并伴肾盂肾盏积水(图 8-30)。肿瘤侵犯肾静脉或下腔静脉时可在内径增宽的静脉内出现低回声区,完全阻塞时受累段静脉呈低回声,其远端静脉扩张致内径增宽(图 8-31)。当伴有肾门淋巴结转移时可在肾门处见低回声肿块,形态欠规则,似多个结节相融而成,同时出现患肾活动度减弱(图 8-32)。

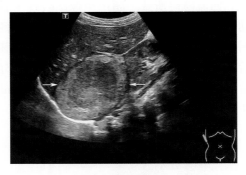

图 8-27　肾母细胞瘤假包膜

右肾上极不均质回声肿块;边界清晰,周边可见假包膜(箭头)

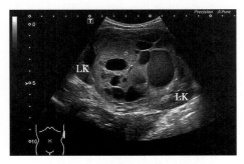

图 8-28　肾母细胞瘤囊性变

左肾等回声肿块,内可见散在无回声区;LK:左肾

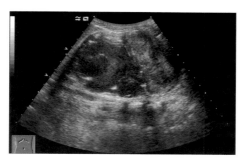

图 8-29 肾母细胞瘤钙化灶

右肾低回声肿块,肿块边缘可见散在团状强回声

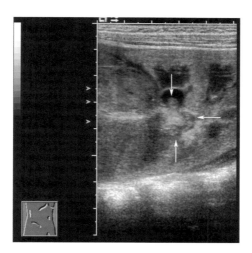

图 8-30 肾母细胞瘤侵犯肾盂

右肾内低回声肿块,局部侵犯肾盂,肾盂
内见不规则稍高回声区,伴该处肾盏积水
(箭头)

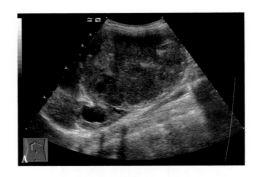

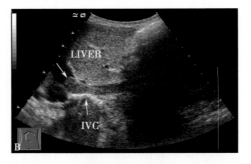

图 8-31　肾母细胞瘤下腔静脉转移

A. 右肾低回声肿块；B. 下腔静脉内可见长条状低回声区（箭头）；IVC：下腔静脉；LIVER：肝脏

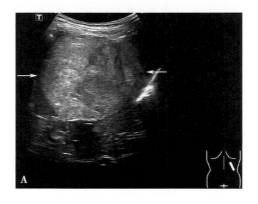

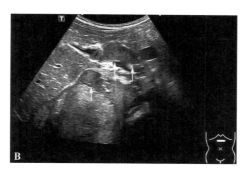

图 8-32　肾母细胞瘤肾门淋巴结转移
A. 右肾高回声肿块（箭头）；B. 伴右侧肾
门及腹主动脉旁多发淋巴结转移（箭头）

2. **彩色多普勒超声**　肿瘤内血流信号丰富，呈高阻的动脉血流信号，但内部出现出血坏死时血流信号变得稀疏甚至无血流；肿瘤周围血管受压绕行；残存肾实质内彩色血流信号未见明显异常。肿瘤侵犯肾静脉或下腔静脉时，受累静脉管腔内彩色血流信号局部变细或消失。

（十二）其他肾肿瘤

1. **肾细胞癌**　肾细胞癌超声声像图表现因肿瘤大小不同而异，体积较小的肾细胞癌，其超声表现为肿瘤边界清晰，有包膜回声，多呈等回声或稍高回声，内可见囊性变（图 8-33）。当肿瘤体积较大时，肿瘤内部回声常因液化坏死而呈不均匀回声。肾细胞癌的彩色多普勒超声可表现为少血流、星点型血流、抱球样血流或丰富血流。

2. **先天性中胚叶肾瘤**　先天性中胚叶肾瘤超声表现为肾内低回声肿块，边界清楚，包膜完整，周边见低回声晕环，内部回声不均匀，常伴有囊性变（图 8-34）。彩色多普勒超声可显示肿块周边环状血流信号，为该肿瘤的特征性声像图表现。

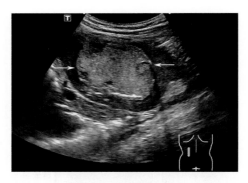

图 8-33 肾细胞癌

左肾高回声肿块,边界清楚,周边可见包膜回声,内可见散在无回声区(箭头)

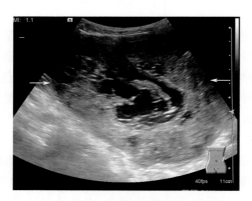

图 8-34 先天性中胚叶肾瘤

左肾低回声肿块,内回声不均匀,可见多发散在无回声区(箭头)

3. 横纹肌样瘤 肿瘤形态呈分叶状,内部因瘤内出血坏死常呈不均匀回声。该肿瘤常伴有包膜下出血,因而在肾包膜下出现条带状或片状无回声也是该肿瘤特征性间接征象的表现(图 8-35)。

4. 血管平滑肌脂肪瘤 肿瘤呈圆形高回声,其回声强度与肾窦回声相似或更高,肿瘤周边无包膜、无低回声晕(图 8-36)。肿瘤较大时常伴有出血,反复出血后肿瘤内呈现"洋葱切片样"回声,这也是小儿血管平滑肌脂肪瘤特征性声像图表现(图 8-37)。

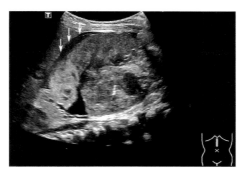

图 8-35 肾横纹肌样瘤

右肾不均质回声肿块,肾包膜下可见条带状无回声区(箭头)

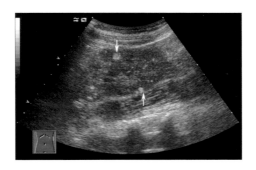

图 8-36 肾血管平滑肌脂肪瘤

左肾中部包膜下圆形高回声结节,边界清
楚,周边无包膜回声,内部回声均匀(箭头)

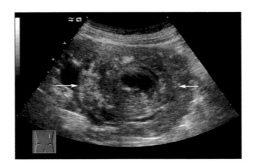

图 8-37 肾血管平滑肌脂肪瘤伴出血

右肾肿瘤边界欠清,形态尚规则,内部呈"洋葱切片样"回声(箭头)

5. 透明细胞肉瘤 超声表现可为囊实性或实性为主肿块,其声像图特征与肾母细胞瘤极为相似,难以区别(图8-38)。二者鉴别主要依赖于超声引导下穿刺活检病理诊断。

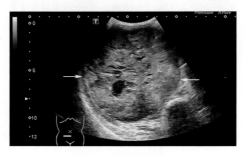

图 8-38 肾透明细胞肉瘤

右肾不均质回声肿块,内可见多发散在无回声区(箭头)

五、诊断注意事项

1. 肾脏超声扫查时需行肾长轴系列切面及短轴系列切面,采用二维灰阶超声、彩色或频谱多普勒等超声模式,以全面观察肾脏大小形态、内部回声及结构、肾脏血流等情况,避免漏诊或误诊。

2. 如一侧肾窝未找到肾脏组织,应询问有无手术史,进一步寻找有无异位肾,注意鉴别有无肾缺如、肾发育不良、肾萎缩等异常,以及有无伴发其他泌尿生殖系统畸形。

3. 对于先天性肾脏畸形患儿,除明确肾脏畸形诊断外,还应通过肾脏体积、肾实质厚度、肾实质回声及肾内血流分布来评估畸形的严重程度,同时观察有无伴发其他泌尿生殖系统畸形。

4. 对于肾积水患儿,应通过对肾、输尿管、膀胱及尿道的追踪检查,确定尿路梗阻部位,并结合狭窄、结石、肿瘤等特征性声像图表现,提供尿路梗阻的病因诊断。

5. 怀疑肾脏恶性肿瘤时,应常规检查肾门处及腹主动脉旁有无异常肿大淋巴结,肾静脉及下腔静脉内有无瘤栓。

6. 对于拟诊恶性或性质待定的肾脏占位性病变,可建议行超声引导下穿刺活检。

第二节 输 尿 管

一、适应证

1. 排尿异常,如尿频、尿急、尿痛、排尿困难、尿失禁、遗尿、漏尿等。

2. 尿液成分异常,如血尿、脓尿、结晶尿等。

3. 腰骶部、下腹部、外生殖器或会阴部疼痛。

4. 腰腹部或尿道外口包块。

5. 其他影像学检查发现异常,如静脉肾盂造影、CT 或膀胱镜检查等发现输尿管形态走行异常。

6. 实验室检查发现异常,如尿常规、肾功能、尿蛋白定量分析等异常。

7. 输尿管病变手术治疗后随访。

8. 输尿管病变未手术患儿随访。

二、检查技术

(一)检查前准备
检查前饮水憋尿使膀胱充盈。肠腔胀气明显者可服缓泻剂,必要时清洁灌肠。利尿超声检查法(口服呋塞米 1mg/kg,饮水 300~400ml,20 分钟后检查)可提高输尿管开口异位检查的阳性率,特别适宜小儿患者。

(二)患者体位
俯卧位、侧卧位及仰卧位。

(三)扫查方法
经背部俯卧位检查肾脏长轴及横断面,显示输尿管肾盂连接段;仰卧位充分暴露上腹部和腰部,可做肾脏冠状断面及肾脏横断面检查,追溯输尿管腹段及盆段。

三、正常超声表现

正常输尿管内径窄小,超声不易显示。对于瘦小体型或肾外肾盂者,有时可显示肾盂输尿管连接部至输尿管腹段,以膀胱做透声窗可显示输尿管膀胱壁段。声像图所见正常双侧输尿管均呈纤细管状结构,内径一般不超过 0.5cm,管壁清晰光滑,腔内为无回声,输尿管末端膀胱开口处有轻微隆起,略向膀胱突入。

四、常见病变

(一)输尿管膀胱连接部梗阻

1. 灰阶超声

(1)患侧输尿管全程扩张,末端入膀胱处变细(图 8-39)。

(2)合并患侧肾积水表现。

2. 彩色多普勒超声　扩张的输尿管内无血流信号显示。

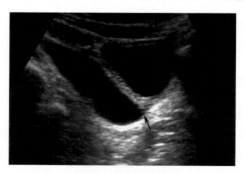

图 8-39　输尿管膀胱连接部梗阻

输尿管全程扩张,末端(箭头)入膀胱处变细

(二)输尿管囊肿

1. 灰阶超声

(1)膀胱内圆形或椭圆形薄壁囊状无回声(图 8-40A),病变与扩张的患侧输尿管连通,合并感染时囊壁可增厚,随输尿管蠕动囊肿可有大小变化。

（2）囊肿可为双侧,在膀胱内紧贴,似眼镜样(图 8-40B)。

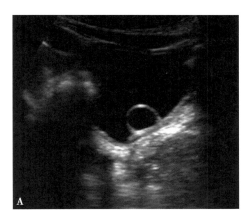

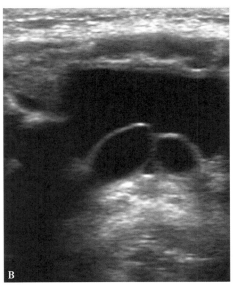

图 8-40 输尿管囊肿

A. 单侧输尿管囊肿;B. 双侧输尿管囊肿

2. 彩色多普勒超声 实时观察喷尿时,可见尿流束由囊肿内向膀胱腔喷射呈细束明亮彩色信号。

（三）原发性巨输尿管

1. 灰阶超声

（1）患侧输尿管迂曲扩张，直径常大于 2cm，扩张的输尿管可呈圆柱状、纺锤形或鼠尾形，管壁可增厚（图 8-41）。

（2）患侧肾脏可发育不全，测值小，结构紊乱，肾盂可积水扩张。

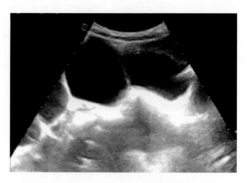

图 8-41 原发性巨输尿管

输尿管明显迂曲扩张，呈圆柱状

2. 彩色多普勒超声 扩张的输尿管内无血流信号充盈。

（四）输尿管结石

1. 灰阶超声

（1）患侧输尿管内团块状或斑点状强回声，与输尿管壁分界清晰，其后方可伴有声影（图 8-42A），部位多在输尿管生理性狭窄部。

（2）结石部位以上的输尿管及肾盂可积水扩张；结石位于输尿管末端或者中段位置且体积较小，往往无明显输尿管扩张；完全性梗阻时患侧输尿管开口处无喷尿现象。

2. 彩色多普勒超声 部分结石周边或后方可见五彩镶嵌的多普勒快闪伪像（图 8-42B）。

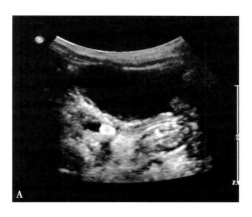

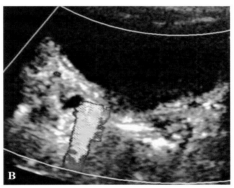

图 8-42 输尿管结石

A. 输尿管内团块状强回声,后方伴有声影;B. 彩色多普勒示结石周边和后方多普勒快闪伪像

(五)膀胱输尿管反流

1. 灰阶超声 声像图表现因反流程度而异,轻度可无明显异常;轻-中度以上反流者患侧输尿管扩张,远端入膀胱开口处增宽明显,输尿管壁可增厚;可合并不同程度患侧肾盂积水,肾实质回声增强,皮质和髓质结构模糊。

2. 彩色多普勒超声 输尿管膀胱开口处显示与正常喷尿反向的彩色尿流信号。

（六）输尿管重复畸形

1. 灰阶超声

（1）重复肾表现。

（2）完全性双输尿管的两条输尿管充分分开,分别连接上下肾段,其末端独立开口于膀胱或异位开口于膀胱外（图 8-43）。

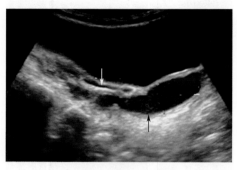

图 8-43　重复输尿管

重复输尿管（箭头）平行排列,管腔轻度扩张

（3）不完全性双输尿管与上下肾段相连通的输尿管表现为 Y 型,上端位置呈现出两条输尿管,向下汇合成一条输尿管开口于膀胱,交汇之处常见于输尿管下 1/3 位置。

（4）输尿管末端可合并狭窄或输尿管囊肿。

2. 彩色多普勒超声　实时观察喷尿时可于膀胱腔内观察到输尿管开口处彩色尿流信号。

（七）输尿管开口异位

1. 灰阶超声

（1）正常输尿管末端开口位于膀胱三角区上侧角位置,患侧输尿管末端开口异位于泌尿系或生殖系,若开口位于膀胱颈以下可伴有输尿管扩张或反流表现。

（2）可合并患侧重复肾、肾发育不全等先天性尿路畸形征象;

（3）合并重复肾双输尿管畸形时,可见上肾段肾盂及输尿管扩张,输尿管末端未正常开口于膀胱,可向下延伸至膀胱后方或阴道(图8-44)。

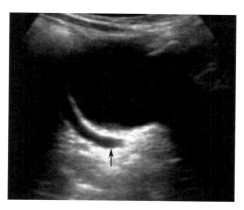

图8-44 输尿管开口异位

输尿管末端(箭头)未见开口于膀胱,向下
延伸至膀胱后方伴管腔轻度扩张

(4)异位输尿管末端可合并狭窄或囊状扩张;合并肾脏发育不良或发育不全时,可探及患侧肾脏小或难以探及肾脏结构,仅见扩张输尿管。

(5)双侧输尿管异位极少见,表现为膀胱体积小,不充盈,双侧输尿管末端未正常开口于膀胱。

2. 彩色多普勒超声　实时观察喷尿可显示患侧输尿管末端无正常的彩色尿流信号进入膀胱腔内。

五、诊断注意事项

1. 确定病变部位,寻找病变原因。

2. 明确是否合并肾脏及膀胱病变。

3. 结合症状体征和实验室诊断,确认是否合并其他疾病,如肿瘤等。

第三节　膀胱及尿道

一、适应证

1. 排尿异常,如尿频、尿急、尿痛、排尿困难、尿失禁、遗尿、漏尿等。

2. 尿液成分异常,如血尿、脓尿、结晶尿等。

3. 腰骶部包块。

4. 其他影像学检查发现异常,膀胱镜检查或尿流动力检查异常。

5. 实验室检查发现异常,如尿常规分析等异常。

6. 手术治疗后随访。

7. 未手术患儿随访。

二、检查技术

(一)检查前准备

检查前适度充盈膀胱,残余尿检查需排尿前后分别检查。

(二)患者体位

仰卧位。

(三)扫查方法

仰卧位充分暴露耻骨联合上方盆壁皮肤,行横断面、纵切面及复合切面扫查。

三、正常超声表现

正常充盈膀胱呈类圆形或椭圆形,膀胱内壁光滑,其内为无回声,可清晰显示尿道内口,利用多普勒效应可动态观察到双侧输尿管开口的间断喷尿。

四、常见病变

(一)膀胱

1. 重复膀胱　分为完全性重复膀胱和不完全性重复膀

胱,超声观察到膀胱内出现分隔,两个膀胱各自独立,每个均有良好的肌层及黏膜,左右输尿管各自开口左右分隔独立的膀胱,重复尿道则为完全性重复膀胱;横断面两个膀胱腔相互交通,仅有一个尿道则为不完全重复膀胱。

2. 膀胱憩室 必须在膀胱良好充盈状态下观察,膀胱壁局部连续中断向外膨出,膨出可大可小,与膀胱充盈程度及病变程度相关,原发憩室少见,多继发于尿道瓣膜或神经源性膀胱。较大的憩室需要和重复膀胱鉴别,排尿后复查憩室内仍充盈尿液,重复膀胱则排空。

3. 膀胱外翻 膀胱外翻是一种罕见的先天畸形,经典外翻表现为膀胱开放并外翻于前腹壁。同时伴有耻骨联合分离。超声不能显示膀胱(图 8-45),耻骨联合上方覆盖为膀胱黏膜面及膀胱肌层,可观测到双输尿管开口在外翻面。

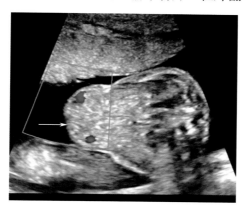

图 8-45 膀胱外翻
产前超声未显示膀胱,下腹盆壁向外膨出(箭头)

4. 脐尿管残余 从脐延伸至膀胱尖的多种脐尿管闭合异常,包括未开放的脐管、脐尿管囊肿、脐窦、脐憩室等。超声表现为脐至膀胱尖之间的囊肿,瘘管或液性回声,囊肿一般不与膀胱相通,瘘管连接膀胱尖与脐孔,憩室存在单向连接贯通。

5. 梅干腹综合征 表现为先天性腹肌不发育、巨大膀胱、尿道闭锁、肾脏积水发育不良、双侧隐睾。

6. 膀胱结石 膀胱充盈时，膀胱内强回声或者稍强回声，伴强声影或者弱声影，在膀胱内可移动，嵌顿于尿道内口时不发生移动。彩色多普勒超声观察膀胱内结石后方会出现彩色闪烁伪像。

7. 膀胱异物 留置导尿时，膀胱内可查见水囊及留置尿管；异物呈高回声，水囊呈无回声；膀胱内不同形态高回声，可追溯的病史可明确诊断，多见于可通过尿道塞入的管样异物。留置膀胱较长的异物会导致膀胱壁不均匀增厚。

8. 神经源性膀胱 充盈的膀胱内壁不光滑，有小梁样改变及小的膀胱憩室形成（图 8-46）。排尿后残余尿量较多。伴有双侧输尿管扩张及肾脏不同程度积水，存在不同程度膀胱输尿管反流（图 8-47），反复尿路感染病史常见，需要与后尿道瓣膜鉴别，任何原因导致的排尿中枢或周围神经损伤导致下尿路部分功能丧失或协调功能丧失，均可导致神经源性膀胱。多见于脊髓拴系综合征。

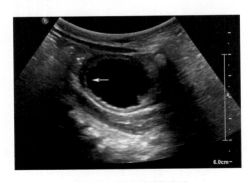

图 8-46 神经源性膀胱

膀胱内壁（箭头）不光滑，小梁样改变。本例患儿为脊髓拴系综合征所致神经源性膀胱

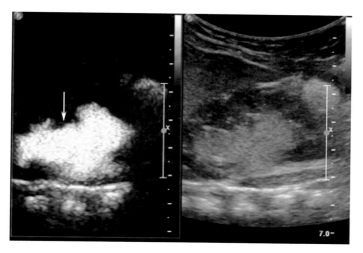

图 8-47　膀胱输尿管反流超声造影

扩张肾盏内充填自膀胱逆流的超声造影剂（箭头）

9. 膀胱炎　膀胱壁增厚为主要特征,常见部位是膀胱三角区和膀胱基底部（图 8-48）;表现为膀胱内壁弥漫性增厚或局限瘤样增厚或多个不连续的结节状充盈缺损,与慢性反复尿路感染关系密切,分囊性膀胱炎和腺性膀胱炎,儿童多为囊性膀胱炎。需与膀胱肿瘤鉴别,儿童膀胱肿瘤主要是横纹肌肉瘤。鉴别困难,主要依靠临床病史及膀胱镜活检。

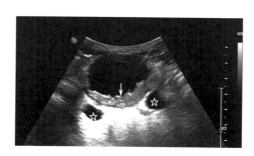

图 8-48　膀胱炎

膀胱三角区弥漫性增厚（箭头）,双侧输尿管扩张（星号）

10. 膀胱损伤　膀胱壁连续中断,完全破裂者,膀胱内尿液破入腹腔,伴有盆腹腔积液。不完全破裂者,局部膀胱壁黏膜中断不连续,毛糙,向外膨出形成"憩室样"改变,需结合病史。

11. 膀胱肿瘤　膀胱三角区、膀胱颈部中等回声实性占位,边界清晰,似葡萄样自膀胱壁凸向膀胱腔内,肿瘤内部回声较均匀,少数内部可见液化。堵塞尿道内口可导致双侧肾积水,侵犯输尿管远端也可导致侵犯侧肾脏积水。鉴别诊断:需与膀胱炎症鉴别。瘤体内常可见彩色多普勒血流信号。

(二)尿道

1. 后尿道瓣膜　后尿道瓣膜在男性患儿中最为常见,尿道内口呈"钥匙孔样"改变(图8-49),长期流出道梗阻,导致逼尿肌肥厚,膀胱壁增厚、膀胱过度充盈,双侧输尿管扩张,肾脏不同程度积水。

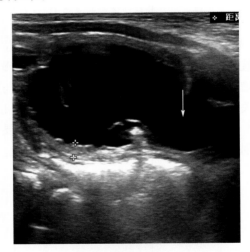

图 8-49　后尿道瓣膜

后尿道瓣膜(箭头)扩张呈"钥匙孔"样尿道内口;膀胱壁增厚(量标)

2. 前尿道瓣膜　会阴扫查时阴囊阴茎交界处前尿道近端扩张,梗阻远端尿道纤细、膀胱内可出现小梁样改变或膀胱憩室。

3. 前尿道憩室　分为原发性和继发性憩室,原发性憩室多为先天性,也称真性憩室,常伴发于前尿道瓣膜梗阻,排尿时尿道腹侧液性憩室,压迫缩小并可见尿液自尿道外口流出。继发性多见于外伤,尿道损伤后尿液外渗合并感染所致。

第九章　腹膜后、系膜及腹壁

第一节　腹膜后、系膜

一、适应证

1. 临床考虑病变来自于腹膜后及系膜占位性病变。
2. 其他影像学提示腹膜后及系膜有占位性改变。

二、检查技术

（一）检查前准备

1. 患儿处于安静或睡眠状态,哭闹患儿需水合氯醛镇静后检查。

2. 患儿尽可能空腹状态下进行检查,必要时排净大便,减少腹腔胃肠道的气体及粪便干扰。

3. 必要时饮水,有利于上腹部,特别是左上腹腹膜后脏器和病变鉴别。

4. 下腹部及盆腔扫查时,最好膀胱适当充盈。

（二）患者体位

患儿取仰卧位。充分暴露腹部。必要时侧卧位或俯卧位。

（三）扫查方法

1. 顺序　腹部从右下腹开始向右上腹、左上腹、左下腹。自右到左扫查。

2. 切面　检查时纵、横及斜切面结合,必要时重复 1～2

次,发现病变时再集中多切面观察。

3. 内容 观察腹膜后及系膜包块的大小、形态、回声、血流及与周围脏器的关系。观察包块大小的变化及滑动情况,来源于腹膜后的病变滑动范围较受限,而来源于系膜则滑动范围较大。

三、常见疾病

(一)腹膜后

1. 淋巴管瘤

(1)灰阶超声

1)腹腔内可见一个或多房性无回声区,边界清晰,形态不规则。

2)无回声区与腹膜后脏器及血管相邻(图9-1)。

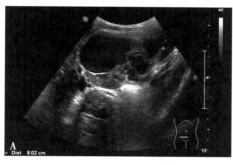

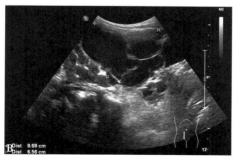

图9-1 淋巴管瘤

可见肿物(量标)呈多房囊性,多个分隔。

A. 下腹部横切;B. 下腹部纵切

（2）彩色多普勒超声：内部未见血流信号,有时强回声分隔可见血流信号。

2. 畸胎瘤

（1）灰阶超声

1）囊实混合性回声,内部回声不均匀,可见不规则的无回声区,边界清晰。

2）内部可见强回声团块,后方伴有声影。

3）巨大畸胎瘤可压迫肾脏、输尿管,引起尿路梗阻。

4）混合性肿块不包绕腹膜后的大血管,但可使腹主动脉、下腔静脉移位（图9-2）。

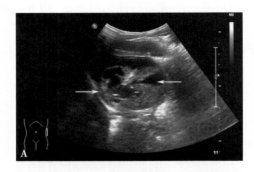

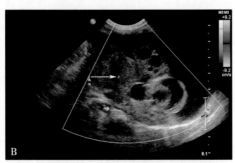

图9-2　畸胎瘤

A. 左侧腰部纵切,囊实混合性回声（箭）;

B. 左侧腰部横切,混合性回声内部仅见点状血流信号（箭）

（2）彩色多普勒超声：内部可见血流信号。

3. 神经母细胞瘤

（1）灰阶超声

1）在腹膜后脊柱旁、肾上腺区、下腹腔及骶尾部可见混合性肿块。

2）内部回声可高、可低，回声不均匀。

3）内部可见沙砾或小片状的高回声，部分可伴声影。

4）肿块不同程度包绕腹主动脉、腹腔干及其分支，内部可见肾脏血管穿行（图9-3）。

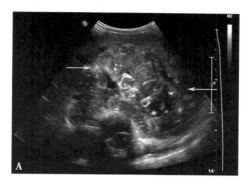

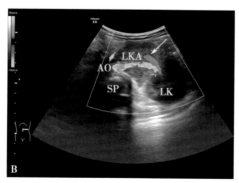

图9-3　神经母细胞瘤

A. 左侧上腹部横切，混合性回声、内部回声不均匀，内见沙砾或小片状的高回声（箭）；B. 左侧上腹部横切，可见左侧肾脏血管从包块内穿过（箭）。LKA：左肾动脉；Ao：主动脉；SP：脊柱；LK：左肾

（2）彩色多普勒超声：内部可见血流信号。

4. 神经节细胞瘤　超声表现与神经母细胞瘤相似，需依靠病理进行鉴别诊断。

5. 横纹肌肉瘤

（1）灰阶超声

1）位于腹膜后间隙、髂腰肌、腰大肌或阴道内见低回声或高回声团块，内部回声均匀或不均匀（图9-4）。

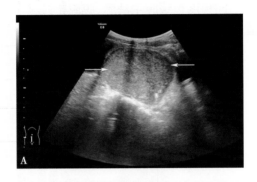

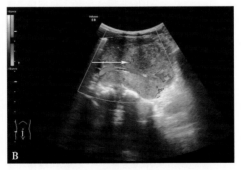

图9-4　横纹肌肉瘤

A. 下腹部纵切，可见低回声肿物，内部回声尚均匀（箭）；B. 下腹部纵切，内部可见丰富血流信号（箭）

2）肿瘤边界清，部分可见无回声区或高回声钙化。

（2）彩色多普勒超声：内部可见丰富血流信号。

6. 淋巴瘤

（1）灰阶超声：受累肿大的淋巴结分布于大血管（主动脉和下腔静脉）周围，呈圆形或椭圆形结节，边界较清，一般为低回声，较均匀，后方回声无改变或有增强；受累淋巴结较多时，可相互堆积成较大的肿块，但一般淋巴结相互不融合，分界尚存（图9-5）。

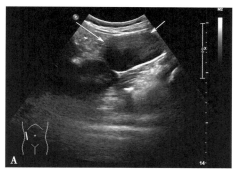

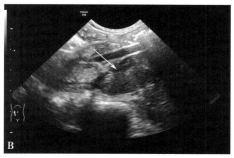

图9-5　淋巴瘤

A. 下腹部右侧纵切，可见多个低回声结节，
形态规则，边界清（箭）；B. 右侧脐旁纵切，
右侧髂外动脉后方可见低回声结节（箭）

（2）彩色多普勒超声：肿大的淋巴结内可见丰富的血流信号。

（二）系膜病变

1. 大网膜囊肿及肠系膜囊肿

（1）灰阶超声

1）大网膜囊肿紧贴前腹壁,覆盖肠管前方,常为囊性伴较多分隔,张力不高,囊肿后方可见受压后移的肠管。

2）肠系膜囊肿位于肠管间,不规则形多房分隔囊状无回声包块,囊壁较薄,张力低。继发出血时,囊肿内可见细小点状回声。继发扭转时,系膜根部呈螺旋状,同时伴有肠梗阻征象。

3）偶可见特殊类型的肠系膜囊肿,由无数个细小囊腔组成,病变大部分似呈实性中等回声,仅病变边缘可见少量蜂窝状小囊腔,此时极易误诊为肠系膜实体肿瘤,需要细致扫查瘤体周边加以鉴别(图 9-6、图 9-7)。

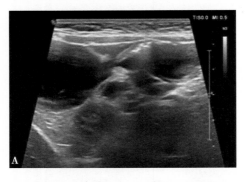

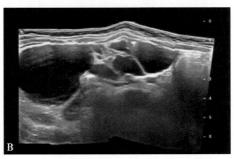

图 9-6　肠系膜囊肿

A. 下腹部肠系膜根部见多房囊性包块,内伴较多分隔,局部呈蜂窝状;B. 全景成像可显示病变全貌

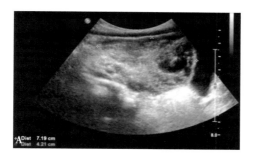

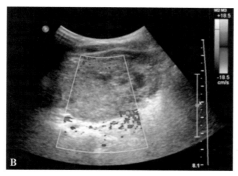

图9-7 特殊类型肠系膜囊肿

A. 下腹部肠系膜区探及实性为主包块，包块边缘区可见蜂窝状囊腔；B. CDFI其内未检出明显血流信号。该类包块易误诊为肠系膜实体瘤，需仔细扫查包块周边，注意有无囊腔

（2）多普勒超声：彩色多普勒超声显示囊壁及分隔无明显血流信号。合并扭转时，根部可探及螺旋状血流信号。

注：儿童腹腔囊肿主要指大网膜囊肿及肠系膜囊肿，是淋巴系统发育异常导致淋巴管异常扩张，亦可统称为腹腔淋巴管瘤。其中，70%位于小肠系膜，15%位于大网膜，10%位于结肠系膜，5%位于腹膜后间隙。患儿多以腹痛、腹胀及腹部包块等症状就诊。部分患儿无明显症状，常规体检中无意发现。少数患儿囊肿继发肠扭转或肠梗阻时为急腹症表现。

2. 肠系膜实体瘤

（1）肠系膜实体瘤超声检查难以定性，能够准确定位来源于肠系膜却具有重要的临床意义。肿瘤位于腹腔内肠管间（图9-8）。

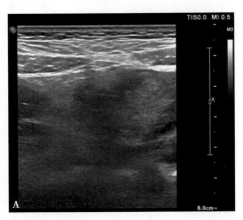

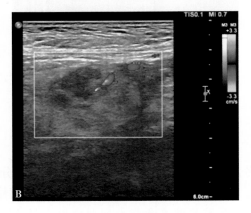

图9-8　肠系膜实体瘤

A. 腹腔内可见一高低混合回声包块，与肠系膜关系密切；B. CDFI包块内可检出少许血流信号。术前超声无法确定其病理性质，结合解剖关系，考虑来源于肠系膜。术后病理：肠系膜异位胰腺

（2）除淋巴瘤呈极低回声包块具有特异性表现外，其他肿瘤无特异性征超声表现，超声很难确定其病理类型。一般只需要给临床提供病灶大小、囊性或实性、位置、血流情况等，具体病理类型有赖于术后病理结果（图9-9）。

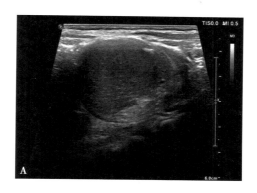

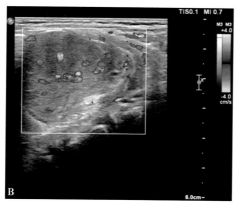

图9-9　肠系膜实体瘤

A. 右侧腹可见一实性低回声肿物，该肿物与肠系膜关系密切；B. CDFI肿物内可检出丰富血流信号。由于该包块无特异性回声特点，仅仅显示血流丰富，超声提示来源于肠系膜的肿物，倾向于恶性。术后病：肠系膜肾外肾母细胞瘤

第二节 腹股沟斜疝

一、适应证

1. 腹股沟、阴囊或大阴唇出现包块。
2. 腹股沟、阴囊或大阴唇红肿、疼痛。
3. 已排除腹腔疾病所致的机械性肠梗阻。

二、检查技术

（一）检查前准备
一般不需特殊准备。

（二）患者体位
仰卧位，必要时立位。

（三）扫查方法
1. 顺序　首先扫查病灶，然后沿腹股沟管向腹腔扫查；在腹压变化下，持续扫查包块。

2. 切面　检查时纵、横及斜切面结合，必要时重复 1~2 次，发现病变时再集中多切面观察。

3. 观察内容　包块内容物的性质，包块是否通过腹股沟管内环口与腹腔相通；腹压变化下（如通过 Valsalva 实验；站立与平卧；用力咳嗽、大哭等），连续观察包块大小的变化，及包块在腹股沟管与腹腔间的滑动情况。

三、腹股沟斜疝超声表现

（一）灰阶超声
腹股沟包块显示为无上界疝囊，向上延伸，经过腹股沟管内环口与腹腔相通。疝内容物为腹盆腔脏器：多为肠管（其管腔内回声杂乱，伴气体强回声或液体无回声）（图 9-10A）、网膜（呈较均匀团状高回声）（图 9-10B），女孩也可为卵巢（呈多个囊泡的低回声团）（图 9-10C）、子宫底及子宫体；若为膀胱，则表现为囊性液性暗区与膀胱延续。右侧腹股沟疝内容物也可为盲肠和阑尾,阑尾进入疝囊内,称 Amyand's 疝。疝内容物达到阴囊,则形成腹股沟阴囊疝。

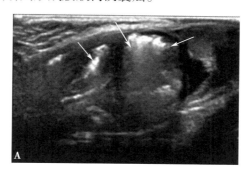

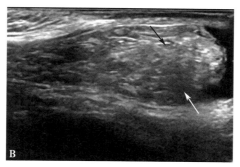

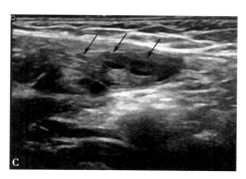

图 9-10　腹股沟斜疝

A. 疝内容物为肠管(箭):回声杂乱,伴气体强回声;B. 疝内容物为网膜(箭);C. 疝内容物为卵巢(箭)

(二)彩色多普勒超声

疝内容物为肠管时,有时可见肠系膜内血管的彩色血流信号(图 9-11)。

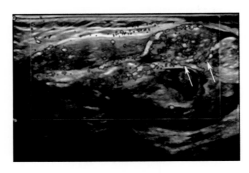

图 9-11　腹股沟斜疝
疝入的肠系膜及肠管壁含有丰富的血流信号(箭)

嵌顿疝超声表现:腹股沟管壁特别是内环口壁呈低回声增厚,内环口变窄(图 9-12),疝内容物不随腹压的变化而滑入或滑出腹腔;嵌顿疝内容物为肠管时,腹腔超声可显示肠梗阻征象,嵌顿疝内的肠管发生绞窄或坏死时,肠管血流信号可消失。

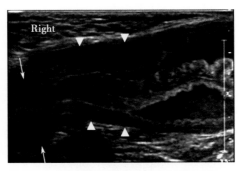

图 9-12　嵌顿疝
腹股沟管壁增厚(三角),内环口狭窄(箭)

注:嵌顿疝多见于新生儿和小婴儿;女孩的疝内容物为卵巢时,嵌顿疝发生率高,卵巢也易坏死。

四、诊断注意事项

1. 超声检查需明确疝囊内容物的来源,为治疗方式的选择提供依据。

2. 嵌顿疝的确诊,需结合病史及体检。

3. 注意与鞘膜积液、睾丸下降不全及合并扭转及腹股沟淋巴结炎鉴别。

第三节　脐尿管畸形

一、适应证

1. 脐部有渗出、红肿疼痛。

2. 脐下正中腹壁肿物、感染性包块。

3. 下腹腔感染合并腹壁感染。

4. 反复泌尿系感染。

二、检查技术

（一）检查前准备
膀胱充盈。

（二）患者体位
仰卧位。

（三）扫查方法

1. 顺序　脐部有渗出物、红肿者:扫查脐下,发现病灶后,沿脐下病灶向膀胱顶连续扫查。下腹壁或下腹部、盆腔包块:扫查包块后,连续向上扫查至脐部,向下扫查至膀胱顶,最后扫查腹腔、盆腔。

2. 切面　检查时纵、横及斜切面结合,必要时重复 1~2 次,发现病变时再集中多切面观察。

3. 观察内容

（1）脐部有渗出物、红肿：观察脐下病灶性质，有无合并感染；明确病灶与膀胱顶部膀胱腔是否相通。

（2）下腹壁或下腹部、盆腔包块：观察包块性质，明确包块与腹壁、腹盆的关系，包块有无合并感染，以及感染累及范围。

三、常见疾病

（一）脐尿管窦、脐尿管瘘

脐下低回声管状结构，中央有线状高回声；沿腹壁中线，由脐下向膀胱顶，由浅至深走行，部分终止于腹壁内，部分穿过腹壁达盆腔、膀胱顶，与膀胱顶部膀胱腔无相通，为脐尿管窦（图9-13A）；与膀胱顶部膀胱腔相通，为脐尿管瘘；探头加压于充盈的膀胱，可显示扩张的中央瘘管管腔结构。

合并感染的脐尿管窦、脐尿管瘘更易在超声中显示，表现为上述低回声管状结构增厚，周围软组织回声增强（图9-13B）。

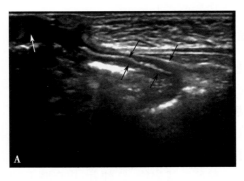

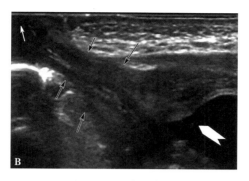

图 9-13 脐尿管窦

A. 脐尿管窦:低回声管状结构(黑箭间),中央有线状高回声,脐部(白箭);B. 脐尿管窦合并感染:低回声管状结构增厚(黑箭间),周围软组织回声增强,脐部(白箭),膀胱顶(白箭头)

(二)脐尿管囊肿

脐与膀胱顶之间的腹壁中线上薄壁囊性包块,位于腹壁横筋膜深部与腹膜前脂肪层之间,形态规则,边界清晰(图 9-14A)。

脐尿管囊肿合并感染时,囊壁增厚粗糙,内部可呈有回声或有渣屑回声、钙化强回声,囊肿周围软组织回声增强(图 9-14B)。脐尿管囊肿合并感染形成脓肿时,或向腹壁外穿孔,或破裂至膀胱内或至腹腔与盆腔,造成腹、盆腔内合并感染。

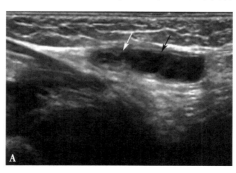

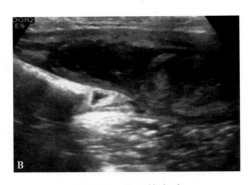

图9-14 脐尿管囊肿

A. 脐尿管囊肿:薄壁囊性包块,位于腹壁深部的筋膜深部与腹膜之间(箭);B. 脐尿管囊肿合并感染

(三)膀胱脐尿管憩室

膀胱顶部膨突的囊状结构,与膀胱顶膀胱腔相通,排空膀胱时缩小(图9-15)。如果合并感染,憩室内可有回声或残渣回声;合并钙化时,可有强回声。

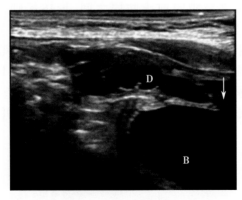

图9-15 膀胱脐尿管憩室

憩室(D)与膀胱顶部(B)相交通,交通口处(箭)

四、诊断注意事项

1. 超声诊断脐尿管疾病需结合病史和体格检查。

2. 走行至膀胱顶附近的脐尿管窦与脐尿管瘘的鉴别诊断需结合临床。

3. 通常先进行超声检查,如果不确定,随后进行 CT 检查。其他影像诊断方法包括:排尿性膀胱尿道造影、瘘管造影摄片。

4. 脐尿管囊肿应与腹盆腔内囊肿如梅克尔憩室、卵巢囊肿等进行鉴别;脐尿管囊肿合并感染时,应与阑尾脓肿、结核性腹膜炎等鉴别。

第十章　生殖系统

第一节　适　应　证

一、相关症状和体征

1. 外生殖器形态异常。

2. 性别征象发育异常(落后或早熟)。

3. 外阴流血或青春期月经异常。

4. 外阴或会阴损伤。

5. 阴道或阴茎内异物。

6. 阴囊、会阴或可疑生殖系统相关性下腹部疼痛。

7. 腹股沟区、阴囊、会阴或下腹部包块。

二、其他检查发现生殖系统异常

1. 其他影像学检查发现生殖系统异常,如 CT 或 MRI 发现生殖器官形态结构异常。

2. 实验室检查发现异常,如雌激素或雄激素测值异常。

三、病变介入治疗及随访

1. 超声引导下生殖系统占位性病变穿刺活检。

2. 性早熟治疗后疗效判断与随访。

3. 生殖系统良性病变未治疗患儿的随访。

第二节 检查技术

一、检查前准备

1. 患儿处于安静或睡眠状态,哭闹患儿需适当镇静。
2. 充分暴露双侧腹股沟区及会阴部。
3. 适度充盈膀胱充分显示盆腔内结构。

二、体位

患儿常规取平卧位,充分暴露下腹部及会阴部。男性婴幼儿两腿可置于正中位适度分开或者膝盖屈曲外展身体呈蛙式位以便于更好地检查阴囊;青春期男性患儿检查时可用床单或垫子对外阴进行遮盖,避免患儿因裸露而感到不适。

三、检查方法

(一)顺序
对比扫查双腹股沟区、会阴部及下腹部,检查时纵、横切面相结合,必要时重复 1~2 次,发现病变时集中多切面观察。

(二)内容
1. 男性患儿 双侧对比观察睾丸、附睾及其附件的位置、数目、大小、形态及内部回声,精索及阴囊形态回声、睾丸周围有无积液等;彩色多普勒超声观察精索、睾丸及附睾血供。

2. 女性患儿 观察子宫、卵巢及阴道的位置、数目、大小、形态和回声;彩色多普勒超声观察器官血供。

(三)测量
1. 男性测量睾丸、附睾或病变的大小,测量睾丸动脉或病变的血流参数。

2. 女性测量子宫、卵巢或病变的大小,测量子宫动脉或病变的血流参数。

第三节　正常超声表现

一、男性生殖系统

1. 正常睾丸呈椭圆形,婴幼儿睾丸实质回声呈均匀低至中等回声,随年龄增长回声逐渐增强;附睾头位于睾丸上方呈三角形,回声与睾丸相似,婴幼儿附睾体及尾部较薄常难以显示完整。

2. 睾丸及附睾附件一般不显示,有鞘膜积液时可在睾丸表面或附睾头处显示突起的小结节。

3. 正常阴囊内含少量液体,显示为睾丸周围环绕线状无回声。

4. 彩色多普勒超声可见睾丸周围及睾丸内星点状或条状血流信号,可测及动脉及静脉血流频谱。

二、女性生殖系统

(一)子宫

1. 不同发育阶段子宫形态及内膜回声有所不同。正常新生儿子宫长而厚,宫颈长度是宫体的两倍,常可见内膜回声,宫腔线明显;出生四周后子宫逐渐减小,宫颈与宫体等长,内膜回声不明显;青春期子宫逐渐长大,宫体比宫颈增长明显,形状类似成人子宫,内膜回声及厚度随月经周期而变化。

2. 青春期前的子宫动脉频谱波形表现为收缩峰窄,舒张期血流缺失,青春期初期,可见间断的舒张期血流频谱,青春期后期,可见收缩峰变宽以及连续的舒张期低速血流频谱。

(二)卵巢

1. 卵巢大小、卵泡数目及大小在不同发育阶段有所不同。正常新生儿卵巢常显示一个或多个增大的卵泡,直径常小于1cm,出生 6 个月后卵巢逐渐变小;青春期前卵巢大小、形状相对固定,卵泡数量少;青春期卵巢长大,卵泡数量增多,直径常大于1cm。

2.卵巢动脉为低速高阻血流,在不同发育期无明显差异。

（三）阴道

正常阴道在不同发育阶段均可显示,纵切面呈低至中等回声管状结构与子宫颈相连,横切面为扁圆形。

第四节 常见疾病

一、子宫、卵巢常见疾病

（一）性早熟

1.灰阶超声 单侧卵巢容积≥1～3ml,并可见多个直径≥4mm的卵泡,可认为卵巢已进入青春发育状态;子宫长度>3.4～4cm可认为已进入青春发育状态。可见子宫内膜线提示雌激素呈有意义的升高。子宫内膜回声可作为性早熟与正常女孩及单纯乳腺过早发育女孩的鉴别诊断的辅助检查之一,但不能作为与其他外周性性早熟的鉴别手段。

2.彩色多普勒超声 一般不作为常规筛查手段,但可应用于可疑性早熟病例的补充检测方法及随访,因子宫动脉频谱波形的改变早于子宫卵巢形态大小的改变,同时可用于疗效的监测(图10-1)。

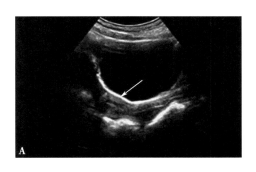

A

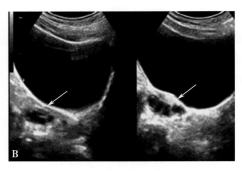

图 10-1　正常子宫、卵巢

A. 7 岁女童的经腹子宫纵切面,显示子宫明显长大,内膜回声显现(箭);B. 同一女童的经腹双卵巢长轴切面,显示卵巢内可见多个发育卵泡(箭)

注:性早熟是指男童在 9 岁前,女童在 8 岁前呈现第二性征。分为中枢性性早熟(central precocious puberty,CPP)和外周性性早熟。80%~90% 的 CPP 为特发性,外周性性早熟见于肾上腺或卵巢肿瘤、外源性雌激素摄入等。前者通常有性腺发育证据,而后者通常没有。

(二)卵巢畸胎瘤

1. 灰阶超声　声像表现多样,可呈囊性、囊实性或实性,边界清楚,特异性征象包括面团征、壁立结节征、杂乱结构征、短线征、脂液分层征、瀑布征或垂柳征等。

面团征:圆形或椭圆形实性高回声团,囊实性表现者位于囊内一侧,边界清晰。

壁立结节征:囊内壁上的强回声结节突起,单发或多发,后方可伴声影。

杂乱结构征:肿块内可同时有无回声、点状、短线状、团状强回声等多种表现。

脂液分层征:肿块内有一水平分界线,通常上层为均质密集点状强回声,下层为低回声。

瀑布征或垂柳征:肿块内含实性强回声团块,后方伴明显声影,似瀑布状或垂柳状。

2. 彩色多普勒超声 绝大多数表现为无血流或少血流信号。部分单一胚层高度特异性畸胎瘤或未成熟畸胎瘤可表现为瘤体内部有血流信号,或可探及低阻血流频谱。

注:卵巢畸胎瘤又称皮样囊肿,占儿童卵巢良性肿瘤的90%以上,是最常见的生殖细胞来源肿瘤。分为成熟性畸胎瘤和未成熟性畸胎瘤。前者占畸胎瘤95%以上,90%为单侧。后者表现无特异性,一般体积较大,实性为主(图10-2)。

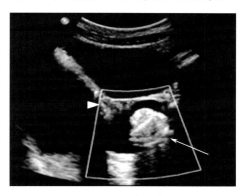

图10-2 畸胎瘤

卵巢畸胎瘤横切面:经腹横切面,显示左附件区囊实性占位,内查见面团征(箭),紧邻子宫(三角)

(三)卵巢扭转

1. 灰阶超声 可出现以下一种或多种征象。

(1)非对称性卵巢增大,卵巢直径>4cm,伴或不伴卵巢肿物。

(2)卵巢间质回声增高或内部回声不均匀改变。

(3)卵巢位置异常。

(4)盆腔不规则无回声区。

(5)漩涡征:卵巢旁盘绕的、扭曲的条状或团状不均质团块,内可见血管呈漩涡状。

(6)滤泡环征:卵巢周边皮质内可见多个车轮状排列的小

卵泡,壁厚,回声增强。

2. 彩色多普勒超声　表现为扭转的蒂部血流呈漩涡状,晚期蒂部血流可减少或消失,卵巢内部血流信号减少或消失,卵巢内部有血流信号不能排除扭转(图10-3)。

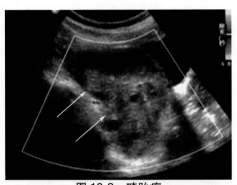

图10-3　畸胎瘤

卵巢长轴切面:经腹卵巢长轴切面,显示卵巢增大,间质回声稍增强,内未探及明显血流信号(箭)

注:

1. 详细询问病史。

2. 测量子宫及卵巢相关数据。

3. 仔细扫查有无卵巢肿瘤。

4. 对于临床考虑外周性性早熟者,需进一步排除肾上腺肿瘤以及其他部位可能存在的内分泌性肿瘤。

5. 单凭超声结果不能鉴别中枢性和外周性性早熟,需结合病史、体征及激素水平等综合分析。

二、睾丸常见疾病

(一)睾丸下降不全

1. 灰阶超声

(1)超声表现为患侧阴囊内无睾丸显示。

(2)腹股沟区隐睾在阴囊根部、腹股沟管内和髂前上棘内侧内环处呈椭圆形、实质性、均质低回声团,大小类似于健侧或偏小(图10-4A、B)。

(3)睾丸下降不全如伴有睾丸发育不良,可见睾丸萎缩呈条梭样高回声(图10-4C、D)。

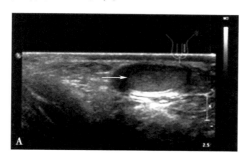

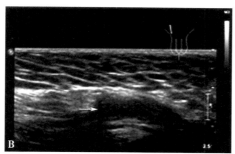

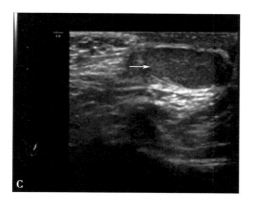

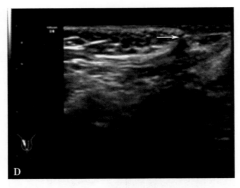

图10-4 睾丸下降不全

A. 左侧睾丸纵切面所示左侧睾丸大小及回声正常(箭);
B. 与A为同一患儿,右侧腹股沟上方纵切面所示右侧腹股沟上
方可见类似睾丸回声(箭);C. 左侧睾丸纵切面所示左侧睾丸大
小及回声正常(箭);D. 与C为同一患儿,右侧腹股沟上方纵切
面所示右侧腹股沟下方可见条索样高回声(箭),为发育不良

2. 彩色多普勒超声

(1)超声显示下降不全的睾丸血流信号多较健侧稍减少。

(2)睾丸下降不全伴睾丸发育不全的睾丸无血流信号。

(二)睾丸扭转

1. 灰阶超声

(1)睾丸扭转早期的发病最初4小时内,睾丸回声可能显示均匀,4~6小时后睾丸增大,回声减低。

(2)睾丸扭转中期睾丸充血、出血和梗死,睾丸内部回声不均匀,出现散在片状极低回声,睾丸周围出现无回声区。附睾丸可能增大、回声减低,睾丸鞘膜不均匀增厚,反应性鞘膜积液,阴囊壁增厚(图10-5A)。

(3)睾丸扭转晚期睾丸变小、回声减低,部分可伴有钙化。

(4)睾丸扭转患侧精索扭转时显示精索扭曲,呈旋涡征。

2. 彩色多普勒超声

(1)睾丸内血流完全消失(图10-5B)。

（2）间断性扭转、扭转复位时，睾丸血流信号正常或较丰富。

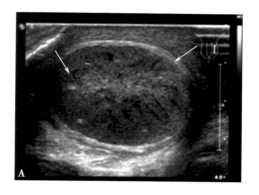

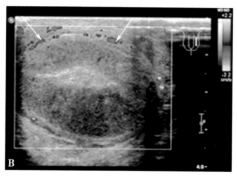

图 10-5　睾丸扭转

A. 左侧扭转睾丸纵切，左侧睾丸增大、内部呈低回声、分布不均匀，周围可见血流信号（箭）；B. 左侧扭转睾丸纵切，左侧睾丸实质内部未见血流信号（箭）

（三）睾丸微结石

1. 灰阶超声　超声声像图表现为单侧或双侧睾丸内见点状强回声或弥漫性分布，后方无声影，单幅声像图上超过 5 个。局限性微小结石病表现为点状强回声位于睾丸周边或包膜下（图 10-6）。

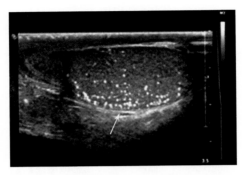

图 10-6　睾丸微结石

右侧睾丸纵切面所示右侧睾丸见密集的
点状高回声（箭）

2. 彩色多普勒超声　睾丸实质血流无明显变化。

（四）睾丸畸胎瘤

1. 灰阶超声　超声表现为患侧睾丸实质见一个混合性回声，内部回声不均匀，可见不规则无回声区及强回声，后方伴声影（图 10-7）。

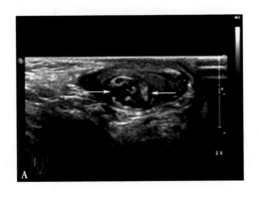

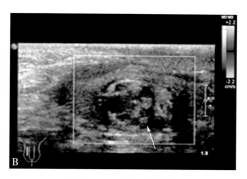

图 10-7 睾丸畸胎瘤

A. 右侧睾丸纵切,右侧睾丸内见混合性回声、回声不均匀(箭);B. 右侧睾丸纵切,右侧睾丸混合性回声内部可见血流信号(箭)

2. 彩色多普勒超声 肿块内见血流信号。

（五）睾丸卵黄囊瘤

1. 灰阶超声 超声表现为患侧睾丸增大,形态失常,睾丸实质内显示实性肿块,回声接近正常睾丸实质回声或稍低,周边显示新月形残存睾丸实质回声;内部常见小的液性无回声区,直径一般<1.0cm(图 10-8)。

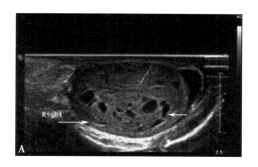

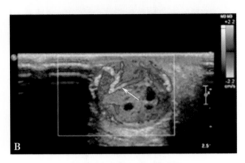

图 10-8 睾丸卵黄囊瘤

A. 右侧睾丸纵切,右侧睾丸明显增大、内部可见等回声伴小的无回声区、周边可见新月形残存的睾丸回声(箭);B. 右侧睾丸横切,右侧睾丸低回声区见丰富血流信号(箭)

2. 彩色多普勒超声 肿块内见丰富血流信号。

（六）继发性睾丸肿瘤

1. 灰阶超声 超声像图表现为患侧睾丸内可见片状低回声,形态不规则,边界清,双侧睾丸同时受累的范围大小可有不同(图 10-9)。

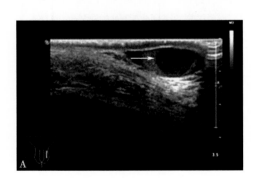

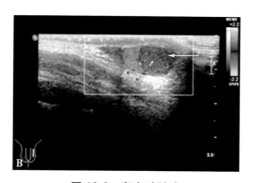

图 10-9 睾丸畸胎瘤

A. 左侧睾丸纵切,左侧睾丸内部可见低
回声(箭);B. 左侧睾丸横切,彩色多普勒
超声可见血流信号(箭)

2. 彩色多普勒超声　患侧睾丸低回声内部可见血流
信号。

注:

1. 小儿正常睾丸彩色血流信号也可以出现显示减少或
消失。

2. 睾丸下降不全与腹股沟淋巴结相鉴别。

3. 睾丸实性肿瘤,要注意回声特点进行鉴别诊断。

4. 睾丸继发性肿瘤小儿常常为白血病转移所致。

三、附睾、精索常见疾病

(一)鞘膜积液

1. 灰阶超声

(1)精索鞘膜积液显示睾丸上方无回声区,通常无分隔,
向腹股沟管内延伸,与腹腔无通连关系(图 10-10)。

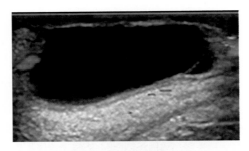

图 10-10　精索鞘膜积液

睾丸上方无回声区,彩色多普勒超声显示
其内无血流信号

(2)睾丸鞘膜积液显示阴囊内睾丸周围无回声区环绕,偏心性。

(3)交通性鞘膜积液显示阴囊内无回声区大小随体位变化,平卧后推挤可消失,站立位渐增大,与腹腔相通。

(4)鞘膜积液合并感染时鞘膜可不均匀增厚,无回声区伴密集点状或絮状回声,部分呈蜂窝状(图 10-11)。

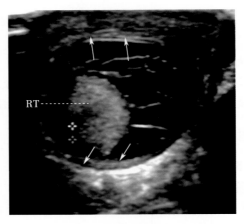

图 10-11　睾丸鞘膜积液合并感染

鞘膜增厚(箭),右侧睾丸(RT)周围无回
声区内见多发分隔

2. 彩色多普勒超声　鞘膜积液的无回声区内均无血流信号。

（二）急性附睾炎

1. 灰阶超声

（1）患侧附睾肿大,常以头部明显;附睾回声不均匀减低或增强。

（2）患侧睾丸正常或肿大。

（3）患侧阴囊壁增厚,常伴少量鞘膜积液。

2. 彩色多普勒超声　附睾及睾丸内血流信号丰富,以附睾明显(图 10-12)。

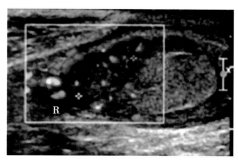

图 10-12　附睾炎

附睾头(量标)肿大,回声不均匀减低,内部血流信号丰富

（三）睾丸附件扭转

1. 灰阶超声

（1）患侧睾丸位置、大小、内部回声均正常,附睾头部可增大。

（2）患侧睾丸附件增大,睾丸上极与附睾头之间可探及圆形小结节,其回声强度与病程相关,可表现为低回声、强回声或混杂回声。

（3）可伴有鞘膜积液及阴囊壁增厚等征象。

2. 彩色多普勒超声　扭转的附件内无明显血流信号,但其周围局部组织血流信号常增多,病变同侧睾丸血流信号正常或稍增多(图 10-13)。

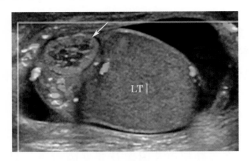

图 10-13　睾丸附件扭转

扭转的睾丸附件增大(箭),其内无明显血
流信号

(四)精索静脉曲张

1. 灰阶超声

(1)睾丸上方及后方迂曲扩张的管状无回声呈蚯蚓状或
蜂窝状;管壁薄而清晰,管径增宽。

(2)Valsava 试验:嘱患者深吸气后做屏气动作,上述管状
结构管径明显增宽,可大于 0.3cm。

2. 彩色多普勒超声　扩张的管状无回声内血流信号充
填,配合 Valsava 试验可在精索、睾丸的上极或背侧和下极同
时显示红蓝相间的大量彩色血流信号;频谱多普勒可以测到
屏气瞬间出现明显静脉反流信号(图 10-14)。

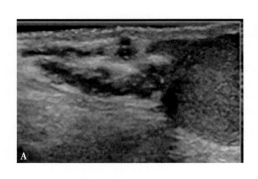

A

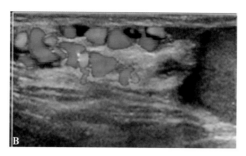

图 10-14 精索静脉曲张

A. 睾丸上方迂曲扩张的管状无回声呈蚯
蚓状;B. 上述管状无回声内可见红蓝相
间的彩色血流信号

注:

1. 注意双侧对比扫查。

2 睾丸下降不全伴睾丸发育不良注意睾丸与腹股沟淋巴结鉴别。

3. 应注意鉴别诊断睾丸及睾丸附件扭转。

4. 睾丸实性占位性病变,要注意回声特点及血供进行鉴别诊断。

5. 注意鉴别新生儿卵巢结构与腹部囊性病变。

四、两性畸形常见疾病

两性畸形是指外生殖器表型不确定,不具备典型男性特征也不具备女性特征。一般分为真两性畸形、假两性畸形(男性、女性)及性染色体畸变。

真两性畸形:体内同时具有男性和女性两种性腺组织,其性腺畸形有 3 种形式:①双侧型,两侧均为卵睾;②单侧型,一侧为卵睾,对侧为睾丸或卵巢,或者缺失;③分侧型,一侧为卵巢,一侧为睾丸。若超声检查发现个体双侧性腺不一致或双侧卵睾,不管核型是 46,XX,还是 46,XY 或其他嵌合体,均可诊断为真两性畸形。

男性假两性畸形：性腺为睾丸，但有米勒管衍化的生殖器官（子宫和输卵管）或外阴非男非女，核型为46，XY，超声查见双侧睾丸，未测及卵巢，诊断即可成立。

女性假两性畸形：具有卵巢和米勒管衍化器官，不具有睾丸，若核型为46，XX，超声查见双侧卵巢，未查见睾丸，诊断即可成立，若同时发现双侧肾上腺肿大，则可进一步明确诊断。

性染色体畸变：可分为多种类型，性腺发育不全是其中的一种，包括 Turner 综合征、纯粹型性腺发育不全、混合型性腺发育不全和性腺发育不全型男性假两性体，后两者也可归诸于男性假两性畸形。超声若既未查见卵巢又未查见睾丸回声，结合临床可提示性腺发育不全。

1. 确认子宫的存在　详见本章第三节"二、女性生殖系统"。

2. 性腺的超声诊断

睾丸：详见本章第三节"一、男性生殖系统"；卵巢：详见本章第三节"二、女性生殖系统"。

卵睾：是指一个性腺内卵巢和睾丸组织并存。声像图上表现为：卵巢组织和睾丸组织分别位于两极，首尾相连，分界较清楚，卵巢侧可见小卵泡样回声，睾丸侧回声均匀细腻（图10-15）。

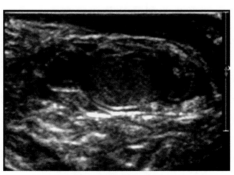

图 10-15　卵睾

3. 肾上腺　疑为女性假两性畸形者，应观察有无增大的肾上腺，先天性肾上腺皮质增生症典型的超声表现：双侧肾上腺弥漫性增大、延长、回声较均匀,中央可见线状高回声,偶可见局限性、结节状低回声。与原发性和继发性肾上腺肿瘤、功能性肾上腺增生、肾上腺腺瘤进行鉴别。

4. 伴发畸形　尿道下裂患儿经会阴扫查评估阴茎海绵体及尿道海绵体(图 10-16);了解有无米勒管残件(图 10-17)及前列腺小囊(图 10-18)。

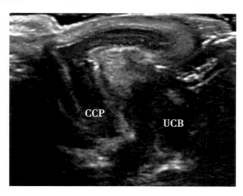

图 10-16　尿道下裂阴茎海绵体(CCP)及尿道海绵体(UCB)

5. 性腺发育不全者子宫常常发育不良,发育极差时仅为一肌性结节,性腺体积很小;小者比米粒稍大,超声难以显示,故应结合临床。

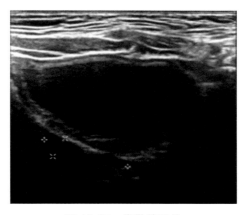

图 10-17　米勒管残件

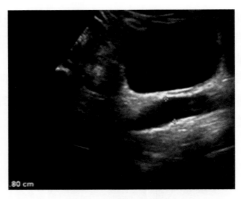

图 10-18　前列腺小囊

　　注:一般依据临床特征、实验室性激素检查、染色体检查和性腺活检来综合诊断。超声检查主要目的是观察内生殖器官的有无、部位、大小、形态、结构,为临床诊断和治疗提供影像学依据。

第十一章 关节、浅表及血管

第一节 婴幼儿发育性髋关节发育不良

一、适应证

1. 体格检查或影像学检查发现髋关节有异常或可疑异常。

2. 有发育性髋关节发育不良家族史或遗传史。

3. 臀先露。

4. 羊水过少等其他胎产式因素。

5. 神经肌肉病变(如先天性肌性斜颈和先天性足部畸形等)。

6. 监测应用Pavlik支具或其他固定装置治疗的发育性髋关节发育不良患儿。

7. 有发育性髋关节发育不良危险因素的婴儿:巨大儿、胎儿过度成熟、婴儿襁褓、羊水过少和其他引起胎儿体位性变形的宫内因素。

二、检查技术及超声表现

(一)检查前准备及检查时间

一般不需特殊准备,婴幼儿一般应在出生后4~6周内接受超声检查,6个月以下婴儿髋关节主要由软骨构成,股骨头多尚未骨化,X线很难准确显示髋关节结构形态,超声是髋关节首选的影像学检查方法,当股骨头骨化后,超声无法清晰显示 Y 状软骨,超声的诊断价值降低。

（二）扫查方法及超声表现

1. 髋关节冠状切面（Graf 检查法）　婴儿侧卧位,待检测髋关节处于生理状态（轻微屈曲 15°～20°）。探头置于髋关节外侧股骨大转子处,与身体长轴保持平行,声束垂直于骨盆矢状面,获得髋臼窝正中冠状切面。

（1）在标准冠状切面中可显示以下结构（图 11-1～图 11-4）。

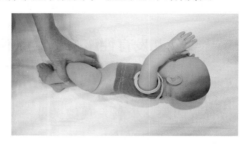

图 11-1　髋关节冠状切面检查体位图

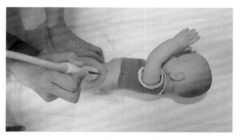

图 11-2　髋关节冠状切面探头位置图

1）软骨-骨交界:股骨头及股骨近端主要由透明软骨构成,"软骨-骨交界"是软骨结构与股骨骨性结构的分界。

2）股骨头:新生儿的股骨头呈类椭圆形而非球形,股骨头由透明软骨构成,呈低回声,其中心区域可见呈短线样高回声的血窦组织。

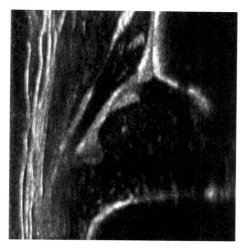

图 11-3　髋关节冠状切面

正常髋关节（Graf Ⅰ型）

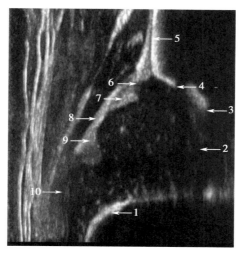

图 11-4　髋关节冠状切面

正常髋关节（Graf Ⅰ型）1. 软骨-骨交界；2. 股骨头；3. 髂骨支下缘；4. 骨缘转折点；5. 平直髂骨外缘；6. 软骨性髋臼顶；7. 盂唇；8. 关节囊；9. 滑膜皱襞；10. 股骨大转子

3）滑膜皱襞：关节囊在股骨颈处反折并移行为股骨大转子软骨膜的区域，声像图中称为"滑膜皱襞"。

4）关节囊：股骨头的外侧被覆关节囊，关节囊自"滑膜皱襞"向头侧延伸覆盖股骨头、盂唇、软骨髋臼顶。

5）盂唇：由纤维软骨构成的盂唇在声像图中表现为位于关节囊内的三角形高回声结构，盂唇基底部附着于软骨臼顶的外侧缘。

6）"近端软骨膜"："近端软骨膜"为超声专用术语，由三个解剖结构组成，分别为股直肌反折头的腱性部分、包含脂肪垫的关节囊附丽及软骨膜本身，在声像图中被称为"近端软骨膜"。软骨膜是软骨臼顶的外侧边界，其近端与髂骨骨膜相融合，远端与关节囊相融合。

7）髋臼顶部由髂骨构成，包括骨性和软骨性部分。骨性髋臼顶，描述可分为好、合适的/有缺陷、差（图 11-5~图 11-7）。

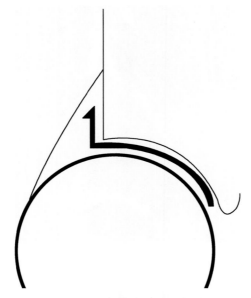

图 11-5　骨性髋臼顶示意图

骨性臼顶发育好（箭头示）

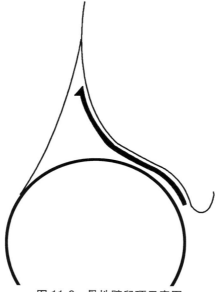

图 11-6　骨性髋臼顶示意图

骨性髋臼顶发育有缺陷（箭头示）

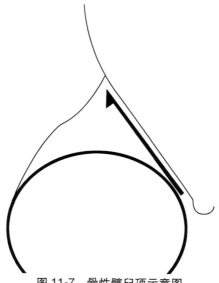

图 11-7　骨性髋臼顶示意图

骨性髋臼顶发育差（箭头示）

8）骨性边缘为骨性髋臼顶的外侧缘，描述可分为锐利/稍钝、圆钝、平（图 11-8~图 11-11）。

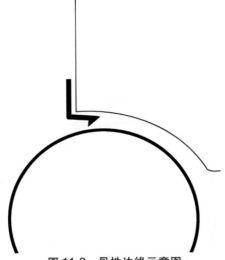

图 11-8　骨性边缘示意图

骨性边缘锐利（箭头示）

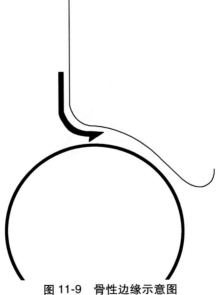

图 11-9　骨性边缘示意图

骨性边缘钝（箭头示）

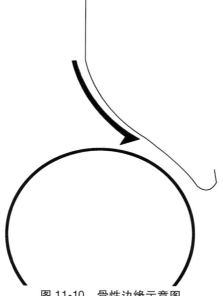

图 11-10　骨性边缘示意图

骨性边缘圆(箭头示)

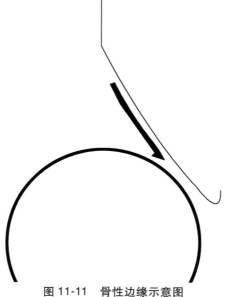

图 11-11　骨性边缘示意图

骨性边缘平(箭头示)

9）骨缘转折点：骨缘转折点是骨性臼顶从凹面移行为凸面的转折点。

10）髂骨支下缘：髂骨支下缘是髋臼窝内的骨性结构，是髋臼窝正中冠状切面的标志，呈强回声突起，髂骨支下缘足侧是低回声的 Y 状软骨。在偏心型髋关节中，股骨头向髋臼外移位，探头跟随着移位的股骨头扫查，显示的超声平面已不是标准切面，此时髂骨支下缘多无法准确显示。

（2）Graf 检查法测量及分型：先在近端软骨膜移行为骨膜处做髂骨的切线为基线；然后以髋臼窝内髂骨支下缘与骨性髋臼顶的切线为骨顶线；确定骨缘转折点（骨性髋臼顶凹面向凸面移行处）和关节盂唇中心点，这两点相连形成软骨顶线。基线与骨顶线相交成 α 角。基线与软骨顶线相交成 β 角，基线、骨顶线及软骨顶线三者很少相交于同一点，仅出现在骨性髋臼边缘锐利的 Graf Ⅰ型髋关节。α 角主要衡量骨性髋臼发育的程度，α 角小表明骨性髋臼较浅，β 角代表软骨性髋臼的形态。由于髋臼软骨部分和软骨顶线个体差异很大，故 β 角测值较 α 角测值显示出更多的个体差异（图 11-12）。

Graf 法将髋关节分为四大类型及多个亚型（表 11-1）。

Ⅰ型髋关节是中心性髋关节，髋关节发育完全成熟，骨性臼顶发育良好，骨性边缘形态锐利或稍钝，软骨性臼顶覆盖股骨头良好（图 11-12B）。

Ⅱ型髋关节仍然是中心性髋关节，但骨性臼顶发育有"缺陷"，骨性边缘形态圆钝，骨性臼顶覆盖股骨头减少，软骨性臼顶覆盖股骨头增多。

表 11-1 髋关节 Graf 分型

髋关节分型		骨性臼顶 /α 角	骨性边缘	软骨性臼顶 /β 角 覆盖股骨头	月龄
I 型		发育良好 α≥60°	锐利/稍钝	覆盖股骨头	任何月龄
II 型	II a(+)型	发育合适 α50°~59°	圆钝	覆盖股骨头	0~12 周
	II a(−)型	发育有缺陷 α50°~59°	圆钝	覆盖股骨头	6~12 周
	II b 型	发育有缺陷 α50°~59°	圆钝	覆盖股骨头	>12 周
	II c 型	发育严重缺陷 α43°~49°	圆钝到平	仍可覆盖股骨头 β<77°	任何月龄
	D 型	发育严重缺陷 α43°~49°	圆钝到平	移位 β>77°	任何月龄
III 型	III a 型	发育差 α<43°	平	头侧移位，软骨性臼顶回声没有改变，近端软骨膜被向上推挤	任何月龄
	III b 型	发育差 α<43°	平	头侧移位，软骨性臼顶回声增强，近端软骨膜向上推挤	任何月龄
IV 型		发育差 α<43°	平	足侧移位，软骨性臼顶回声增强，近端软骨膜呈水平或槽状的	任何月龄

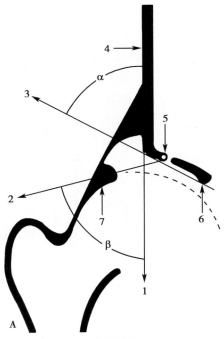

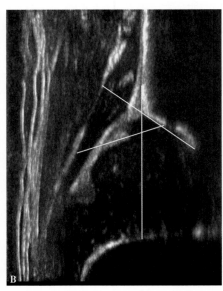

图 11-12 Graf 法测量

A. Graf 法测量示意图：
1. 基线；2. 软骨顶线；
3. 骨顶线；4. 平直髂骨
外缘；5. 骨缘转折点；
6. 髂骨支下缘；7. 盂
唇；B. Graf Ⅰ型髋关节：髋
关节骨性髋臼顶发育良
好；骨性边缘稍圆钝；软
骨性臼顶覆盖股骨头良
好。α 角 60°；β 角 58°

Ⅱa 型 α 角 50°~59°,受检婴儿月龄应小于三个月,髋关节生理性不成熟(图 11-13)。

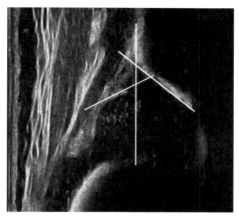

图 11-13 Graf Ⅱa 型髋关节

髋关节骨性髋臼顶发育有缺陷;骨性边缘稍圆钝;α 角 52°;β 角 58°

Ⅱb 型:α 角 50°~59°,受检婴儿月龄大于三个月,髋关节骨化延迟(图 11-14)。

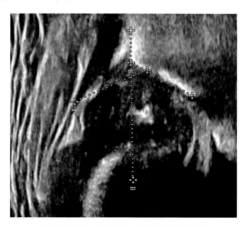

图 11-14 Graf Ⅱb 型髋关节

髋关节骨性髋臼顶发育有缺陷;骨性边缘稍圆钝;α 角 57°;β 角 63°

Ⅱc 型：α 角 43°~49°；β 角小于 77°。

D 型：α 角 43°~49°；β 角大于 77°。

Ⅱc 型髋关节骨性臼顶发育较差，股骨头开始有向髋臼窝外移位的可能，如股骨头轻微移位，则软骨臼顶会向头侧轻微移动，此时 α 角不变，而 β 角增大，被定义为 D 型髋关节。D 型髋关节被描述为偏心性关节的最初始阶段（图 11-15、图 11-16）。

Ⅲ型髋关节是偏心性髋关节，骨性臼顶发育差，骨性边缘形态平直，股骨头向髋臼外移位，将大部分软骨性臼顶推向头侧，"近端软骨膜"被顶起抬高（图 11-17、图 11-18）。

Ⅲa 型：股骨头把软骨性臼顶推向头侧，但是剪切力尚未导致臼顶透明软骨发生组织学变化，因而软骨性臼顶仍呈无-低回声。

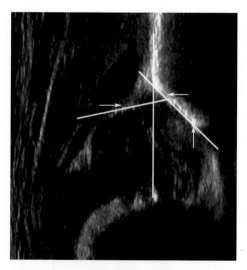

图 11-15　Graf　Ⅱc型髋关节

髋关节骨性髋臼顶发育严重缺陷；骨性边缘圆钝（←）：α 角 46°；β 角 75°；盂唇（→）；髂骨支下缘（↑）

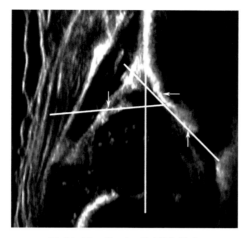

图 11-16　Graf　D 型髋关节

髋关节骨性髋臼顶发育较差;骨性边缘较平(←);α 角
45°;β 角 85°:盂唇(↓);髂骨支下缘(↑)

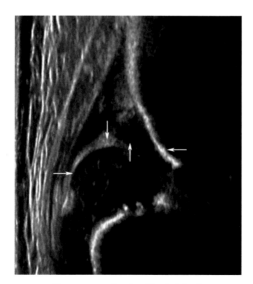

图 11-17　Graf　Ⅲ型髋关节

髋关节骨性髋臼顶发育差;骨性边缘平(←),股骨头(→)
向外上侧移位,软骨性髋臼顶(↑)盂唇(↓)被股骨头顶
起,向头侧移位

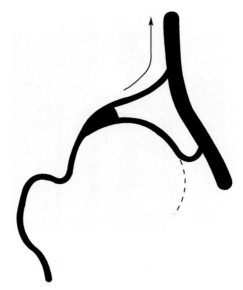

图 11-18 Graf Ⅲ型髋关节

近端软骨膜被移位的股骨头向上推挤
（箭头示）

Ⅲb 型：股骨头把软骨性臼顶推向头侧，剪切力导致臼顶透明软骨发生组织学变化，软骨性臼顶回声增强，被定义为"退变"。

Ⅳ型髋关节是偏心性髋关节，骨性臼顶发育差，骨性边缘形态平直，股骨头向髋臼外移位，移位的股骨头将软骨性臼顶全部挤压向足侧，软骨性臼顶回声增强。"近端软骨膜"被顶起呈水平状或凹槽状（图 11-19、图 11-20）。

Graf 法髋关节标准冠状切面声像图的三个重要标志分别为髂骨支下缘、平直髂骨外缘及盂唇，而Ⅲ型和Ⅳ型髋关节是脱位的髋关节，其骨性臼顶发育差，股骨头移位，多难以获得测量所要求的标准冠状切面。所以，Ⅲ型和Ⅳ型髋关节的判定主要依据股骨头与髋臼的相对位置，以及软骨性臼顶、盂唇与"近端软骨膜"的形态。

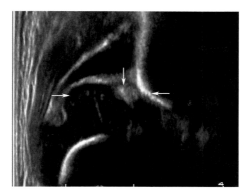

图 11-19 Graf Ⅳ型髋关节

髋关节骨性髋臼顶发育差;骨性边缘平(←),股骨头(→)
向外上侧移位,软骨性髋臼顶(↓)被挤压在股骨头与骨
性边缘之间,向足侧移位,回声增强

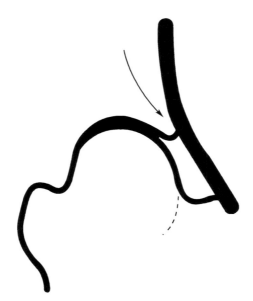

图 11-20 Graf Ⅳ型髋关节

近端软骨膜被移位的股骨头推挤呈凹槽
状(箭头示)

2. 髋关节屈曲横切面（Harcke 检查法） 婴儿仰卧位或侧卧位，髋关节屈曲 90°（图 11-21），探头位于后臀部，平行于股骨长轴，做髋关节横切面（声束与骨盆水平面平行）（图 11-22），切面需清晰显示股骨干长轴、股骨头、髋臼及盂唇，正常图像显示股骨头与髋臼窝紧密接触（图 11-23）。显示此图像后，在婴儿自然放松状态下，保持婴儿髋关节屈曲 90°，轻柔的推压婴儿大腿，使髋关节内收（类似 Barlow 试验动作）以评估髋关节稳定性；如果股骨头脱位，轻柔的推压婴儿大腿，使髋关节外展（类似 Ortolani 试验动作）以评估股骨头可否复位。

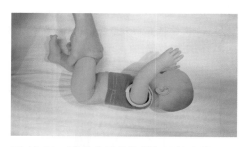

图 11-21　髋关节屈曲位横切面检查体位图

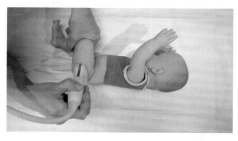

图 11-22　髋关节屈曲位横切面探头位置图

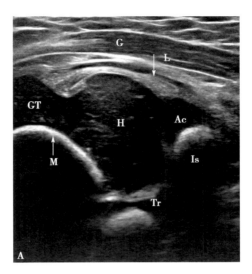

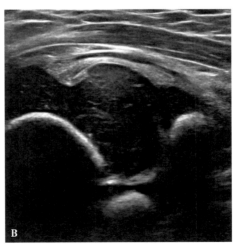

图 11-23 髋关节屈曲横切面（正常）

正常髋关节（股骨头与髋臼窝紧密接触）；G:臀肌，H:未骨化的股骨头，Is:坐骨，L:盂唇，M:软骨-骨交界，Tr:Y 状软骨，Ac:软骨性髋臼，GT:股骨大转子

　　髋关节屈曲横切面扫查,可将髋关节描述为:髋关节稳定(股骨头与髋臼窝紧密接触);髋关节松弛(婴儿多小于 4 周,推压内收髋关节时,股骨头与髋臼窝之间可出现轻微分离);髋关节半脱位(股骨头与髋臼窝明显分离,但股骨头仍部分位于髋臼内)(图 11-24);髋关节加压可脱位(推压内收髋关节时,股骨头可脱出髋臼外);髋关节脱位可复位(外展髋关节,股骨头可复位至髋臼内);髋关节脱位不可复位(外展髋关节,股骨头不能复位至髋臼内)(图 11-25)。

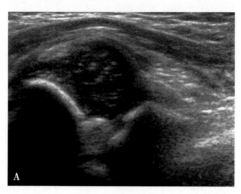

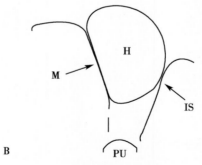

图 11-24　髋关节屈曲位横切面(异常)

髋关节半脱位(股骨头与髋臼窝明显分离,股骨头仍部分位于髋臼内);H:未骨化的股骨头;M:软骨-骨交界;IS:坐骨;PU:耻骨

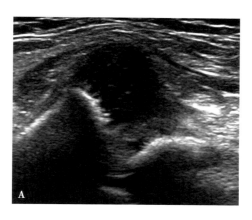

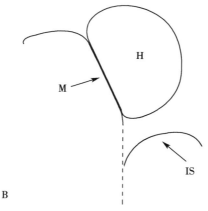

图 11-25 髋关节屈曲位横切面(异常)

髋关节脱位(股骨头与髋臼窝明显分离,股骨头位于髋臼外);H:未骨化的股骨头;M:软骨-骨交界;IS:坐骨

三、诊断注意事项

婴儿发育性髋关节发育不良超声诊断应综合髋关节形态结构及测量数据给出 Graf 分型并判定髋关节稳定性;应用髋关节屈曲横切面动态评估髋关节稳定性及治疗效果时,需有经验的医师才能得到较为准确的结论。需特别注意的是,婴儿佩戴 Pavlik 支具或其他固定装置时不宜进行髋关节推压检

查,除非临床医师有此方面特殊要求。

第二节　髋关节暂时性滑膜炎

一、适应证

1. 急性髋部、腹股沟或大腿内侧、膝关节疼痛。
2. 急性跛行。
3. 急性髋关节活动受限,尤其是外展及内旋活动受限。

二、检查技术

(一)检查前准备
无需特殊准备
(二)患者体位
仰卧位,髋关节中立位(腿伸展、轻度外旋)。
(三)扫查方法及正常超声表现
1. 顺序　需双侧髋关节对照扫查。
2. 切面　髋关节前方矢状切面:探头置于腹股沟韧带中点与股骨大转子下缘的连线上,方向与股骨颈长轴平行(图11-26)。

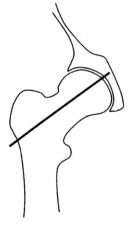

图 11-26　髋关节前方矢状切面超声扫查示意图(黑线代表探头位置)。

3. 正常超声表现 股骨头、股骨颈表面呈强回声,后方伴声影,股骨头表面软骨呈极低回声;前关节囊呈低回声带,位于股骨颈前方,与股骨颈表面强回声平行,前外界轮廓呈凹形;髂腰肌跨越髋关节覆盖于前关节囊表面,呈低回声带;前关节囊与髂腰肌间有一高回声分界线;前关节囊分前、后两层,两层的间隙为前隐窝;前关节囊中间多可见一线状强回声,为关节囊前、后层的界面,与股骨颈表面强回声平行("条纹征")(图11-27);少数正常髋关节前隐窝可见前隐窝内的极少量无回声或低回声区,为生理性滑液。

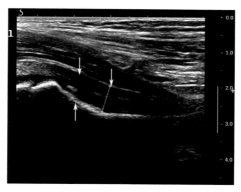

图 11-27 正常髋关节前关节囊矢状切面

前关节囊前外界呈凹形,前关节囊与髂腰肌间高回声分界线(↓);前关节囊前后两层间线状强回声(实心箭);股骨颈骨表面强回声(↑);前关节囊厚度测量:为(+…+)之间距离

4. 观察内容

(1)识别前关节囊双层结构。

(2)判断前关节囊前外界轮廓(呈凹形或凸形)。

(3)测量双侧前关节囊厚度,并双侧对照。

(4)识别前隐窝积液回声。

5. 测量

(1)前关节囊厚度:股骨颈骨表面至前关节囊前外缘之间

的最大距离(图 11-27)。

正常儿童前关节囊厚度参考值:均值 4.9mm(范围:3~7mm,标准差 1.02mm);双侧厚度之差<1mm。前关节囊厚度随年龄不同而变化,Bruyn 建议正常值:4 岁以内≤5mm;4~8岁≤7mm。

(2)前隐窝积液厚度:前隐窝前壁、后壁间最大距离(图11-28)。

前隐窝生理性滑液厚度平均值为 1mm(范围 0.2mm~1.6mm),超声多不易显示。

注:髋关节积液首先聚集在前关节囊的前隐窝;髋关节前方矢状切面是观察前隐窝的主要切面。

三、超声表现

髋关节前隐窝积液表现(图 11-28)

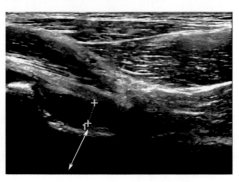

图 11-28　髋关节前隐窝积液

前隐窝积液厚度(+…+),前关节囊厚度
(双向箭头)

1. 直接征象　前隐窝积液呈低回声或无回声,病程稍长者,积液内也可有少量点状回声。

2. 间接征象

(1)患侧前关节囊前层前外界轮廓呈凸形。

(2)前关节囊厚度大于正常值,患侧与健侧前关节囊厚度之差>1mm。

因部分前隐窝积液呈等回声,难与前关节囊前后层回声区别;或肥胖等原因致前关节囊显示不清,可通过间接征象,提示前隐窝积液。

注:单侧髋关节积液时,患侧与健侧前关节囊厚度差值比患侧前关节囊厚度绝对值更有诊断价值;当双侧髋关节都有积液时,则不能用双侧前关节囊厚度的差值来提示是否存在前隐窝积液。

四、诊断注意事项

(一)髋关节积液不是髋关节暂时性滑膜炎特异性超声表现。髋关节暂时性滑膜炎的诊断需结合病史及随诊复查,进行排除性诊断。

(二)需要鉴别的主要疾病为Perthes病、急性化脓性髋关节炎等。

1. Perthes病 早期声像图与髋关节暂时性滑膜炎相似,表现为髋关节积液;暂时性髋关节滑膜炎是一种自限性疾病,积液持续1~2周后消退,Perthes病髋关节积液多持续3~6周。超声随诊复查,如发现患侧股骨头软骨增厚、骨化中心变扁平、骨骺形态不规则、碎裂等表现,则考虑Perthes病,进一步诊断需做X线平片、骨扫描、MRI。

2. 化脓性髋关节炎 发病急、感染症状重,超声除发现关节积液外,关节囊回声紊乱,股骨颈表面强回声呈现不光滑,则高度提示化脓性髋关节炎,确诊需关节穿刺液实验室检查。

第三节 浅表软组织病变

一、适应证

(一)相关症状和体征

1. 浅表软组织肿胀、疼痛、局部凸起或触及肿块等。

2. 皮肤出现牛奶咖啡斑、鲜红斑等局部颜色异常。

3. 皮肤温度异常或出现弥漫性浅表毛细血管扩张等。

4. 肢体外形不对称。

（二）其他辅助检查发现浅表软组织病变

1. 其他影像学检查如 CT 或 MRI 发现浅表软组织内异常信号区。

2. 实验室检查发现异常，如血小板数目异常或凝血功能障碍。

（三）病变介入诊疗引导及随访

1. 超声引导下穿刺活检明确浅表软组织病变性质。

2. 超声引导下注射治疗脉管畸形。

3. 病变治疗后疗效随访。

（四）良性病变未治疗患儿的随访

二、检查技术

（一）检查前准备

常规检查无需特殊准备；检查时充分暴露病变；不能配合的患儿可镇静后检查；介入诊疗前应签署知情同意书。

（二）病人体位

取能充分暴露病变部位且患儿能配合的舒适体位。

（三）扫查方法

1. 顺序　复合扫查，切面相互覆盖。

2. 观察内容　观察病变的超声表现：如位置、大小、边界、形态、回声，与周围组织的关系等；观察病变内部及周边血流。

三、常见病变

（一）血管瘤及脉管畸形

1. 分类　参考国际血管瘤和脉管畸形研究学会（The International Society for the Study of Vascular Anomalies，ISSVA）类（2014）方案（表 11-2、表 11-3）。

表 11-2 血管肿瘤 ISSVA 分类（2014 年）

肿瘤类型	名称
良性	婴幼儿血管瘤；先天性血管瘤[快速消退型（RICH），不消退型（NICH），部分消退型（PICH）]；丛状血管瘤；梭形细胞血管瘤；上皮样血管瘤；化脓性肉芽肿（又称分叶状毛细血管瘤）；其他
局部侵袭性或交界性血管肿瘤	卡波西样血管内皮瘤；网状血管内皮瘤；乳头状淋巴管内血管内皮瘤（PILA，Dabska 瘤）；复合性血管内皮瘤；卡波西肉瘤；其他
恶性血管肿瘤	血管肉瘤；上皮样血管内皮瘤；其他

表 11-3 脉管畸形 ISSVA 分类（2014 年）

分类	单纯性血管畸形	混合性血管畸形	知名血管干或血管干血管畸形	血管畸形合并其他病变	暂未归类的血管病变
分类	毛细血管畸形；淋巴管畸形；静脉畸形；动静脉畸形；动静脉瘘	CLM；LVM；CLVM；CAVM；CLAVM；CVM；其他	通道型或血管干血管畸形	Klippel-Trenaunay 综合征；Parkes-Weber 综合征；Servelle-Martorell 综合征；小头畸形等	疣状血管瘤；角化性血管瘤；卡波西型淋巴管病等

C：毛细血管；A：动脉；V：静脉；L：淋巴管；M：畸形

2. 超声表现

（1）婴幼儿血管瘤

1）灰阶超声：病灶呈类圆形或不规则形实性团块，边界清楚；增殖期多呈中等或中等偏低回声，部分可见明显扩张管样结构，呈网格状改变，钙化罕见（图11-29A）；消退期病变呈高回声。

2）彩色多普勒超声：增殖期病变内血流丰富，动脉及静脉聚集成团状或网状（图11-29B）；消退期血流较稀疏。

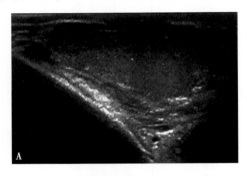

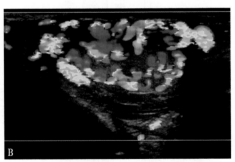

图11-29　血管瘤

A. 增殖期血管瘤呈中等偏低回声；B. 彩色多普勒示病变内血流丰富，聚集成网状

注：婴幼儿血管瘤是发生在皮肤和软组织的良性肿瘤，一般出生后1周左右出现瘀斑或局部毛细血管扩张样皮损，6~9个月瘤体迅速增殖，1岁后瘤体逐渐消退。

（2）静脉畸形

1）灰阶超声:病变形态多不规则,边界较清楚,内部为管状回声或大小不等的蜂窝状无回声;管腔内可发现单个或多个静脉石呈类圆形强回声结构伴后方声影(图 11-30A);病变有压缩性,受压后无回声一过性缩小;体位移动试验阳性,置于低位检查时病变充血增大,恢复正常体位则病变随之缩小。

2）彩色多普勒超声:病变内探及较丰富的静脉血流信号,流速较缓慢(图 11-30B)。

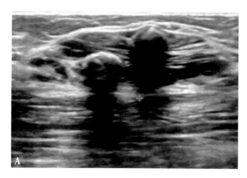

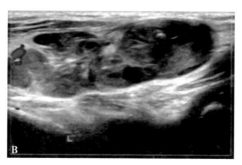

图 11-30 静脉畸形

A. 病变内部为管状回声,管腔内可见静脉石;B. 彩色多普勒显示管腔内血流信号缓慢

注:静脉畸形表皮呈浅蓝或深紫色的柔软包块,最常见于头颈部,瘤体与躯体正常生长同步,不自行消退。

（3）动静脉畸形

1）灰阶超声：病变好发于肢端，形态不规则，边界不清，内部为混合回声，并可见管状结构（图 11-31A），向周围组织延伸。

2）彩色多普勒超声：病变内部及周边可见丰富的动脉、静脉血供，频谱多普勒显示动脉舒张期流速和静脉流速增快（图 11-31B）。

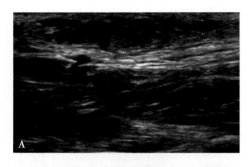

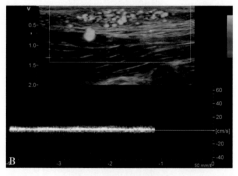

图 11-31　动静脉畸形

A. 病变边界不清，内可见扩张的管状结构；B. 彩色多普勒显示病变内血供丰富，频谱多普勒显示病变内的动脉和静脉频谱

注：动静脉畸形多发生于肢端，婴儿期隐匿，青春期增大明显，扩张的动脉和静脉直接交通形成异常血管网。

（4）淋巴管畸形

1）灰阶超声：大囊性淋巴管畸形病变边界清晰，内部为单个或多分隔的无回声区（图11-32A），合并出血时无回声区在短期内增大且可见散在的细小点状回声；微囊型病变囊腔细小，常呈类实性的高回声；较大病变可对周围组织产生推挤压迫。

2）彩色多普勒超声：病变囊壁及分隔上可见少许血流信号（图11-32B）。

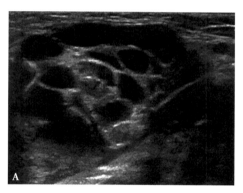

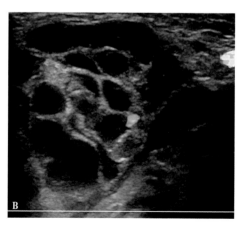

图11-32 淋巴管畸形

A. 病变内为囊性分隔状；B. 彩色多普勒显示分隔上少许血流信号

注：舌、唇、面颊部及颈部等部位最易受累，其病理类型包括大囊型、微囊型和混合型，大囊型囊腔体积多>2cm^3，微囊型则<2cm^3。

（二）神经源性肿瘤

1. 神经鞘瘤

（1）灰阶超声：病变表现为沿神经走行分布的椭圆形肿块，多单发，边界清晰，包膜光滑，内部多为均质低回声，后方回声可增强，部分肿块一端或两端与神经干相连，显示为"鼠尾征"，部分伴有囊性变（图11-33）。

（2）彩色多普勒超声：瘤体内可见不同程度的血流信号。

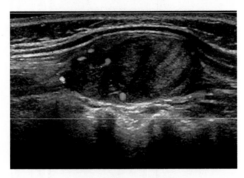

图11-33 神经鞘瘤

肿块两端与神经干相连，呈"鼠尾征"，彩色多普勒超声示病变内较丰富血流信号

注：神经鞘瘤是来源于周围神经鞘的良性肿瘤之一，常为单发，有时多发，大小不等，以四肢屈侧神经所在部位好发，本病可与多发性神经纤维瘤伴发。

2. 神经纤维瘤

（1）灰阶超声

1）局灶性多显示为单发、边界清晰光滑的卵圆形结节，内部低回声，后方回声增强；瘤体位置居中，多与神经主干紧贴，病变邻近区域神经水肿增粗。

2）弥漫性病变范围广泛，皮肤及皮下软组织明显增厚，边界不清,皮下软组织弥漫性回声增强,可见散在网状、线性或蜂窝样低回声区(图 11-34)。

3)丛状神经纤维瘤病变范围较广,呈瘤样增粗,周围可伴有多发低回声实性结节(图 11-35)。

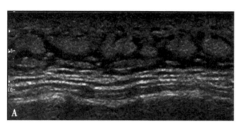
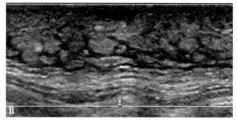

图 11-34　神经纤维瘤

A. 病变区皮肤及皮下软组织弥漫性增厚、回声增强,可见散在网状低回声区;B. 彩色多普勒示病变内血供较丰富

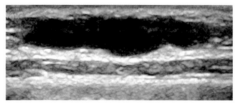

图 11-35　丛状神经纤维瘤

神经病变范围较广,呈瘤样增粗

(2)彩色多普勒超声:内部多可见较丰富血流信号。

注:神经纤维瘤是周围神经最常见的良性肿瘤之一,来源

于外周神经鞘膜细胞(Schwann 细胞,),可发生于身体任何部位的皮肤或皮下,分为局灶性、弥漫型和丛状神经纤维瘤三种类型,丛状神经纤维瘤可伴多发性神经纤维瘤病。

(三)钙化上皮瘤

1. 灰阶超声　病变多位于皮肤真皮层及皮下软组织内,边界清楚,为低回声伴有点状或斑片状强回声,可见后方声影(图 11-36)。

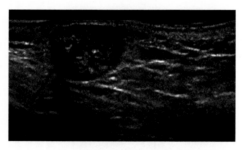

图 11-36　钙化上皮瘤

病变内部为不均质低回声,混杂斑片状强回声伴后方声影

2. 彩色多普勒超声　病变内部或周边可探及少许星点状血流信号。

注:钙化上皮瘤又名毛母质瘤,是皮肤深层良性肿瘤。发病高峰期为 5 岁,多见于面颈部、上肢及背部。

四、诊断注意事项

1. 扫查时各切面相互覆盖,避免遗漏病变。

2. 常规扫查不宜加压,以免肿块形态、位置等改变。

3. 确定病变的部位,单发或多发,单侧或双侧,全身或局部分布,局限于皮肤或皮下软组织,或是累及肌肉及肌腱。

4. 根据病变超声表现及周围组织关系,鉴别良恶性。

5. 拟诊恶性或性质待定的结节,建议行超声引导下穿刺活检。

第四节 脊柱及骶尾部病变

一、适应证与禁忌证

(一)适应证

1. 骶尾部及腰背部皮肤颜色改变。
2. 闭合性骶尾部肿块。
3. 先天性骶尾部外观异常。

(二)禁忌证

开放性脊柱裂病变处无皮肤覆盖,脊髓和神经根有潜在感染的可能,不适合超声检查。

二、检查技术

(一)检查前准备

检查需暴露范围广,早产儿及新生儿需注意保暖。

(二)病人体位

患儿俯卧位,抱枕、抬头,保证脊柱生理弯曲,充分暴露颈部以下至骶尾部皮肤,使脑脊液蓄积在椎管内,便于清晰显示病变。

(三)扫查方法及正常超声表现

1. 顺序 为了能全面显示病变范围,应自骶骨和下腰椎向头侧作连续的矢状面扫查,多采用双幅图像拼接显示,利用宽景技术可以获得更全面的图像(图 11-37)。检查的关键是识别 S1,在矢状面上,S1 是第一个向后弯曲的椎体,识别 S1 就可以向上计数识别位于 L1 ~ L2 水平的脊髓圆锥尾部末端。

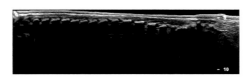

图 11-37 宽景成像显示整个脊柱纵切面

2. 切面　检查时纵、横切面相结合,检查椎管时须从头颈交界处至尾骨处进行横断面和矢状面连续扫查,病变处多切面仔细观察。

3. 正常超声表现　脊髓纵切面声像图显示为低回声条带样结构,周边为无回声脑脊液包绕;脊髓中央回声增强,称作脊髓中央强回声复合体,代表脊髓中央管,正常新生儿中央管内充满胶质纤维并无脑脊液。脊髓在颈椎和腰椎段最粗,胸椎段最细,脊髓尾部即脊髓圆锥,远端为终丝。正常新生儿脊髓圆锥位于 L1 和 L2 椎体之间,不应低于 L2~L3 椎体水平(图 11-38)。终丝呈类似绳索样的强回声,周围有马尾神经根包绕,二者有时很难区分(图 11-39)。脊髓横断面声像图显示为卵圆形或圆形的低回声,周围包绕无回声脑脊液,脊髓内可见中央强回声复合体(图 11-40)。脊髓的深方为椎体后缘,呈节段性强回声。

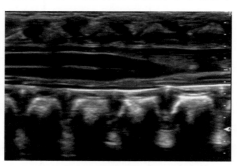

图 11-38　正常脊髓圆锥纵切面

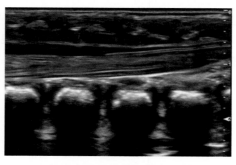

图 11-39　正常终丝及马尾

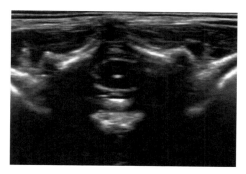

图 11-40 正常脊髓横切面

4. 观察内容及测量值

(1)清晰显示所有腰椎及骶骨,并标记计数。

(2)正常新生儿脊髓圆锥的位置在 L1~L2 水平。

(3)脊髓位于脊髓腔中央,周围包绕脑脊液,脊髓及末梢的马尾终丝活动自如。

(4)终丝厚度约 2mm。

(5)必要时须行颅脑超声,双侧乳突囟门声窗扫查,判断脊髓病变是否合并颅后窝异常。

三、常见病变

(一)脊髓拴系综合征(图 11-41)

1. 脊髓圆锥位置低于 L2~L3 水平。

2. 脊髓圆锥膨大消失呈鼠尾状,局部脊髓运动减弱或消失。

3. 终丝和马尾粘连到硬脊膜,终丝增厚,厚度>2mm。

4. 可显示其他合并的脊柱脊髓病变,如椎体异常、皮下或脊髓脂肪瘤、脊髓脊膜膨出等。

(二)背侧皮肤窦道

窦道多在骶尾部中线附近,呈皮下脂肪层内低回声,自皮肤延伸至脊髓、马尾或蛛网膜。因与椎管相通常导致复发性脑膜炎、硬膜外或硬膜下脓肿、脊髓脓肿等感染,易漏诊,扫查时避免

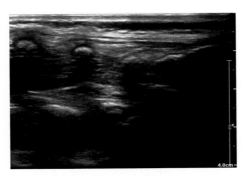

图 11-41 脊髓拴系

加压探头,可清晰显示皮肤到脊髓的完整窦道结构(图 11-42)。

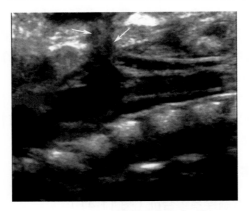

图 11-42 皮肤到脊髓的窦道(箭)

(三)脊膜膨出和脊髓脊膜膨出(图 11-43)

(1)骶尾骨后方囊性包块,有通道与椎管相连通。

(2)合并脊髓膨出时囊内可见线条状强回声,脊髓末端位置可下移。

(3)脊髓或囊性包块周围有时可见增厚的脂肪样组织呈团状高回声。

(四)骶尾部肿瘤

1. 骶尾部畸胎瘤

(1)按照发生的解剖位置可分为混合型、显性型及隐匿

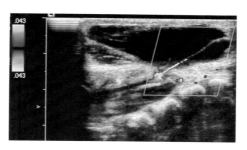

图 11-43　脊髓脊膜膨出

型。混合型最常见,多位于直肠与骶骨之间,向骶尾部及盆腔生长,包绕尾骨并压迫直肠及膀胱。

(2)呈囊性、实性或混合性包块,边界清楚,良性畸胎瘤多为囊性或以囊性为主,常可见脂液分层、毛发及钙化(图 11-44);恶性畸胎瘤多为实性中高回声,血流信号较丰富。

2. 内胚窦瘤　解剖位置与骶尾部畸胎瘤相同,边界清晰,多为均匀低回声包块,较少出现囊变及钙化,血流丰富(图 11-45)。

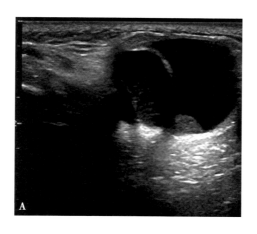

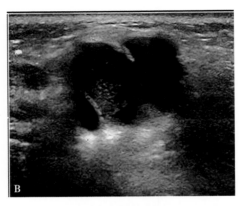

图 11-44 骶尾部良性畸胎瘤

A. 灰阶声像图:病变以囊性为主,内可见毛发、脂肪等;B. 彩色多普勒声像图:病变内血流信号稀少

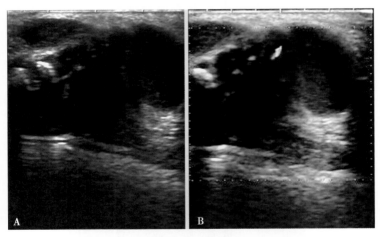

图 11-45 内胚窦瘤

A. 灰阶声像图:病变边界清晰,内为均匀低回声;B. 彩色多普勒声像图:病变内可见较丰富血流

注:超声较容易检测脊髓的解剖变异,但大多数为偶然发现且无临床症状。容易造成误诊的变异包括脊髓中央管和脊

髓终池的一过性扩张。新生儿可以见到脊髓中央管一过性扩张，多为偶然发现，大部分在产后1周内消失。脊髓终池是位于脊髓圆锥尖端与终丝之间的卵圆形囊性结构，内衬室管膜，一般长 8～10mm，宽 2～4mm。终池在胚胎发育过程中形成，是尾侧脊髓管道化与退化发育过程中的产物，在出生后1周逐渐退化，无临床症状。

第五节 多发性大动脉炎

一、适应证

1. 其他影像学检查方法发现动脉壁增厚。

2. 患有感染性疾病时，需检查是否伴有动脉壁受累。

3. 出现相应器官缺血症状或体征，血管处可闻及收缩期杂音，远端血管搏动减弱、血压减低等。

二、检查技术

（一）检查前准备
一般无需特殊准备。

（二）病人体位
取仰卧位，充分暴露检查部位。检查颈部血管时，患者头部可稍向对侧偏转，沿血管走形连续向上扫查；四肢动脉主干检查时，伸直略外展，充分暴露血管走行区域。

（三）扫查方法

1. 切面 检查时长、短轴扫查。

2. 观察内容

（1）二维超声观察动脉病变部位及范围、内中膜厚度（IMT）及内径。

（2）彩色多普勒观察血流充盈情况。

（3）频谱多普勒观察对应部位的血流流速及频谱形态。

三、正常超声表现

1. **灰阶超声**　大动脉包括颈动脉、锁骨下动脉、主动脉及其分支、四肢动脉主干等大动脉。正常动脉超声表现:长轴切面动脉壁呈两条平行高回声带,管壁由内膜、中膜和外膜三层组成。短轴切面管腔呈圆形,管腔内为无回声区,内中膜厚度(IMT)<1mm、颈动脉分叉部<1.2mm(图 11-46)。

2. **彩色多普勒超声**　正常血管血流充盈良好,管腔无狭窄,管腔内径均匀一致,血管内血流信号均匀充填,血流性质为层流;血管分叉附近或走形迂曲的血管内,可出现湍流呈五彩镶嵌的血流信号(图 11-47)。

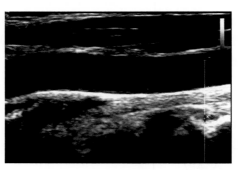

图 11-46　正常颈总动脉(CCA)

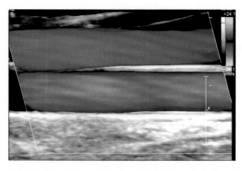

图 11-47　正常颈总动脉(CCA)彩色多普勒

四、超声表现

（一）颈动脉病变

1. 灰阶超声　管壁正常结构消失,在长轴上主要表现为动脉管壁全层弥漫性增厚,管腔狭窄,内中膜厚度(IMT)多>1mm,短轴切面可见管腔呈向心性狭窄,呈"通心粉"征(图 11-48)。

2. 彩色多普勒超声　血流信号呈细束状,狭窄部位出现五彩镶嵌样血流信号,血管闭塞时则无血流信号通过(图 11-49)。

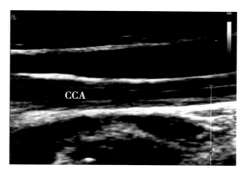

图 11-48　颈总动脉(CCA)大动脉炎性改变
颈总动脉内中膜明显增厚

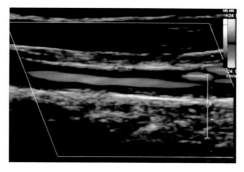

图 11-49　颈总动脉(CCA)大动脉炎性改变
彩色多普勒

3. 脉冲多普勒　大动脉炎动脉频谱特征：①湍流样频谱（呈实心充填型，轮廓多毛刺）；②管腔狭窄，病变部位产生高速湍流样频谱，以收缩期为著（图 11-50）。

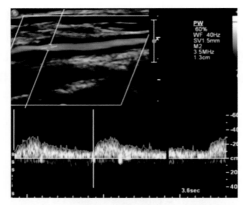

图 11-50　颈总动脉（CCA）炎性改变频谱多普勒

（二）锁骨下动脉病变

1. 灰阶超声　锁骨下动脉起始段或者无名动脉的近心端管腔狭窄或闭塞。

2. 彩色多普勒超声　不完全闭塞时，狭窄处呈五彩镶嵌样彩色血流；完全闭塞时，闭塞处可见血流信号中断。

3. 脉冲多普勒　狭窄的锁骨下动脉或无名动脉内频谱形态呈高速湍流样改变。

（1）锁骨下动脉狭窄时，可出现隐匿型或部分型窃血：椎动脉血流频谱出现收缩早期"切迹样"改变，或出现椎动脉血流方向收缩期为负向、舒张期为正向的双向血流信号。

（2）锁骨下动脉重度狭窄或完全闭塞时，可出现完全型窃血：椎动脉收缩期和舒张期均为反向血流信号（图 11-51）。

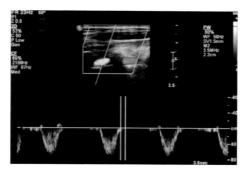

图 11-51 完全性锁骨下动脉窃血椎动脉频谱多普勒

注：多发性大动脉炎多见于女性，好发于青、幼年，病变多见于主动脉弓及其主要分支的起始处或近段，以颈动脉、锁骨下动脉病变较为常见。常见分型与临床表现如下：

根据病变部位可分为 5 种类型：头臂型、胸腹主动脉型、肾动脉型、混合型、肺动脉型。

1. 头臂型 累及颈动脉、锁骨下动脉及无名动脉，可以是单独一个分支受累，也可以同时累及上述各支。

2. 胸腹主动脉型 主要累及左锁骨下动脉起始段以下的降主动脉和(或)腹主动脉，可导致胸腹主动脉的狭窄或闭塞。可引起上肢血流量增加和下肢供血减少。

3. 肾动脉型 主要累及肾动脉，引起肾动脉的狭窄或闭塞。当肾动脉狭窄导致肾血流量减少时，可以发生肾血管性高血压，引起一系列肾性高血压的症状和体征。

4. 混合型 同时表现为上述两种类型以上为混合型，受累范围较广，其中以肾动脉同时受累者居多。

5. 肺动脉型 病变可累及肺动脉主干、叶动脉、段动脉，产生广泛性或节段性狭窄。

五、诊断注意事项

1. 确定病变血管的部位，单发或多发、单侧或双侧、全身病变或局部病变。

2. 根据血管超声征象指标,鉴别狭窄、闭塞,并进行分类诊断。

3. 主动脉一级分支或四肢主干动脉近心段狭窄或闭塞,病变常为局灶或节段性。如不是由动脉硬化、纤维肌发育不良或其他类似原因引起时,应建议行血管造影检查。

4. 结合症状体征和实验室诊断,确认是否合并其他疾病,如感染性疾病等。

第十二章 淋 巴 瘤

第一节 适 应 证

1. 临床发现肿大淋巴结,需要进一步诊断及鉴别诊断。
2. 协助临床医生对淋巴瘤进行分期及疗效判断。
3. 淋巴瘤化疗疗效的监控及随访。

第二节 检 查 技 术

一、检查前准备

一般不需特殊准备。

二、病人体位

颈部检查时,患者取仰卧位,头部后仰充分暴露颈前区,颈部较短或肥胖者,可在颈部或肩部垫枕,使头部适当后仰。胃肠道检查时患者取仰卧位,充分暴露腹部。

第三节 超 声 表 现

一、灰阶超声

淋巴瘤的超声表现多样,可表现为多脏器多部位受累,典型淋巴瘤的声像图表现为极低回声。

1. 颈部　颈部淋巴瘤表现为一个或数个肿大的淋巴结，边界清，形态饱满，类圆形，纵横比<1，其内皮质与髓质结构及淋巴门结构消失，呈极低回声，无明显液化及钙化，淋巴结内可见到纤维束样或网格状强回声条（图 12-1）。

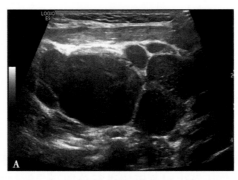

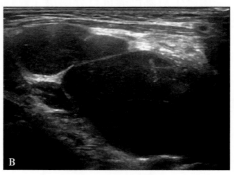

图 12-1　颈部淋巴瘤

A. 双侧颈部多发肿大淋巴结，呈低回声，无明显皮质与髓质结构；B. 较大者呈球形团块状

2. 胃肠道　原发性胃肠道淋巴瘤是淋巴结外恶性淋巴瘤最常见类型，多为非霍奇金淋巴瘤。超声表现为胃壁或肠壁明显不均匀增厚，呈低回声，正常层次消失，部分增厚呈一极低回声包块突向肠间隙（图 12-2）。肠道淋巴瘤以回盲部受累最常见，可引起肠套叠（图 12-3、图 12-4）。偶可见肠道淋巴瘤合并肠系膜淋巴瘤，肠系膜淋巴瘤与肠道淋巴瘤表现类似

（图 12-5）。

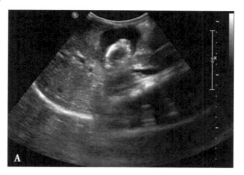

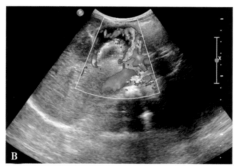

图 12-2 十二指肠肠壁淋巴瘤

A. 肝门部十二指肠肠壁明显增厚,回声明显减低;B. 增厚肠壁可检出丰富血流信号。证实为十二指肠降部肠壁淋巴瘤

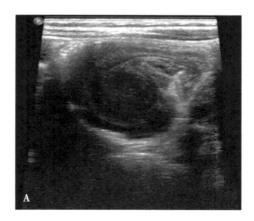

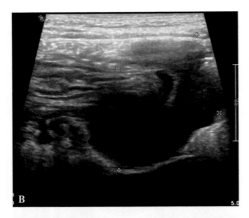

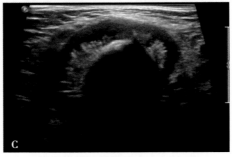

图 12-3　回盲部肠壁淋巴瘤继发肠套叠伴有下颌骨受累

A. 右下腹可见一偏心"同心圆"包块,考虑肠套叠,套入部及鞘部肠壁不均匀增厚,回声明显减低;B. 纵切可见"套筒"征,鞘部肠壁增厚明显,肠壁层次消失;C. 下颌骨骨质破坏,呈放射状改变,局部形成低回声软组织包块

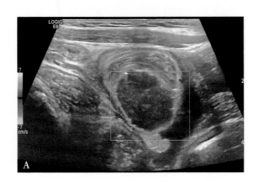

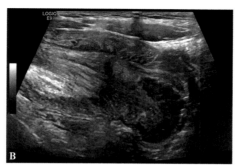

图 12-4　肠道淋巴瘤继发肠套叠

A. 下腹部可见一低回声肿块伴有偏心的"同心圆"征,肿块内可检出较丰富血流信号;B. 纵切可见"套筒"征,包块位于套叠头端

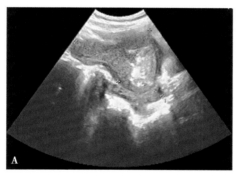

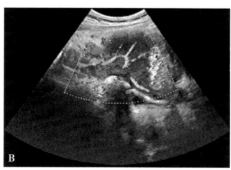

图 12-5　肠系膜及肠道淋巴瘤

A. 下腹部及盆腔肠系膜可见大小约 10×6cm 高低混合回声包块,形态不规则;B. 包块内可检出丰富血流信号

3. **肝脏**　淋巴瘤累及肝脏少见,超声表现为肝脏单发或多发肿块,边界较清,内呈低回声,余肝实质回声正常(图 12-6C)。肝淋巴瘤无明显特征性,单纯肝脏淋巴瘤不合并胃肠道受累时诊断困难。

4. **肾脏**　淋巴瘤累及肾脏超声表现为双肾明显增大,肾实质模糊低回声,高频探头可见肾实质边缘拉丝状低回声条,有时可见肾内多发球形低回声结节,边界较清,无包膜(图 12-6A、B)。

5. **生殖系统**　淋巴瘤累及生殖系统较常见,其中累及睾丸最常见,表现为患侧睾丸肿大,睾丸内见一极低回声包块(图 12-7)。

6. **骨骼**　淋巴瘤累及骨骼可见局部一低回声包块伴有骨质破坏,可见骨膜反应,呈放射状(图 12-3C)。

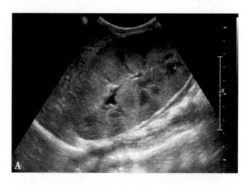

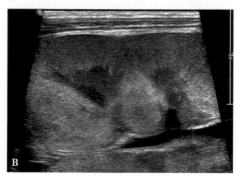

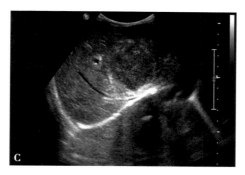

图 12-6 淋巴瘤累及肾脏和肝脏

A. 肾脏明显增大，形态饱满，肾实质内可见模糊低回声；B. 高频探头显示肾实质模糊低回声，肾实质边缘可见拉丝状低回声条；C. 淋巴瘤累及肝脏

二、彩色多普勒超声

淋巴瘤肿块内可检出丰富血流信号，一般可见多支血流自淋巴门向淋巴结内多级分支，血流粗大，外形稍有不规则或扭曲。

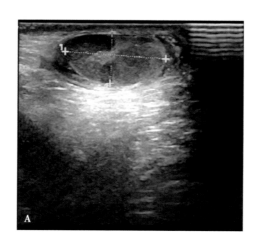

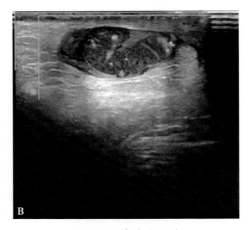

图 12-7　睾丸淋巴瘤

A. 睾丸内可见一 2×1cm 低回声包块；

B. 包块内可检出极丰富血流信号

　　注：淋巴瘤是源自淋巴组织的恶性疾病，在儿童时期较多见，约占儿童时期肿瘤的 10%，居第三位，包括霍奇金淋巴瘤和非霍奇金淋巴瘤，其中非霍奇金淋巴瘤多见。可累及浅表淋巴结、腹膜后淋巴结、肠系膜淋巴结，此外还可累及腹部实质脏器、胃肠道、生殖器、骨骼、纵隔等。

第十三章　介入性超声

第一节　超声引导下淋巴结穿刺活检

一、适应证及禁忌证

（一）适应证

淋巴结可疑异常，需明确病理性质，进一步排除淋巴瘤、白血病、恶性肿瘤淋巴结转移、淋巴结结核、黑热病、真菌感染及细胞增生代谢异常等。

（二）禁忌证

1. 严重出血倾向者。
2. 无安全穿刺路径者。
3. 严重感染或穿刺部位感染者。
4. 严重心、肺、肾疾病者。
5. 严重虚弱或意识不清者，极度不配合者。

二、检查技术

（一）术前准备

1. 常规检查血常规、凝血功能、心肺功能等。
2. 术前谈话，向患者或家属交代穿刺注意事项、穿刺风险及可能出现的并发症，签署知情同意书。
3. 针具选择　20～23G 针吸细胞学活检针和 18～21G 组织学活检针。

4. 器械准备 穿刺活检包,包括消毒手术洞巾、注射器、手术刀片、无菌试管、标本瓶、载玻片等。组织标本固定液。

5. 麻醉选择 年长且能配合的患儿一般选择 2% 利多卡因局部浸润麻醉;患儿年龄较小、无法配合者需要在手术室全身麻醉下进行。

（二）操作方法

1. 穿刺体位 颈部淋巴结取仰卧位,肩部垫枕,颈部后伸。腋窝和腹股沟淋巴结取仰卧位,腋窝淋巴结上肢宜外展,腹股沟淋巴结下肢轻度外展。腹膜后淋巴结根据解剖部位和大小,采取仰卧位从腹前壁穿刺或采取俯卧位从脊突旁斜行穿刺。

2. 常规术前超声检查,确定靶淋巴结,确定穿刺点及穿刺路径。常规消毒、铺巾,2% 利多卡因局部浸润麻醉或全身麻醉。

3. 穿刺取材 包括细针抽吸细胞学活检和粗针组织学穿刺活检。

（1）细针抽吸细胞学活检（FNAC）:超声引导下,将 20~23G 吸引针刺入靶淋巴结中心,拔出针芯,接上 10ml 注射器,在保持负压情况下使针尖在淋巴结内旋转,多角度、多方向反复穿刺 10 次左右,将针管内吸取的内容物置于载玻片上,常规抽吸 2~4 次,均匀涂片,并用 95% 乙醇固定,标本送病检。

（2）粗针组织学穿刺活检（CNB）:超声实时引导下,将 18~21G 组织学活检针刺入到靶淋巴结边缘,激发活检枪扳机,完成组织切割活检动作,常规对病灶内不同部位穿刺取材 2~4 次,确保组织条完整、足量,置于组织标本固定瓶内,标本送病检。

4. 穿刺结束,穿刺点局部按压包扎,局麻患儿留观 30 分钟,全麻患儿送苏醒室。

三、注意事项

（一）靶淋巴结选择

选择形态、结构及血流异常的淋巴结为靶淋巴结，避开淋巴结髓质结构或液化坏死区，且从不同方向多点取材。

（二）穿刺针选择

18~21G 组织学活检针穿刺可获取足够的组织，确保进行免疫组化或其他特殊染色；20~23G 吸引针刺抽吸可应用于靶淋巴结体积小、淋巴结坏死或囊性变时，可确保穿刺抽吸细胞学检查，同时可减少并发症。

（三）穿刺路径选择：避开周围大血管及重要脏器。

四、并发症及处理

淋巴结穿刺活检相对安全，一般无严重并发症。主要并发症有穿刺部位疼痛、局部出血、邻近脏器损伤、迷走反射等。但发生率很低。一般采取对症治疗。

第二节　超声引导下实体肿瘤穿刺活检

一、适应证及禁忌证

（一）适应证

纵隔、肝脏、脾脏、肾脏、后腹膜、胰腺、肾上腺、盆腔、骶尾部及浅表等部位实体肿瘤，需明确肿瘤病理性质。

（二）禁忌证

1. 严重出血倾向伴凝血酶原时间延长或血小板计数减少者。

2. 严重感染或穿刺部位局部感染者。

3. 穿刺路径有不可避免的大血管及消化道等重要脏器者。

4. 严重心肺肾疾病者。

5. 严重虚弱或意识不清者。

二、检查技术

（一）术前准备

1. 患者准备

（1）血常规和凝血功能检查。如患儿一般情况差,则需行如心肺功能等检查以评估麻醉及活检术的耐受性。

（2）由穿刺医生对患儿进行超声检查,重点评估穿刺活检的难易度、穿刺路径和穿刺取材部位。

（3）术前谈话,术前穿刺医生应向患者或家属告知穿刺的目的、穿刺的风险及可能出现的并发症,穿刺后的注意事项,并签署知情同意书。

（4）需全身麻醉术患儿应在术前禁食 6 小时,禁水 4 小时,并在麻醉前由麻醉科医生向患儿家属告知麻醉的风险、可能出现的并发症及麻醉后注意事项。

2. 针具的选择　通常采用组织学自动活检装置,穿刺针型一般为 18G,如病理诊断需更多标本,则需在安全情况下选择 16G 甚至 14G 穿刺活检针。

3. 器械准备　穿刺活检包,内含消毒手术巾、镊子、消毒棉球、药杯等。另需注射器、纱布、标本盒或瓶。

4. 麻醉方式选择

（1）患儿年龄较小无法配合穿刺术者需全身麻醉,穿刺通常在手术室进行。

（2）年长且能配合的患儿可在局麻下进行活检,麻醉药物一般选择 2% 利多卡因,可在超声介入室实施活检。

（二）操作方法

1. 患儿体位　根据肿瘤位置不同而异,原则是要充分暴露活检部位。位于肝左叶、胰腺、纵隔及盆腔肿瘤通常采用仰卧位;位于肝右叶、右肾部位的肿瘤可采用左侧卧位;位于左肾的肿瘤采用右侧卧位;背部及肿瘤骶尾部可选取俯卧位和侧卧位;位于四肢等体表肿瘤则可根据肿瘤具体位置而确定穿刺体位。对于需全麻下完成手术的患儿在穿刺体位选择上尽可能避免俯卧位以减少气管插管。

2. 穿刺活检方法

（1）超声检查,再次仔细检查肿瘤位置及毗邻关系,确定穿刺的安全路径,应用灰阶超声、彩色多普勒超声选择穿刺取材部位。

（2）穿刺处行常规消毒、铺巾,采用消毒超声探头或外套消毒薄膜套的探头置于消毒区域,进行扫查,当清晰显示欲穿病灶且欲穿刺途径无重要脏器和大血管时,穿刺针经皮进入至目标处,稍作调整后激发活检枪扳机,完成肿瘤组织切割活检,快速拔出穿刺针,取出切割槽内的组织条,测量观察记录组织的长度、色泽和软硬度。然后,重复上述过程对肿瘤行多点穿刺取材。

3. 穿刺术后处理　穿刺后在穿刺点局部按压 12~15 分钟,在超声观察确认无出血征象后进行局部加压包扎。全麻患者送苏醒室,局麻患者留观 30 分钟。

4. 穿刺标本处理　穿刺组织标本置入专用的标本盒或瓶内,在标本容器外标记患儿名字和取材部位标识等信息,由专人送至病理科进行病理诊断。

三、注意事项

（一）穿刺路径选择

穿刺路径应避开肿瘤周围的重要脏器及血管,并选择尽量短的穿刺路径以减少进针过程中的偏差。对于肝脏实体肿瘤,可选择穿过一段正常肝脏组织后进入肿瘤,以减少肿瘤表面的出血,而对于肾脏及胰腺实体肿瘤,应避免穿刺经过正常肾脏和胰腺组织以减少出血或胰液外溢。

（二）穿刺部位选择

由于儿童实体肿瘤内部多伴有出血、坏死、囊变及纤维化,因此穿刺部位选择将直接关系到病理诊断的准确性。故在穿刺前应仔细进行超声检查确定穿刺部位,采用二维灰阶超声可避开粗大钙化和囊性变等区域;而通过彩色多普勒超声观察肿瘤血流情况,并以血供丰富部位作为穿刺的靶目标可提高病理诊断的精准性。

四、并发症及处理

超声引导下的儿童实体肿瘤穿刺是一种安全有效活检方法。严格掌握适应证、术前充分准备和术中仔细操作有效避免并发症的发生。实体肿瘤穿刺活检常见的并发症主要是穿刺部位疼痛和局部出现出血瘀青;而感染、大出血和脏器损伤严重并发症的发生率很低。对于轻微并发症通过观察或对症局部治疗后症状消失,对于严重并发症则需输液、手术甚至抢救。

第三节 超声引导下穿刺抽吸或置管引流

一、适应证及禁忌证

(一)适应证

胸、腹腔积液,心包积液或积脓,肝、肾脓肿,经内科治疗效果较差,需要进行诊断性或治疗性穿刺抽吸及置管引流。

(二)禁忌证

1. 严重出血倾向者。
2. 无安全穿刺路径者。
3. 严重感染或穿刺部位感染者。
4. 严重心、肺、肾疾病者。
5. 严重虚弱或意识不清者,极度不配合者。

二、术前准备

1. 常规检查血常规、凝血功能、心肺功能、血压和常规心电图等。
2. 术前谈话 向患者或家属交代穿刺注意事项、穿刺风险及可能出现的并发症,签署知情同意书。

3. 器具选择　PTC 针、一次性中心静脉导管或猪尾引流管 6-16F。

4. 器具准备　穿刺包、无菌引流袋或引流瓶等,拟行脓腔冲洗或注药者,准备生理盐水和注射药物(抗生素、抗肿瘤药物、激素、纤维素溶解药物等)。

5. 麻醉选择　年长且能配合的患儿一般选择 2% 利多卡因局部浸润麻醉;患儿年龄较小、无法配合者需要在手术室全身麻醉下进行。

三、操作方法

1. 常规术前超声扫查,根据积液部位不同选择坐位、半卧位、侧卧位或平卧位。确定穿刺点及穿刺安全路径。

2. 常规消毒铺巾,2% 利多卡因局部浸润麻醉或全身麻醉。

3. 穿刺方式选择　液腔较小或多发,需要诊断或治疗者可选择穿刺抽吸;液腔较大或多次反复抽吸未能治愈者,主要用于治疗者可选择置管引流。

(1)抽吸或冲洗:超声实时引导,穿刺针刺入液腔,拔出针芯有液体溢出时进行抽吸,尽量一次性抽吸干净,必要时再用生理盐水、替硝唑等反复冲洗后抽尽,然后拔针。

(2)置管引流

二步法:超声实时引导,将穿刺针经皮穿刺进入液腔,拔出针芯,见液体流出后沿针鞘置入导丝,置入导丝后拔出针鞘,用扩张器扩张针道,沿导丝插入引流管后拔出导丝。

一步法:超声实时引导,将套管针直接插入液腔,拔出针芯,见液体溢出,向前推送套管,放入适当位置后将穿刺针拔出。

(3)穿刺抽吸者局部按压包扎;置管者确定引流管通畅后缝合固定引流管,接引流袋。

(4)引流液送病检或细菌培养。

（5）穿刺结束,局麻患儿留观 30 分钟,全麻患儿送苏醒室。

四、注意事项

1. 胸腔积液 多采用垂直胸壁进针,尽量避开肋间动脉,避开肺脏、大血管或膈肌。避免放液过快导致急性肺充血或纵隔摆动。

2. 心包积液 常规心电图及血压监控。选择坐位或半卧位（剑下区穿刺）、平卧位或左侧卧位（心尖区穿刺）。进针方向尽量与心室壁平行,选择心包积液舒张期最大宽度和心脏房室壁最小摆动幅度切面。

3. 肝囊肿或脓肿 选择经部分肝实质（正常肝脏至少1cm）路径。

五、并发症及处理

1. 出血或血胸 观察、对症处理或外科治疗。

2. 气胸 观察或对症处理。

3. 胸膜反应 应立即停止穿刺,让患者平卧,吸氧,必要时皮下注射 0.1% 肾上腺素 0.3~0.5ml 或静脉注射葡萄糖液,观察血压、脉搏。

4. 损伤或感染 胃肠穿孔、肠瘘、腹膜炎等,对症处理或外科治疗。

六、置管引流术后护理

1. 每天用生理盐水或抗生素冲洗脓腔 2~3 次,保持导管通畅,脓腔缩小后可适当减少冲洗次数。

2. 脓液黏稠堵塞引流管产生活瓣作用,冲洗时避免入量大于出量,避免脓腔内压过高而导致脓液外溢,甚至脓肿扩散。

3. 当脓液黏稠不易抽出时,可注入糜蛋白酶或尿激酶,12~24小时后再抽吸。若引流仍不通畅,可考虑更换更粗的引流管。

4. 超声复查脓腔消失,每日引流液<10ml,体温和白细胞恢复正常,临床症状消失可拔管。

第四节　超声引导下经皮肾盂造瘘

一、适应证及禁忌证

(一)适应证

1. 上尿路梗阻引起的尿闭,挽救肾功能。

2. 输尿管损伤后出现尿外渗,转移尿流方向,促进愈合。

3. 对感染性疾病进行引流减压,控制感染。

4. 尿路造影。

(二)禁忌证

1. 严重出血倾向者。

2. 无安全穿刺路径者。

3. 严重感染或穿刺部位感染者。

4. 严重心、肺、肾疾病者。

5. 严重高血压者。

6. 严重虚弱或意识不清者,极度不配合者。

二、术前准备

1. 常规检查血常规、凝血功能、心肺功能、肝肾功能等。

2. 术前谈话　向患者或家属交代穿刺注意事项、穿刺风险及可能出现的并发症,签署知情同意书。

3. 器具选择　猪尾引流管 6~16F。

4. 器具准备　穿刺包、无菌引流袋或引流瓶等。

5. 麻醉选择　年长且能配合的患儿一般选择 2% 利多卡因局部浸润麻醉;患儿年龄较小、无法配合者需要在手术室全身麻醉下进行。

三、操作方法

1. 体位及穿刺路径选择　患者取俯卧位或侧卧位,俯卧位者腹部垫高,侧卧位者对侧腰部垫高。一般选择后腹膜腔进针。

2. 常规消毒、铺巾,2%利多卡因局部浸润麻醉或全身麻醉。

3. 二步法　超声实时引导,将穿刺针经皮穿刺进入扩张的肾盂,拔出针芯,见尿液流出后沿针鞘置入导丝,置入导丝后拔出针鞘,用扩张器扩张针道,沿导丝插入引流管后拔出导丝。一步法:超声实时引导,将套管针直接插入扩张的肾盂,拔出针芯,见液体溢出,向前推送套管,放入适当位置后将穿刺针拔出。

4. 将引流管缝合固定在皮肤上,接无菌引流袋。

5. 引流尿液送检。

6. 穿刺造瘘结束,局麻患儿留观30分钟,全麻患儿送苏醒室。

四、注意事项

(一)造瘘部位尽可能选在肾脏后侧方无血管区。

(二)双侧肾积水程度均较严重时,宜先穿刺积水程度相对较轻的肾或梗阻发生较晚的肾;双侧肾积水程度较轻时,宜先穿刺积水相对较重的肾。一般不作双侧肾同时穿刺造瘘。

五、并发症及处理

1. 出血或肾周血肿　小血肿可不做处理,较大血肿应抽吸干净或置管引流治疗。

2. 感染和脓毒血症　对症处理。

3. 尿外渗、肾盂穿孔　对症处理或外科手术。

第五节　超声引导下实体肿瘤消融

一、适应证及禁忌证

（一）适应证

1. 肝脏肿瘤术后复发或转移性肝肿瘤,数目≤3 个,直径<3cm,或直径<5cm 的单发病灶。

2. 肾肿瘤术后对侧复发,或双侧肾肿瘤,数目≤3 个,直径<3cm,或直径<5cm 的单发病灶。

3. 有安全路径和安全消融范围的实体肿瘤;浅表软组织肿瘤等。

（二）禁忌证

1. 严重出血倾向伴凝血酶原时间延长或血小板计数减少者。

2. 严重心、肺、肾疾病者,患儿全身情况差或意识不清。

3. 肿块位置邻近重要脏器或大血管、肿瘤体积大预计无法完全灭活者为相对禁忌证,即只能作为减瘤手术。

二、术前准备

（一）患者准备

1. 血常规、凝血功能、肝肾功能、心电图等检查,如有异常需观察或治疗后复查,正常后方可进行消融手术。

2. 术前常规行超声检查、增强 CT 或增强 MR 检查,明确病灶位置及与周边邻近血管脏器的关系。术前行穿刺或开放式活检获取病理诊断。

3. 术前由实施消融术的医生向患儿家属告知治疗目的、治疗风险、治疗效果和治疗后注意事项,并签署肿瘤消融术的知情同意书。同时由麻醉科医生对患儿家属告知全身麻醉的风险、可能出现的并发症及麻醉后注意事项,并签署麻醉知情同意书。

4. 因消融术需对行患儿全身麻醉后实施,所以患儿在接受消融治疗前禁食禁水 6 小时,禁水 4 小时。

(二)消融方案的选择

根据术前影像学检查结果得到的肿瘤大小、位置及毗邻等具体情况制定详细方案,确定消融方法的选择、消融针布针位置、输出功率及消融时间等。对直径≤3cm 的结节,射频或微波消融单针穿刺、单点辐射能够达到完全灭活病灶的要求;3cm 以上的肿瘤一般需多针组合穿刺辐射。必要时每针实行两点辐射,即 1 次辐射后将电极针上提一定距离后作另 1 次辐射。

(三)器械准备

消融治疗仪及相应的消融针,无菌手术包。术前应测试消融仪器工作状况,以确保仪器正常使用。

三、操作方法

1. **患儿体位**　根据肿瘤位置不同而异,原则是充分暴露手术部位。如肝左叶肿瘤采用平卧位,肝右叶及右肾肿瘤可采用左侧卧位,左肾肿瘤可采用右侧卧位。

2. **消融过程**　在消融术前再次行常规超声检查,结合其他影像资料确定消融针的进针点,如是微波/射频消融需在患儿腿部放置电极板。然后常规消毒铺巾,打开消融针,开启消融仪,在体外进行消融效果测试。在确定消融正常工作后,在进针点用无菌尖头刀片进行破皮,然后在超声引导下将消融针插向肿瘤部位,插入的深度视不同的消融方法而异,如微波/射频/冷冻消融需将消融针插至肿瘤后包膜或接近后包膜;如是激光消融,则将激光针插距肿瘤后包膜约 5mm 处。完成布针后,在消融仪上设置消融功率,然后开启消融模式并按事先制定的消融计划进行消融治疗。同时密切注意观察患儿生命体征指标和超声声像图,以便及时发现可能存在的并发症和评估消融效果。完成消融计划后,切换成针道消融模式退出消融针。如肿瘤体积巨大,不能实施一次消融灭活,则需进行多针消融,即在肿瘤中置入多根消融针,按上述方法进行消融完成整个肿瘤辐射消融。

3. 消融术后处理 完成消融后在穿刺部位按压 15～20 分钟,然后再次行超声检查,观察消融部位及腹腔内无出血征象,如无异常则行局部加压包扎,患儿送至苏醒室。同时,观察患儿生命体征和局部情况。

4. 术后随访 术后 1 个月、3 个月、6 个月和 1 年常规进行超声随访复查,随后每年一次常规超声随访,必要时行增强 CT 或增强 MR 检查,以了解肿瘤消融情况、有无复发或转移情况。

四、注意事项

(一)邻近膈、胃肠道的肿瘤,且预计在消融时会损伤膈肌累及胸腔或损伤胃肠道,则可在消融前在胸腔、膈下或肿瘤周边放置导管,滴注生理盐水形成隔离带,从而避免损伤引发的严重并发症。此外,在肿瘤周围形成隔离带的同时,也可增加肿瘤显示的清晰度。

(二)在对大肿瘤实行多针消融尤其是热消融时,应采用完成所有消融针的布针,然后进行逐一或同时消融,这样可避免消融过程中因高热致肿瘤组织内水分汽化产生的强回声影响肿瘤显像后妨碍后布针插入的情况。

(三)在保证安全的情况下,消融范围应超出肿瘤边缘,建议覆盖范围不小于 5mm,以降低肿瘤的复发率。

五、并发症及处理

超声引导下儿童实体肿瘤消融是一种安全的肿瘤治疗方法,术后常见的不良反应主要为疼痛、发热及一过性肝肾功能异常,一般能自行消退,无须特殊处理。术后并发症主要包括皮肤或皮下组织灼伤、肝脓肿、胆瘘或肠瘘等,其中皮肤及皮下组织灼伤可采用局部治疗,肝脓肿可通过抗感染或局部引流进行治疗。胆瘘或肠瘘是较为严重的并发症,一般需通过引流等组织修复后拔除引流管,但如引流效果不佳则需外科手术进行修复。

参考文献

［1］周丛乐.新生儿颅脑超声诊断学.北京：北京大学医学出版社,2007.

［2］王新德,唐镇生.神经病学.北京：人民军医出版社,2004.

［3］夏焙.小儿超声诊断学.第 2 版.北京：人民卫生出版社,2013.

［4］王燕,董凤群.超声医师培训丛书——儿科超声.北京：人民军医出版社,2010.

［5］岳林先.实用浅表器官和软组织超声诊断学.北京：人民卫生出版社,2011.

［6］中国医师协会超声医师分会.中国浅表器官超声检查指南.北京：人民卫生出版社,2017.

［7］轩维峰.浅表组织超声与病理诊断.北京：人民军医出版社,2015.

［8］黄福光,黄品同.胎儿与小儿超声诊断学.北京：人民卫生出版社,2008.

［9］王新房.超声心动图学.第 4 版.北京：人民卫生出版社,2009.

［10］耿斌,张桂珍.临床儿童及胎儿超声心动图学.天津：天津科技翻译出版有限公司,2016.

［11］杨娅,房芳,李嵘娟,谢谨捷.超声掌中宝心血管系统.第 2 版.北京：科学技术文献出版社,2017.

［12］马维国,张怀军,朱晓东,译.先天性心脏病外科学.北京：人民卫生出版社,2009.

［13］杜军保.儿科心脏病学.北京：北京大学医学出版社,2013.

［14］朱晓东.心脏外科基础图解.第 2 版.北京：中国协和医科大学出版社,2010.

［15］任卫东,张玉奇,舒先红.心血管畸形胚胎学基础与超声诊断.北京：人民卫生出版社,2015.

［16］贾立群,王晓曼.实用儿科腹部超声诊断学.北京：人民卫生出版社,2009.

［17］邹声泉.胆道病学.北京：人民卫生出版社,2010.

［18］龚渭冰,徐颖.超声诊断学.第 2 版.北京：科学出版社,2007.

［19］曹海根，王金锐.实用腹部超声诊断学.北京：人民卫生出版社,1994.

［20］夏焙，吴瑛.小儿超声诊断学.北京：人民卫生出版社,2001.

［21］王怀经，张绍祥.局部解剖学.第 2 版.北京：人民卫生出版社,2010.

［22］佘亚雄.小儿外科学.第 3 版.北京：人民卫生出版社,1995.

［23］中国医师协会超声医师分会.中国肌骨超声检查指南.北京：人民卫生出版社,2017.

［24］任卫东，常才.超声诊断学.第 3 版.北京：人民卫生出版社,2014.

［25］中国医师协会超声医师分会.血管和浅表器官超声检查指南.北京：人民军医出版社,2012.

［26］唐杰，温朝阳.腹部和外周血管彩色多普勒诊断学.第 3 版,北京,人民卫生出版社,2007.

［27］吴阶平.吴阶平泌尿外科学.济南：山东科学技术出版社,2004.

［28］刘敬，曹海英，程秀永.新生儿肺脏疾病超声诊断学.河南：科学技术出版社.2013.

［29］周瑞锦，刘中华，玄绪军.泌尿生殖系统遗传病与先天畸形.郑州：郑州大学出版社,2002.

［30］马兴娜，李秋平，刘敬，等.早产儿脑室周围-脑室内出血继发脑积水的高危因素.中华实用儿科临床杂志,2013,28(6):444-446.

［31］潘涛，简文豪，王建华，等.床旁颅脑超声在新生儿颅内出血诊断中的应用.中华医学超声杂志(电子版),2012;9(8):689-692.

［32］段雅琦，丁桂春，黄晓玲，等.新生儿颅内出血的床旁超声诊断价值.中华临床医师杂志(电子版),2013;7(12):5248-5251.

［33］赵亚丽，董娇楼，周策勋.彩色多普勒超声与 CT 在新生儿颅脑检查中的临床价值.医学影像学杂志,2013;23(6):969-970.

［34］陈昌秀，黄仕琼，孙健，等.床旁颅脑 B 超对新生儿脑损伤的诊断价值.临床超声医学杂志,2015;17(12):846-848.

［35］潘莹莹，赵萍，曾兰芳，等.超声与核磁共振在诊断新生儿胼胝体发育不全中的比较.检验医学与临床,2014;11(21):3053-3054

［36］沈小玲，陆志红，杨舒萍，等.联合应用高、低频超声在新生儿颅脑疾病中的诊断价值.实用心脑肺血管病杂志,2012;20（3）:530-531.

［37］徐振宏，黄柏青，陈少华，等.胎儿小脑延髓池扩张的临床预后及意义.中国超声医学杂志,2012;28（12）:1120-1122.

[38] 于雅美,贾红岩.磁共振与超声诊断新生儿胼胝体发育不全的对比研究.中国医刊,2016;51(10):106-108.

[39] 胡丽燕,郭福庆,倪树建,等.新生儿胼胝体发育不全的影像学诊断及对比研究.临床儿科杂志,2015;33(4):323-325.

[40] 衣蕾,庄勖慧,刘凯,等.磁共振与超声诊断胎儿胼胝体发育不全的对比.中国医学影像技术,2015;31(6):901-905.

[41] 张遇乐,王娜,方倩,等.超声与核磁共振在诊断新生儿胼胝体发育不全中的比较.南方医科大学学报,2013;33(8):1246-1249.

[42] 林清,李俊来,王节,等.慢性颌下腺炎的超声表现.临床超声医学杂志,2014;16(11):747-750.

[43] 于红奎,夏焙,陶宏伟,等.超声诊断儿童鳃裂畸形.中国医学影像技术,2009;25(8):1375-1377.

[44] 傅先水,任柳琼,杨丽娟,等.传染性单核细胞增生症颈部淋巴结病的超声表现.中国医学科学院学报,2015;37(6):715-719.

[45] 周维新,王浩,阮英卯,等.婴幼儿和儿童心脏肿瘤的临床特点和超声诊断的应用价值.中华儿科杂志,2005,43(10):758-761.

[46] 冯新恒,李昭屏,李卫虹,等.缩窄性心包炎的临床及超声心动图特征——附36例病例报告及文献复习.北京大学学报(医学版),2007,39(6):642-644.

[47] 卢晓芳,王新房,谢明星,等.二维超声与定量组织多普勒技术观察缩窄性心包炎患者心包与心肌运动.临床心血管病杂志,2010,26(12):890-893.

[48] 郑淋,杜忠东,金兰中,等.超声心动图评价儿童冠状动脉内径正常参考值范围及临床意义.中华儿科杂志,2013,51(5):371-376.

[49] 刘敬,曹海英,李静雅,等.新生儿肺部疾病的超声诊断.中华围产医学杂志,2013,16(1):51-56.

[50] 刘敬,曹海英,刘颖.肺脏超声对新生儿呼吸窘迫综合征的诊断价值.中华儿科杂志,2013,51(3):205-210.

[51] 刘敬,刘颖,王华伟,等.肺脏超声对新生儿肺不张的诊断价值.中华儿科杂志,2013,51(9):644-649.

[52] 刘敬,王华伟,韩涛,等.肺脏超声诊断新生儿感染性肺炎.中华围产医学杂志,2014,17(7):468-472.

[53] 刘敬,封志纯.床旁肺脏超声对新生儿肺疾病诊断与鉴别的临床价值.中华儿科杂志,2016,54(3):227-230.

［54］王建军,黄静.25 例小儿纵隔肿瘤的影像学诊断与外科治疗.重庆医学,2011,40(33):3401-3403.

［55］国兰兰,史鹏丽,马灵芝.小儿神经母细胞瘤彩色多普勒超声诊断分析.贵阳医学院学报,2014,39(3):434-438.

［56］奚志敏,陆爱珍,王立波.先天性肺囊性疾病 52 例.中华实用儿科临床杂志,2013,28(10):772-774.

［57］李青元.隔离肺的临床特点及误诊分析.医学信息,2014,27(1):316-317.

［58］刘文英,吉毅.先天性膈疝的研究与诊治进展.中华小儿外科杂志,2011,32(4):302-305.

［59］张尧,白玉作,李士星,等.高频超声测量正常儿童胆总管直径的临床研究.中华小儿外科杂志,2012,33(4):245-248.

［60］肖婷,陈云超.超声诊断胆道闭锁的研究进展.中国医学影像技术,2017,33(4):628-631.

［61］陈慧敏.18 例小儿胆道蛔虫症的多普勒超声诊断研究.医学信息,2014,27(3):478.

［62］孙宝娟.小儿胆囊结石超声诊断及临床价值.河北医药,2011,33(5):772.

［63］韩洪英.小儿环状胰腺的诊断及治疗.中华内分泌外科杂志,2010;4(2):142-144.

［64］杨芳,廖锦堂,陈文娟,等.小儿重症急性胰腺炎的超声表现.中国普通外科杂志,2014,23(3):320-323.

［65］杨芳,陈文娟,张号绒,等.小儿胰腺损害的超声声像特征及相关病因分析.中国超声医学杂志,2014,30(2):155-158.

［66］王丹,魏郑虎,孙真真,等.高频超声诊断小儿十二指肠隔膜症的价值.中华超声影像学杂志,2017,26(6):547-548.

［67］王丹,胡勇军,杨红,等.高频超声诊断小儿先天性肠旋转不良合并中肠扭转的价值.中华超声影像学杂志,2013,22(4):360-361.

［68］段星星,李皓,陈文娟,等.高频超声对新生儿环状胰腺的诊断价值.中国超声医学杂志,2014,30(8):760-762.

［69］王正滨,刘荣桂,孟冬梅.实时超声成像在先天性输尿管畸形诊断中的应用.中华医学超声杂志(电子版),2012,9(8):5-8.

［70］沈桢,郑珊.儿童 Amyand's 疝诊治经验及对分类标准的思考.中华妇幼临床医学杂志(电子版),2013;9(5):666-668.

[71] 张庆,高峻,郑名芳,等.ROC 曲线评价盆腔超声对女童性早熟的诊断价值.中华医学超声杂志(电子版),2010,7(1):84-93.

[72] 中华人民共和国卫生部.性早熟诊疗指南(试行).中国儿童保健杂志,2011,19(4):390-392.

[73] 中华医学会儿科学分会内分泌遗传代谢学组,《中华儿科杂志》编辑委员会.中枢性性早熟诊断与治疗共识(2015).中华儿科杂志,2015,53(6):412-418.

[74] 王俭,薛峰,韩希年,等.女性假两性畸形影像表现.中华放射学杂志,2005,39(1):63-66.

[75] 迟强,王养民,周逢海.女性假两性畸形的诊断和治疗.临床泌尿外科杂志,2009,24(6):418-423.

[76] 刘宝萍,隋萍,覃均昌,等.不同年龄正常儿童股骨颈颈前间隙的正常值及临床意义.中华超声影像学杂志,2003,12(6):362-364.

[77] 紫冬宁,李健,谢红斌.宫、腹腔镜联合诊治性腺发育不全6例报告.腹腔镜外科杂志,2007,12(5):418-419.

[78] 中华医学会小儿外科分会骨科学组,中华医学会骨科分会小儿创伤矫形学组.发育性髋关节发育不良临床诊疗指南(0~2岁).中华骨科杂志,2017,37(11):641-650.

[79] 陈涛.Ⅰ型神经纤维瘤病周围神经病变的超声诊断.中华医学超声杂志(电子版),2012,9(10):858-860.

[80] 袁芳,薛恩生,林礼务,等.超声检查在颈部神经鞘瘤诊断中的价值.中华医学超声杂志(电子版),2013,10(4):326-330.

[81] 钟兴,黄君.多发性大动脉炎的超声诊断进展.中国医学影像学杂志,2005,13(4):295-297.

[82] 崔宁宜,王勇,郝玉芝,等.原发性小肠淋巴瘤的超声诊断价值.中国超声医学杂志,2015,31(2):150-153.

[83] 杨华,李颖,唐少珊,等.超声对原发性肠道淋巴瘤的诊断价值.中国临床医学影像杂志,2010,21(5):370-371.

[84] 李年令,孟桂芹,张桂芝,等.超声诊断多发性大动脉炎外周动脉病变的价值.中国超声医学杂志,2004,20(7):515-517.

[85] Rose de Bruyn.Pediatric Ultrasound:How,Why,and When.2nd ed.Edinburgh:Churchill Livingstone,2010.

[86] Carol MR,Stephanie RW,J.William.Diagnositic Ultrasound.4th ed.Philadelphia:Mosby,2011.

［87］ Brian D.Coley.Caffey's Pediatric Diagnostic Imaging.12th ed.Philadelphia：Saunders,2013.

［88］ Michael Riccabona.Pediatric Ultrasound Requisties Applications.Heidelberg：Springer,2014.

［89］ Roger CS,Baebara HT.Clinical Sonography：A Practical Guide.5th ed. Philadelphia：LWW,2015.

［90］ Marilyn J.Siegel.Pediatric Sonography.3rd ed.Philadephia ：Lippincott Williams & Wilkins,2002.

［91］ Erik Beek, Rick R van Rijn. Diagnostic Pediatric Ultrasound. New York：Thieme Publishers,2016.

［92］ Pat F Fulgham,Bruce R Gilbert.Practical Urological Ultrasound.2nd ed.New Jersey：Humana Press,2013.

［93］ American Institute of Ultrasound in Medicine（AIUM）,American College of Radiology（ACR）,Society of Radiologists in Ultrasound （SRU）.AIUM practice guideline for the performance of neumsonography in neonates and infants.J Ultrasound Med,2014,33：1103-1110.

［94］ Pekcevik Y,Ozer EA,Guleryuz H.Cranial sonography in extremely preterm infants.J Clin Ultrasound,2014,42：283-290.

［95］ Lowe LH,Bailey Z.State-of-the-art cranial sonography：Part 1,modern techniques and image interpretation.AJR Am J Roentgenol,2011,196：1028-1033.

［96］ Argyropoulou MI,Veyrac C.The rationale for routine cerebral ultrasound in premature infants.Pediatr Radiol,2015,45：646-650.

［97］ Wezel-Meijler Gv,de Vries LS.Cranial ultrasound - optimizing utility in the NICU.Curr Pediatr Rev,2014,10：16-27.

［98］ Intrapiromkul J,Northington F,HuismanTA,et al.Accuracy of head ultrasound for the detection of intracranial hemorrhage in preterm neonates：comparison with brain MRI and susceptibility-weighted imaging.J Neuroradiol,2013,40：81-88.

［99］ Bolisetty S,Dhawan A,Abdel-Latif M,et al.Intraventricular hemorrhage and neurodevelopmental outcomes in extreme preterm infants.Pediatrics, 2014,133：55-62.

［100］ Meng X,Xie L.Quantitative evaluation of fetal brainstem-vermis and brainstem-tentorium angles by three-dimensional ultrasound.Ultrasound

Med Biol,2014,40(9):2076-2081.

[101] Duffner PK,Cohen ME.Recent developments in pediatric neuro-oncology.Cancer,1986,58(suppl):561-568.

[102] Munjal S ,Chatterjee U ,Vinchon M,et al.Infant brain tumours:a tale of two cities.Childs Nerv Syst,2016,32 (9):1633-1640.

[103] Nelson M,Diebler C,Forbes WS.Paediatric medulloblastoma:atypcal CT features at presentation in the SIOP II trial.Neuroradiology,1991,33:140-142.

[104] Isaacs H Jr.Perinatal (fetal and neonatal)astrocytoma:a review. Childs Nerv Syst,2016,32 (11):2085-2096.

[105] Neudorfer M,Leibovitch I,Stolovitch C,et al.Intraorbital and periorbital tumors in children-value of ultrasound and color Doppler imaging in the differential diagnosis.Am J Ophthalmol,2004,137(6),: 1065-1072.

[106] Whittle C,Retamal A,Kramer D,et al.Sonographic Diagnosis of Periorbital Dermoid Cyst.Ultrasound Q,2017,33:37-40.

[107] Jakobiec F A,Zakka F R,Lorch A.Unsuspected Conjunctival Orbital Dermoid Cyst:Aids in Diagnosis.Ophthal Plast and Reconstr Surg, 2017,33(5),:e123-e126.

[108] Golden RP,Shiels WE 2nd,Cahill KV,et al.Percutaneous drainage and ablation of orbital dermoid cysts. J AAPOS, 2007, 11 (5): 438-442.

[109] Siah WF,Al-Muhaylib AA,Rajak S,et al.Clinical Outcomes of Ruptured Periorbital and Orbital Dermoid Cysts.Ophthal Plast Reconstr Surg,2017,33(4):264-267.

[110] Calandriello L,Grimaldi G,Petrone G,et al.Cavernous venous malformation (cavernous hemangioma)of the orbit:current concepts and a review of the literature.Surv Ophthalmol,2017,62:393-403.

[111] Diamantopoulou A,Damianidis CH,Kyriakou V,et al.Orbital cavernous hemangiomas:ultrasound and magnetic resonance imaging evaluation. Neuroradiol J,2010,23:99-108.

[112] Ke Y,Hao R,He Y,et al.The value of color Doppler imaging and intralesional steroid injection in pediatric orbital capillary hemangioma.J Chin Med Assoc.2014,77(5):258-264.

［113］ Spierer O,Neudorfer M,Leibovitch I,et al.Colour Doppler ultrasound imaging findings in paediatric periocular and orbital haemangiomas. Acta Ophthalmol.2012,90(8):1-6.

［114］ Yan L,He G,Zhou X,et al.Contrast-enhanced ultrasound in the diagnosis of orbital space-occupying lesions.Clin Radiol.2017,72(9): 798.e1-798.e6.

［115］ Stathopoulos C,Gaillard M,Puccinelli F,et al.Successful conservative treatment of massive choroidal relapse in 2 retinoblastoma patients monitored by ultrasound biomicroscopy and/or spectral domain optic coherence tomography.Ophthalmic Genet.2018,39(2):242-246.

［116］ Presley BC,Flannigan MJ,Emergency department bedside ultrasound diagnosis of retinoblastoma in a child.Pediatr Emerg Care.2013,29 (10):1128-1131.

［117］ Sukhija J,Kaur S.Central corneal thickness and intraocular pressure changes after congenital cataract surgery with intraocular lens implantation in children younger than 2 years.J Cataract Refract Surg.2017, 43(5):662-666.

［118］ Bialek EJ,Jakubowski W,Zajkowski P,et al.US of the major salivary glands:anatomy and spatial relationships,pathologic conditions,and pitfalls.Radiographics.2006,26(3):745-763.

［119］ Boyd ZT,Goud AR,Lowe LH,et al.Pediatric salivary gland imaging. Pediatr Radiol.2009,39(7):710-722.

［120］ Quenin S,Plouin-Gaudon I,Marchal F,et al.Juvenile recurrent parotitis:sialendoscopic approach.Arch Otolaryngol Head Neck Surg.2008, 134(7):715-719.

［121］ Sitheeque M,Sivachandran Y,Varathan V,et al.Juvenile recurrent parotitis:clinical,sialographic and ultrasonographic features.Int J Paediatr Dent,2007,17(2):98-104.

［122］ Sodhi KS,Bartlett M,Prabhu NK,et al.Role of high resolution ultrasound in parrotid lesions in children.Int J Pediatr Otorhinolaryngol. 2011,75(11):1353-1358.

［123］ Jain P,Jain R,Morton RP,et al.Plunging ranulas:high-resolution ultrasond for diagnosis ang surgical management.Eur Radiol.2010,20 (6):1442-1449.

[124] Gul A, Gungorduk K, Yildirim G, et al. Prenatal diagnosis and management of a ranula. J Obstet Gynaecol Res. 2008, 34(2):262-265.

[125] Martinez Del Pero M, Majumdar S, Bateman N, et al. Presentation of first branchial cleft anomalies: the Sheffield experience. J Laryngol Otol. 2007, 121(5):455-459.

[126] American Institute of Ultrasound in Medicine(AIUM). AIUM Practice Parameter for the Performance of a Thyroid and Parathyroid Ultrasound Examination. J Ultrasound Med. 2016, 35(9):1-11.

[127] Solbiati L, Cioffi V, Ballarati E. Ultrasonography of the neck. Radiol Clin North Am. 1992, 30:941-954.

[128] Luzuriaga K, Sullivan JL. Infectious mononucleosis. N Engl J Med. 2010, 362(21):1993-2000.

[129] Chan KH, Tam JS, Peiris JS, et al. Epsteine Barr virus (EBV) infection in infancy. J Clin Virol. 2001, 21(1):57-62.

[130] Baek SO, Ko HS, Han HH. BCG vaccination-induced suppurative lymphadenitis: four signs to pay attention to. Int Wound J. 2017, 14(6):1385-1387.

[131] Rychik J, Ayres N, Cunco B, et al. American Society of Echocardiography guidelines and standards for performance of the fetal echocardiogram. J Am SocEchocardiogr. 2004, 17(7):803-810.

[132] Shanewise JS, Cheung AT, Aronson S, et al. ASE/SCA guidelines for performing a comprehensive intraoperative multiplane transesophageal echocardiography examination: recommendations of the American Society of Echocardiography council for intraoperative echocardiography and the Society of Cardiovascular Anesthesiologists task force for certification in perioperative transesophageal echocardiography. Anesth Analg. 1999, 89(4):870-884.

[133] Quiñones MA, Douglas PS, Foster E, et al. ACC/AHA clinical competence statement on echocardiography: a report of the American College of Cardiology/American Heart Association/American College of Physicians-American Society of Internal Medicine Task Force on Clinical Competence. J Am Coll Cardiol. 2003, 41(4):687-708.

[134] Gutgesell HP, Rembold CM. Growth of the human heart relative to body surface area. Am J Cardiol. 1990, 65(9):662-668.

［135］ Mcelhinney DB, Yang SG, Hogarty AN, et al. Recurrent arch obstruction after repair of isolated coarctation of the aorta in neonates and young infants: is low weight a risk factor? J Thorac Cardiovasc Surg.2001,122(5):883-890.

［136］ Mertens L, Helbing W, Sieverding L, et al. On behalf of the Working Group on Cardiac Imaging of the Association for European Paediatric Cardiology: standards for training in paediatric echocardiography. Cardiol Young.2005,15(4):441-442.

［137］ Van Praagh R.Diagnosis of complex congenital heart disease: morpho-logic-anatomic method and terminology. Cardiovas Intervent Radiol. 1984,7(3-4):115-120.

［138］ Anderson RH, Becker AE, Freedom RM, et al.Sequential segmental a-nalysis of congenital heart disease. PediatrCardiol. 1984, 5 (4): 281-287.

［139］ Geva T, Ayres NA, Pignatelli RH, et al.Echocardiographic Evaluation of Common Atrioventricular Canal Defects: A Study of 206 Consecutive Patients.Echocardiography,.1996,13(4):387-400.

［140］ Saito A, Ueda K, Nakano H.Quantitative evaluation of complete endo-cardial cushion defect using two-dimensional echocardiography.J Car-diol.1987,17(1):169-178.

［141］ Baumgartner H, Hung J, Bermejo J, et al. Recommendations on the Echocrdiographic Assessment of Aortic Valve Stenosis: A Focused Update from the European Association of Cardiovascular Imaging and the American Society of Echocardiography. J Am SocEchocardiogr. 2017,30(4):372-392.

［142］ Nagasawa H, Kuwabara N, Goto H, et al.Incidence of Persistent Left Superior Vena in the Normal Population and in Patients with Congeni-tal Heart Diseases Detected Using Echocardiography.Pediatr Cardiol. 2018,39(3)484-490.

［143］ Zhang Z, Zhang L, Xie F, et al.Echocardiographyic diagnosis of anom-alous pulmonary venous connections: Experience of 84 cases from 1 medical center.Medicine(Baltimore).2016,95(44):e5389.

［144］ Xie M, Li Y, Cheng TO, et al. The effect of right ventricular myocardial remodeling on ventricular function as assessed by two-dimensional speckle tracking echocardiography in patients with tetralogy of Fallot:a single center experience from China.Int J Cardiol.2015, 178:300-307.

[145] Dadlani GH,John JB,Cohen MS.Echocardiography in tetralogy of Fallot.Cardiol Young.2008,18(3):22-28.

[146] Cohen MS, Eidem BW, Cetta F, et al. Multimodality Imaging Guidelines of Patients with Transposition of the Great Arteries:A Report from the American Society of Echocardiography Developed in Collaboration with the Society for Cardiovascular Magenetic Resonance and the Society of Cardiovascular Computed Tomography.J Am SocEchocardiogr.2016,29(7):571-621.

[147] Mahle WT,Gonzalez JH,Kreeger J,et al.Echocardiography of transposition of the great arteries.Cardiol Young.2012,22(6):664-670.

[148] Nishimura RA,Pieroni DR,Bierman FZ,et al.Second natural history study of congenital heart defects. Pulmonary stenosis: echocardiography.Circulation.1993,87(2):173-179.

[149] Habib G,Lancellotti P,Antunes MJ,et al.2015 ESC Guidelines for the management of infective endocarditis:The Task Force for the Management of Infective Endocarditis of the European Society of Cardiology (ESC). Endorsed by: European Association for Cardio-Thoracic Surgery (EACTS), the European Association of Nuclear Medicine (EANM).Eur Heart J.2015,36(44):3075-3128.

[150] McCrindle BW, Rowley AH, Newburger JW, et al. Diagnosis, Treatment,and Long-Term Management of Kawasaki Disease:A Scientific Statement for Health Professionals From the American Heart association.Circulation.2017,135(17):927-999.

[151] Tworetzky W, McElhinney DB, Margossian R, et al. Association between cardiac tumors and tuberous sclerosis in the fetus and neonate.Am J Cardiol.2003,92(4):487-489.

[152] Verhaaren HA,Vanakker O,De Wolf D,et al.Left ventricular outflow obstrucktion in rhabdomyoma ofinfancy: meta-analysis of the literature.J Pediatr.2003,143(2):258-263.

[153] Ristic AD,Imazio M,Adler Y,et al.Triage strategy for urgent management of cardiac tamponade:a position statement of the European Soci-

ety of Cardiology Working Group on Myocardial and Pericardial Diseases.Eur Heart J.2014,35(34):2279-2284.

[154] Volpicelli G,Elbarbary M,Blaivas M,et al.International evidence-based recommendations for point-of-care lung ultrasound. IntensiveCareMed.2012,38(4):577-591.

[155] Veenma DC,de Klein A,et al.Developmental and genetic aspects of congenital diaphragmatic hernia. Pediatr Pulmonol. 2012, 47 (6): 534-545.

[156] Zhang Y,Wang XL,Li SX,et al.Ultrasonographic dimensions of the common bile duct in Chinese children:results of 343 cases.J Pediatr Surg.2013,48(9):1892-1896.

[157] Zhang Y,Bai YZ,Li SX,et al.Sonographic findings predictive of the need for surgical management in pediatric patients with small bowel intussusceptions.Langenbecks Arch Surg.2011,396(7):1035-1040.

[158] Chang YJ,Chao HC,Kong MS,et al.Acute pancreatitis in children. Acta Paediatr.2011,100(5):740-744.

[159] Matsumoto I,Shinzeki M,Fukumoto T,et al.An extremely rare portal annular pancreas for pancreaticoduodenectomy with a special note on the pancreatic duct management in the dorsal pancreas.Surgery.2013, 153(3):434-436.

[160] Berzigotti A,Piscaglia F.Ultrasound in Portal Hypertension--Part 1. Ultraschall Med.2011,32(6):548-571.

[161] Berzigotti A,Piscaglia F,the EFSUMB Education and Professional Standards Committee.Ultrasound in portal hypertension --part 2-- and EFSUMB recommendations for the performance and reporting of ultrasound examinations in portal hypertension.Ultraschall Med.2012,33 (1):8-32.

[162] El-Shabrawi MH,El-Raziky M,Sheiba M,et al. Value of duplex Doppler ultrasonography in non-invasive assessment of children with chronic liver desease. World J Gastroenterol. 2010, 16 (48): 6139-6144.

[163] Procopet B,Berzigotti A.Diagnosis of cirrhosis and portal hypertension: imaging,non-invasive markers of fibrosis and liver biopsy.Gastroenterol Rep(Oxf).2017,5(2):79-89.

[164] Gerstenmaier JF, Gibson RN. Ultrasound in chronic liver disease. Insights Imaging. 2014, 5(4): 441-445.

[165] Mittal P, Gupta R, Mittal G, et al. Association between portal vein color Doppler findings and the severity of disease in cirrhotic patients with portal hypertension. Iran J Radiol. 2011, 8(4): 211-217.

[166] Zhang Y, Dong Q, Li SX, et al. Clinical and Ultrasonographic Features of Secondary Intussusception in Children. EurRadiol. 2016, 26(12): 4329-4338.

[167] Zhang Y, Li SX, Xie LM, et al. Sonographic diagnosis of juvenile polyps in children. Ultrasound Med Biol. 2012, 38(9): 1529-1533.

[168] Muller LS. Ultrasound of the paediatric urogenital tract. Eur J Radiol. 2014, 83(9): 1538-1548.

[169] Chung EM, Soderlund KA, Fagen KE. Imaging of the Pediatric Urinary System. Radiol Clin North Am. 2017, 55(2): 337-357.

[170] Surabhi VR, Menias CO, George V, et al. MDCT and MR Urogram Spectrum of Congenital Anomalies of the Kidney and Urinary Tract Diagnosed in Adulthood. AJR Am J Roentgenol. 2015, 205(3): W294-304.

[171] Chevalier RL. Congenital urinary tract obstruction: the long view. Adv Chronic Kidney Dis. 2015, 22(4): 312-319.

[172] Waterman J. Diagnosis and evaluation of renal cysts. Prim Care. 2014, 41(4): 823-835.

[173] Dumba M, Jawad N, McHugh K. Neuroblastoma and nephroblastoma: a radiological review. Cancer Imaging. 2015, 15: 5.

[174] García-Penit J, Ríos Ortiz J, García Herrera P, Remartínez E. Giant orthotopic ureterocele. Diagnosis by ureteral jet detection with doppler color ultrasonography. Arch Esp Urol. 2001, 54(3): 260-262.

[175] Zhang B, Wang H, Sun N, Jia LQ, Shen Y. Incidence, diagnosis and treatment of children's congenital abnormalities of the kidney and urinary tract detected in ultrasound screening. Zhonghua Er Ke Za Zhi. 2011, 49(7): 534-538.

[176] Losanoff JE, Basson MD. Amyand hernia: a classification to improve management. Hernia. 2008, 12(3): 325-326.

[177] Choi YJ, Kim JM, Ahn SY, et al. Urachal Anomalies in Children: A

Single Center Experience.Yonsei Med J.2006；47(6)：782-786.

[178] Munden MM,Trautwein LM.Scrotal pathology in pediatrics with sonographic imaging.Curr Probl Diagn Radiol.2000,29(6)：185-205.

[179] Galejs LE.Diagnosis and treatment of the acute scrotum.Am Fam Physician.1999,59(4)：817-824.

[180] Fisher R,Walker J.The acute paediatric scrotum.Br J Hosp Med. 1994,51(6)：290-292.

[181] Gronski M,Hollman AS.The acute paediatric scrotum：the role of colour doppler ultrasound.Eur J Radiol.1998,26(2)：183-193.

[182] Stehr M,Boehm R.Critical validation of colour Doppler ultrasound in diagnostics of acute scrotum in children.Eur J Pediatr Surg.2003,13 (6)：386-392.

[183] Tang L,Zhu YL,Yang XH,et al.Common infantile scrotum or testicle disease diagnosed by high frequency ultrasonoscopy.Di Yi Jun Yi Da Xue Xue Bao.2005,25(7)：887-8,891.

[184] Ziereisen F,Guissard G,Damry N,et al.Sonographic imaging of the pediatric female pelvis.Eur Radiol,2005,15(7)：1296-1309.

[185] Badouraki M,Christoforidis A,Economou I et al.Evaluation of pelvic ultrasonography in the diagnosis and differentiation of various forms of sexual precocity in girls.Ultrasound Obstet Gynecol.2008,32(6)：819-827.

[186] Carel JC,Eugster EA,Rogol A,et al.Consensus statement on the use of gonadotropin-releasing hormone analogs in children.Pediatrics. 2009,123(4)：e752-e762.

[187] Sathasivam A,Rosenberg HK,Shapiro S,et al.Pelvic Ultrasonography in the evaluation of central precocious puberty：comparison with leuprolide stimulation test.J Pediatr.2011,159(3)：490-495.

[188] Neely EK,Crossen SS.Precocious puberty.Curr Opin Obstet Gynecol. 2014,26(5)：332-338.

[189] Battaglia C,Mancini F,Regnani G,et al.Pelvic ultrasound and color Doppler ndings indifferent isosexual precocities.Ultrasound Obstet Gynecol.2003,22(3)：277-283.

[190] Battaglia C,Regnani G,Mancini F,et al.Pelvic sonography and uterine artery color Doppleranalysis in the diagnosis of female preco-

cious puberty.Ultrasound Obstet Gynecol.2002,19(4):386-391.

[191] White PC.Neonatal screening for congenital adrenal hyperplasia.Nat Rev Endocrinol.2009,5:490-498.

[192] Pires CR, De Moura Poli AH, Zanforlin Filho sm, et al.True hermaphroditism--the importance of ultrasonic assessment. Uhrasound Obstet Gynecoi.2005,26(1):86-88.

[193] Manzoni G,Bracka A,Palminteri E,et al.Hypospadias surgery:when, what and by whom? BJU Int.2004,94(8):1188-1195.

[194] Robben SG,Lequin MH,Diepstraten AF,et al.Anterior joint capsule of the normal hip and in children with transient synovitis:US study with anatomic and histologic correlation. Radiology. 1999, 210 (2): 499-507.

[195] Ozcakar L, Kara M, Chang KV, et al. EURO-MUSCULUS/USPRM. Basic scanning protocols for hip.Eur J Phys Rehabil Med.2015,51 (5):635-640.

[196] Yabunaka K,Ohue M,Morinoto N,et al.Sonographic measurement of transient synovitis in children:diagnostic value of joint effusion.Radiol Phys Technol.2012,5(1):15-19.

[197] Eggl H, Drekonja T, Kaiser B, Dorn U. Ultrasonography in the diagnosis of transient synovitis of the hip and Legg-Calve'-Perthes disease.J Pediatr Orthop B.1999,8(3):177-180.

[198] Zamzam MM.The role of ultrasound in differentiating septic arthritis from transient synovitis of the hip in children. J PediatrOrthop B. 2006,15(6):418-422.

[199] Sarwar ZU,DeFlorio R,Catanzano TM.Imaging of nontraumatic acute hip pain in children:multimodality approach with attention to the reduction of medical radiation exposure. Semin Ultrasound CT MR. 2014,35(4):394-408.

[200] Mulpuri K,Song KM,Gross RH,et al.The American Academy of Orthopaedic Surgeons Evidence-Based Guideline on Detection and Nonoperative Management of Pediatric Developmental Dysplasia of the Hip in Infants up to Six Months of Age.J Bone Joint Surg Am.2015, 97(20):1717-1718.

[201] Graf R, Mohajer M and Plattner F. Hip sonographyupdate. Quality-

management,catastrophes-tips and tricks.Med ultrason.2013,15(4)：
299-303.

［202］ Synder M, Harcke HT, Domzalski M. Role of ultrasound in the
diagnosis and management of developmental dysplasia of the hip：an
international perspective. Orthop Clin North Am. 2006 , 37 (2)：
141-147.

［203］ American Institute of Ultrasound in Medicine.AIUM practice guideline
for the performance of an ultrasound examination for detection and as-
sessment of developmental dysplasia of the hip. J Ultrasound Med.
2013,32(7)：1307-1317.

［204］ Mulligan PR,Prajapati HJ,Martin LG,Patel TH.Vascular anomalies：
classification, imaging characteristics and implications for
interventional radiology treatment approaches. Br J Radiol. 2014, 87
(1035)：20130392.

［205］ Alfageme Roldán F,Salgüero Fernández I,Zamanta Muñoz Garza F,
Roustán Gullón G.Update on the Use of Ultrasound inVascular Anom-
alies.Actas Dermosifiliogr.2016,107(4)：284-293.

［206］ Nozaki T,Matsusako M,Mimura H,et al.Imaging of vascular tumors
with an emphasis on ISSVA classification. Jpn J Radiol. 2013, 31
(12)：775-785.

［207］ Tsai WC,Chiou HJ,Chou YH,et al.Differentiation between Schwan-
nomas and neurofibromas in the extremities and superficial body：the
role of high-resolution and color Doppler ultrasonography.J Ultrasound
Med.2008,27(2)：161-166.

［208］ Herman TE,Oser RF,Shackelford GD.Intergluteal dorsal dermalsinus-
es：the role of neonatal spinal sonography.Clin Pediatr.1993,32(10)：
627-628.

［209］ McLaughlin N,Weil AG,Demers J,et al.Klippel-Feil syndrome asso-
ciated with a craniocervico-thoracic dermoid cyst. Surg Neurol Int.
2013,4(2)：S61-66.

［210］ Kriss VM,Kriss TC,Desai NS,et al.Occult spinal dysraphism in the
infant.Clin Pediatr.1995,34(12)：650-654.

［211］ Korsvik HE,Keller MS.Sonography of occult spinal dysraphism in ne-
onates and infants with MR imaging correlation.Radiographics.1992,

12(2):297-306.

[212] Drolet BA,Chamlin SL,Garzon MC,et al.Prospective study of spinal anomalies in children with infantile hemangiomas of the lumbosacral skin.J Pediatr.2010,157(5):789-794.

[213] Graf R. The diagnosis of congenital hip-joint dislocation by the ultrasonic combound treatment. Arch Drthop Trauma surg,1980,97(2):117-133.

[214] Koenner C,Gassner I.Mayr U.et al.Zur diagnose der diastematomyelie mittels ultraschall.Klin Padiatr.1990,202(5):124-128.

[215] Pape KE.Developmental and maladaptive plasticity in neonatal SCI. Clin Neurol Neurosurg.2012,114(5):475-482.

[216] Kriss VM,Kriss TC,Coleman RC.Sonographic appearance of the ventriculus terminalis cyst in the neonatal spinal cord.J Ultrasound Med. 2000,19(3):207-209.

[217] Kuluz J,Samdani A,Benglis D,et al.Pediatric spinal cord injury in infant piglets:description of a new large animal model and review of the literature.J Spinal Cord Med.2010,33(1):43-57.

[218] Fitzgerald K. Ultrasound examination of the neonatal spine. AJUM. 2011,14(1):39-41.

[219] Leadman M,Seigel S,Hollenberg R,et al.Ultrasound diagnosis of neonatal spinal epidural hemorrhage. J Clin Ultrasound. 1988, 16 (6):440-442.

[220] Arthurs O,Thayyil S,Wade A,et al.MR determination of neonatal spinal canal depth.Eur J Radiol,2012,81(8):813-816.

[221] Raninen RO, Kupari MM, Pamilo MS, et al. Arterial wall thickness measurements by B mode ultrasonography in patients with Takayasu's arteritis.Ann Rheum Dis.1996,55(7):461-465.

[222] Taniguchi N,Itoh K,Honda M,et al.Comparative ultrasonographic and angiographic study of carotid arterial lesions in Takayasu's arteritis. Angiology.1997,48(1):9-20.

[223] Zhang Y,Dong Q,Li SX,et al.Clinical and Ultrasonographic Features of Secondary Intussusception in Children.EurRadiol.2016,26(12):4329-4338.